Wolfgang Daubenmerkl
Tierkrankheiten und ihre Behandlung

Tierkrankheiten und ihre Behandlung

Hund, Katze, Pferd, Schwein, Rind

Wolfgang Daubenmerkl, Prutting

Mit 36 Abbildungen und 8 Tabellen
2., neu bearbeitete Auflage

 Wissenschaftliche Verlagsgesellschaft mbH Stuttgart

Anschrift des Autors
Dr. Wolfgang Daubenmerkl
Forststraße 15
83134 Prutting
E-Mail: dr.daubenmerkl@gmx.de
Homepage: www.dr-daubenmerkl.de

Ein Warenzeichen kann warenrechtlich geschützt sein, auch wenn ein Hinweis auf etwa bestehende Schutzrechte fehlt.

Bibliografische Information der Deutschen Bibliothek
Die Deutsche Bibliothek verzeichnet diese Publikation in der Deutschen Nationalbibliografie; detaillierte bibliografische Daten sind im Internet unter http://dnb.ddb.de abrufbar.

ISBN 3-8047-2103-6

Jede Verwertung des Werkes außerhalb der Grenzen des Urheberrechtsgesetzes ist unzulässig und strafbar. Das gilt insbesondere für Übersetzungen, Nachdrucke, Mikroverfilmungen oder vergleichbare Verfahren sowie für die Speicherung in Datenverarbeitungsanlagen.

© 2004 Wissenschaftliche Verlagsgesellschaft mbH Stuttgart
Birkenwaldstr. 44, 70191 Stuttgart
Printed in Germany
Satz: Mitterweger & Partner GmbH, Plankstadt
Druck und Bindung: Kösel, Kempten
Umschlaggestaltung: Atelier Schäfer, Esslingen

Vorwort zur 2. Auflage

Die 1. Auflage der „Tierkrankheiten" fand ein sehr großes Interesse, sodass sie bereits nach kurzer Zeit vergriffen war. Aufgrund der vielen Veränderungen auf dem Arzneimittelmarkt, die durch neue arzneimittelrechtliche Bestimmungen hervorgerufen wurden, ist es notwendig geworden, den Bereich Arzneimittel zu aktualisieren. Neben diesen aktuellen Korrekturen ist es uns ein Anliegen, die therapeutischen Kapitel noch benutzerfreundlicher zu gestalten. Zu diesem Zweck wurde in den Abschnitten homöopathische Einzelmittel und Komplexmittel eine Wichtung in Arzneimittel erster Wahl (Fettdruck) und zweiter Wahl (Magerdruck) vorgenommen. Diese Bewertung ist eine subjektive Sicht des Autors und soll dem Benutzer als Richtlinie und Entscheidungshilfe dienen.

Prutting im Sommer 2004　　　　　　　　　　　　　　　　Wolfgang Daubenmerkl

Vorwort zur 1. Auflage

Ziel dieses Buch ist es, dem Fachmann wie dem interessierten Laien eine leicht verständliche, kompakte und schnell überschaubare Informationsquelle an die Hand zu geben. Es vermittelt einen Überblick über Aufbau und Funktion des Körpers unserer Haustiere, sowie über wichtige und häufig vorkommende Krankheitsbilder und deren Therapie mit schulmedizinischen und naturheilkundlichen Methoden. Dabei wurde bewußt auf Ausführlichkeit verzichtet. Auch wird kein Anspruch auf Vollständigkeit erhoben. Detaillierte Ausführungen können in der umfangreichen und vielfältigen Fachliteratur der Veterinärmedizin nachgelesen werden. Bei den Therapievorschlägen werden sowohl Behandlungsmethoden der Schulmedizin, als auch der Naturheilkunde vorgestellt. Ein besonderer Wert wurde dabei auf eine übersichtliche Darstellung und schnell verfügbare Informationen zu den jeweiligen Arzneimitteln und deren Dosierung und auf eine Auswahl handelsüblicher Präparate gelegt. Naturheilkundliche wie schulmedizinische Behandlungsmethoden haben beide ihre Daseinsberechtigung und jede auf ihrem Platz kann Hervorragendes leisten. Beide Verfahren ergänzen einander und bereichern den Behandlungsschatz des Therapeuten. Möge dieses Buch als Ratgeber und Nachschlagewerk dem Leser in diesem verbindenden Sinn gute Dienste leisten.

Neuhausen, im Herbst 2001   Wolfgang Daubenmerkl

Inhaltsverzeichnis

Vorworte   V

Abkürzungsverzeichnis   XIII

1   Zelle und Gewebe
1.1   Aufbau und Funktion der Zelle   1
1.2   Gewebe   4
1.3   Grundzüge der allgemeinen Pathologie   6

2   Bewegungsapparat
2.1   Einteilung des Bewegungsapparats   8
2.2   Skelett   8
2.3   Gelenk   19
2.4   Muskelsystem   23
2.5   Wichtige medizinische Begriffe   30
2.6   Ausgewählte Krankheitsbilder mit Therapievorschlägen   31

3   Verdauungstrakt
3.1   Allgemeiner Aufbau und Funktion des Verdauungssystems   50
3.2   Mundhöhle, Rachen und Speiseröhre   50
3.3   Magen   54
3.4   Darm   59
3.5   Ausgewählte Krankheitsbilder mit Therapievorschlägen   62

4   Leber
4.1   Lage und Aufbau der Leber   76
4.2   Feinbau der Leber   76
4.3   Pfortaderkreislauf   77
4.4   Galle   78
4.5   Stoffwechselfunktionen der Leber   78
4.6   Ausgewählte Krankheitsbilder mit Therapievorschlägen   78

5 Bauchspeicheldrüse
- 5.1 Aufbau und Funktion der Bauchspeicheldrüse 85
- 5.2 Ausgewählte Krankheitsbilder mit Therapievorschlägen 86

6 Respirationstrakt
- 6.1 Aufbau und Aufgaben des Atmungstrakts 89
- 6.2 Zuleitende Atemwege 89
- 6.3 Lunge 92
- 6.4 Ausgewählte Krankheitsbilder mit Therapievorschlägen 93

7 Herz
- 7.1 Herzbeutel 112
- 7.2 Aufbau des Herzens 112
- 7.3 Erregungsbildung am Herzen 113
- 7.4 Herzzyklusphasen 113
- 7.5 Herztöne 114
- 7.6 Ausgewählte Krankheitsbilder mit Therapievorschlägen 114

8 Gefäßsystem und Blutkreislauf
- 8.1 Blutgefäßsystem 118
- 8.2 Aufbau der Blutgefäße 118
- 8.3 Blutkreislauf 119
- 8.4 Puls 120
- 8.5 Wichtige Gefäße für Injektionen und Blutentnahme 121
- 8.6 Ausgewählte Krankheitsbilder mit Therapievorschlägen 121

9 Blut
- 9.1 Bestandteile des Blutes 124
- 9.2 Blutgerinnung 126
- 9.3 Hemmung der Blutgerinnung 127
- 9.4 Blutkörperchensenkungsgeschwindigkeit 127
- 9.5 Ausgewählte Krankheitsbilder mit Therapievorschlägen 127

10 Lymphatisches System
- 10.1 Lymphe und Lymphgefäße 129
- 10.2 Lymphknoten 129
- 10.3 Milz 131
- 10.4 Thymus 131
- 10.5 Ausgewählte Krankheitsbilder mit Therapievorschlägen 131

11 Harnapparat
- 11.1 Niere 133
- 11.2 Harnleiter 136
- 11.3 Harnblase 136
- 11.4 Harnröhre 137
- 11.5 Aufgaben des Harnapparats 137
- 11.6 Wichtige medizinische Begriffe 137
- 11.7 Ausgewählte Krankheitsbilder mit Therapievorschlägen 138

12 Fortpflanzungsorgane
- 12.1 Männliche Geschlechtsorgane 148
- 12.2 Weibliche Geschlechtsorgane 151
- 12.3 Wichtige medizinische Begriffe 155
- 12.4 Ausgewählte Krankheitsbilder mit Therapievorschlägen 155

13 Milchdrüse
- 13.1 Aufbau der Milchdrüse 164
- 13.2 Milchdrüsenentwicklung 165
- 13.3 Milchbildung 166
- 13.4 Kolostralmilch 166
- 13.5 Trockenstellen 167
- 13.6 Ausgewählte Krankheitsbilder mit Therapievorschlägen 167

14 Nervensystem
- 14.1 Zentralnervensystem, ZNS 177
- 14.2 Peripheres Nervensystem, PNS 181
- 14.3 Willkürliches Nervensystem 183
- 14.4 Vegetatives Nervensystem, unwillkürliches Nervensystem 183
- 14.5 Reflexe 184
- 14.6 Ausgewählte Krankheitsbilder mit Therapievorschlägen 185

15 Sinnesorgane
- 15.1 Tiefen- und Oberflächensensibilität von Haut und Organen 193
- 15.2 Geschmackssinn 194
- 15.3 Geruchssinn 194
- 15.4 Ohr 195
- 15.5 Auge 197
- 15.6 Wichtige medizinische Begriffe 202
- 15.7 Ausgewählte Krankheitsbilder mit Therapievorschlägen 202

16 Hormonsystem
16.1 Grundbegriffe und Bedeutung des Hormonsystems 212
16.2 Übersicht über wichtige Hormondrüsen 213
16.3 Hypothalamus-Hypophysen-System 213
16.4 Epiphyse 215
16.5 Schilddrüse 215
16.6 Nebenschilddrüse 216
16.7 Bauchspeicheldrüse 216
16.8 Thymus 216
16.9 Nebenniere 217
16.10 Keimdrüsen 218
16.11 Gewebshormone 219
16.12 Ausgewählte Krankheitsbilder mit Therapievorschlägen 220

17 Haut
17.1 Aufbau der Haut 225
17.2 Haare 226
17.3 Hautdrüsen 227
17.4 Sinnesorgan Haut 228
17.5 Spezielle Hautveränderungen/Effloreszenzen 228
17.6 Ausgewählte Krankheitsbilder mit Therapievorschlägen 229

18 Spezifische haarlose Hautorgane
18.1 Huf, Sporn und Kastanie, Klauen, Hörner 243
18.2 Ausgewählte Krankheitsbilder mit Therapievorschlägen 245

19 Tierseuchen
19.1 Anzeigepflichtige Tierseuchen 250
19.2 Meldepflichtige Tierkrankheiten 250

20 Besonderheiten der Arzneitherapie bei Tieren
20.1 Homöopathie 252
20.2 Phytotherapie 254

21 Besondere Formen der Arzneimittelapplikation beim Tier
21.1 Inhalation 257

22 Lage- und Richtungsbezeichnungen am Tierkörper

23 Diagnostischer Leitfaden
23.1 Hund 261
23.2 Katze 266
23.3 Pferd 270
23.4 Rind 274
23.5 Schwein 277

Anhang: Physiologische Werte der Haustiere 280

Glossar 283

Literaturverzeichnis 290

Bild- und Tabellennachweis 291

Sachregister 293

Abkürzungsverzeichnis

ACTH	Adrenocorticotropes Hormon
ADH	Antidiuretisches Hormon
ATP	Adenosintriphosphat
BKS/BSG	Blutkörperchensenkungsgeschwindigkeit
C1-4	Os carpale primum, secundum, tertium, quartum
Ca	Os carpi accessorium
Ci	Os carpi intermedium
CPI	Chronische exokrine Pankreasinsuffizienz
Cr	Os carpi radiale
CRH	Corticotropin-Releasing-Hormon
Cu	Os carpi ulnare
DNS	Desoxyribonukleinsäure
FSH	Follikelstimulierendes Hormon
GnRH	Gonadotropin-Releasing-Hormon
H.c.c	Hepatitis contagiosa canis
HHL	Hypophysenhinterlappen
HML	Hypophysenmittellappen
HVL	Hypophysenvorderlappen
IBR	Infektiöse bovine Rhinotracheitis
LH	Luteinisierendes Hormon
Mc1-5	Os metacarpale 1-5
MIH	Melanotropin-Inhibition-Hormon
MMA	Mastitis-Metritis-Agalaktie-Komplex
MRH	Melanotropin-Releasing-Hormon
MSH	Melanozyten-stimulierendes Hormon
NNM	Nebennierenmark
NNR	Nebennierenrinde
PIH	Prolaktin-Inhibition-Hormon
PNS	Peripheres Nervensystem
PRH	Prolaktin-Releasing-Hormon
PSS	Porcine Stress Syndrome
RNS	Ribonukleinsäure
SIH	Somatotropin-Inhibition-Hormon
SRH	Somatotropin-Releasing-Hormon
STH	Somatotropes Hormon/Wachstumshormon
T1-4	Os tarsi primum, secundum, tertium, quartum
Tc	Os tarsi centrale
TRH	Thyreotropin-Releasing-Hormon
TSH	Thyreotropes Hormon
ZNS	Zentralnervensystem

1 Zelle und Gewebe

1.1 Aufbau und Funktion der Zelle

1.1.1 Aufbau der Zelle

Die Zelle ist die kleinste selbstständige Funktionseinheit des Organismus. Jede Zelle besteht aus einer Zellmembran, Zytoplasma, Zellorganellen und dem Zellkern. Die **Zellmembran** umschließt das Zytoplasma und grenzt die Zelle gegenüber den Nachbarzellen und dem sie umgebenden Milieu ab. Sie ist keine starre Barriere, sondern für bestimmte Stoffe durchlässig, was einen ständigen Austausch zwischen Zellinnerem und dem Extrazellularraum ermöglicht. Das **Zytoplasma**, die Zellflüssigkeit, ist eine transparente, flüssige, mehr oder weniger homogene Grundsubstanz, in welcher die Zellorganellen und verschiedene Zelleinschlüsse eingebettet sind.

Zellorganellen sind quasi die Organe der Zelle, die jeweils spezielle Aufgaben und Funktionen erfüllen. Wichtige Zellorganellen sind: Mitochondrien, endoplasmatisches Retikulum, Ribosomen, Lysosomen, Zentriol, Golgi-Apparat, Mikrotubuli. Das **endoplasmatisches Retikulum** ist ein Membransystem aus Doppellamellen. Man unterscheidet eine raue und glatte Form. Beim rauen endoplasmatischen Retikulum ist die Membranoberfläche mit kleinen Granula (Ribosomen) besetzt, die an der zelleigenen Proteinsynthese beteiligt sind. Das glatte endoplasmatische Retikulum ist frei von Ribosomenbesatz. **Ribosomen** sind kleine kugelförmige Gebilde, die frei im Zytoplasma vorliegen oder an Membransysteme gebunden sind (raues endoplasmatisches Retikulum). Sie bestehen aus RNS (Ribonukleinsäure) und Proteinen und sind die Zellorganellen für die Proteinsynthese. Der **Golgi-Apparat** ist ebenfalls eine Struktur aus Doppelmembranen. Diese sind stapelförmig übereinander angeordnet. Der Golgi-Apparat ist an der Synthese und Ausscheidung proteinhaltiger Sekrete beteiligt, sowie an der Produktion von Lysosomen. Er ist vor allem in sekretbildenden Zellen gut entwickelt. **Lysosomen** sind von einer Membran umschlossene Bläschen, die verschiedene Enzyme enthalten. Sie spielen eine wichtige Rolle beim Abbau zellfremder und zelleigener Stoffe. So können sie beispielsweise Teile von Bakterien, Viren oder entartete Zellen auflösen. **Mitochondrien** sind runde bis längsovale Gebilde, die aus einer inneren und äußeren Membran bestehen. Die Innenmembran bildet vielfältige Falten und Einstülpungen, welche die innere Oberfläche erheblich vergrößern. Ihre Aufgabe liegt in der Energiegewinnung für die Zelle – sie sind sozusagen die Kraftwerke der Zelle. Anhand von geordneten Enzymsystemen wird im Zitronensäurezyklus und der Atmungskette aus Sauerstoff und Glukose **ATP** (Adenosintriphosphat), die Zellenergie, produziert. Energie, die in Form von ATP gespeichert ist, wird bei Bedarf wieder an die Zelle abgegeben. Das **Zentriol** oder Zentralkörperchen ist ein rundliches oder stäbchenförmiges Gebilde. Jede Zelle hat ein Zentriolenpaar, das in Kernnähe liegt. Die Zentralkörperchen spielen eine wichtige Rolle während der Zellteilung, bei der sie die Spindelapparate, die zur Teilung notwendig sind, ausbilden. **Mikrotubuli** sind röhrenförmige Strukturen, die zur Erhaltung der Zellform beitragen (Zellskelett). Sie sind darüber hinaus an Transportvorgängen in der Zelle beteiligt.

Der **Zellkern (Nukleus)** ist das Steuerungszentrum des Zellstoffwechsels und der Träger der genetischen Information, die auf den Chromosomen sitzt. Der Zellkern hat eine kugelige bis ovale Form und besteht aus einer Kernmembran, dem Kernplasma, dem Kernkörperchen und den Chromosomen. Die Kernhülle ist eine porendurchsetzte Membran, die das Kernplasma gegen das Zytoplasma abgrenzt. Das Kernplasma ist eine eiweißhaltige Flüssigkeit, welche die Chromosomen und die Kernkörperchen enthält. Die **Kernkörperchen (Nukleoli)** sind kleine runde Gebilde aus RNS und Proteinen, die sich innerhalb des Zellkerns befinden und die Aufgabe haben, RNS für die Proteinsynthese im Zytoplasma zu bilden. Die **Chromosomen** sind die eigentlichen Träger der Erbanlagen (Gene). Sie sind aus DNS (Desoxyribonukleinsäuren) und Proteinen aufgebaut und liegen im Zellkern als lange gewundene Fäden vor (Chromatingerüst). Während der Zellteilung werden die Chromosomen sichtbar und erscheinen als hakenförmige Gebilde. Auf den Chromosomen liegen die **Gene** als definierte DNS-Abschnitte aneinandergereiht.

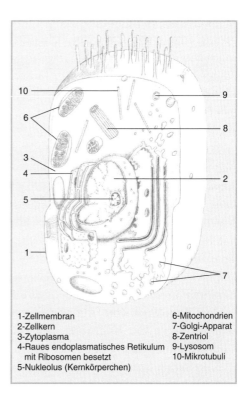

Abb. 1-1 Übersicht über die tierische Zelle. Modifiziert nach Schäffler, Schmidt, Raichle 1996

1-Zellmembran
2-Zellkern
3-Zytoplasma
4-Raues endoplasmatisches Retikulum mit Ribosomen besetzt
5-Nukleolus (Kernkörperchen)
6-Mitochondrien
7-Golgi-Apparat
8-Zentriol
9-Lysosom
10-Mikrotubuli

1.1.2 Zellteilung

Die Körperzellen besitzen die Fähigkeit, sich durch Teilung zu vermehren. Dies ist die Grundlage für Organ- und Gewebewachstum und für die Reparation von Gewebedefekten. Diese Regenerationsfähigkeit ist bei den einzelnen Gewebearten unterschiedlich ausgeprägt. Epithel- und Bindegewebszellen haben beispielsweise eine sehr große Regenerationsfähigkeit, beim Nervengewebe hingegen fehlt sie. Man unterscheidet im Wesentlichen zwei Formen der Zellteilung, die Mitose und die Meiose. Die **Mitose** ist die häufigste Art der Zellteilung. Kern und Zytoplasma werden geteilt, das Kernmaterial wird erbgleich an die beiden Tochterzellen weitergegeben. Mutterzelle und Tochterzellen sind völlig identisch! Die **Meiose**, auch Reduktionsteilung oder Reifeteilung genannt, hat zum Ziel, den doppelten (diploiden) Chromosomensatz der normalen Zelle auf einen einfachen (haploiden) Satz zu halbieren. Mutter- und Tochterzellen sind nicht identisch! Diese besondere Form der Zellteilung tritt nur bei den Geschlechtszellen auf, da dies die Voraussetzung ist, dass nach der Befruchtung (Verschmelzung von Eizelle und Samenzelle) wieder ein normaler, diploider Chromosomensatz entsteht.

1.1.3 Zellphysiologie

Die lebende Zelle ist zu folgenden, grundlegenden Funktionen befähigt: Stoffwechsel, Reizbarkeit (Erregbarkeit), Beweglichkeit, Wachstum und Vermehrung. **Zellstoffwechsel** bedeutet die Aufnahme bestimmter Stoffe aus der Umgebung der Zelle, deren Verwertung und Weiterverarbeitung in der Zelle, und die Abgabe von Stoffen in die Umgebung. Es entstehen dabei neue, körpereigene Substanzen, Energie und Abfallstoffe. Abbauende Stoffwechselvorgänge bezeichnet man als **katabol** – aufbauende Prozesse als **anabol.** Unter **Reizbarkeit** versteht man, dass die Zelle Reize von außen aufnehmen und verwerten kann. Die Reize können unterschiedliche Qualität haben: Chemische, thermische, mechanische, elektrische, nervöse Reize und Lichtreize. Im Nervengewebe und in den Sinneszellen der Geschmacksknospen, der Geruchszellen und der Netzhaut sind diese Fähigkeiten besonders ausgeprägt. Die **Beweglichkeit** äußert sich in der Fließbewegung des Zellplasmas, der Kontraktionsbewegung der Muskelzellen oder der Flimmerbewegung der Flimmerepithelien (Respiratorische Schleimhaut, Fimbrientrichter des Eileiters). **Vermehrung** auf der Zellebene wird durch Zellteilung erreicht. Jede Zelle hat eine bestimmte Lebensdauer, die je nach Gewebe sehr verschieden ist. Die Lebensspanne einer Zelle beginnt mit der Teilung und erstreckt sich über die Phase des Wachstums, der Differenzierung bis hin zur neuerlichen Teilung. Der Zellzyklus von Epithelzellen beispielsweise ist sehr kurz, der von Nervenzellen hingegen ist sehr lang und entspricht der Lebensspanne des Tieres. Zellvermehrung und damit Zellerneuerung findet während des ganzen Lebens statt und nicht nur während der Wachstumsphase.

Zelle und Gewebe

1.2 Gewebe

Gewebe sind Verbände von Zellen mit gleichem Bau und gleicher Funktion. Sind diese Zellen spezifisch für Organfunktionen zuständig, spricht man von **Parenchym**. Es gibt vier Grundtypen von Geweben: Epithelgewebe, Binde- und Stützgewebe, Muskelgewebe und Nervengewebe.

1.2.1 Epithelgewebe

Epithelzellen können eine oder mehrere Schichten bilden. Sie sind gefäßfrei und werden durch Diffusion aus den umgebenden Geweben ernährt. Epithelgewebe bedecken innere und äußere Oberflächen des Organismus. Als **Oberflächen- und Deckepithel** (Haut, Schleimhaut) grenzen sie den Organismus gegen seine Umwelt ab. Sie schützen ihn gegen das Eindringen von Schadstoffen, Krankheitserregern und Fremdkörpern. **Drüsenepithel** ist eine hochdifferenzierte Form von Epithelgewebe, das zur Abgabe (Sekretion) von Stoffen befähigt ist. Drüsenzellen geben ihre Sekrete entweder über Ausführungsgänge an freie Oberflächen des Organismus ab (**exokrine Drüsen**), oder direkt ins Blut (**endokrine Drüsen**). **Sinnesepithelien** sind hochspezialisierte Epithelzellen, die zur Reizaufnahme befähigt sind und Sinneseindrücke vermitteln (Geruch, Geschmack, Licht/Netzhaut).

1.2.2 Binde- und Stützgewebe

Bindegewebe verbindet Gewebe, Organe oder einzelne Bestandteile des Organismus. In Form von Knorpel- und Knochengewebe gibt es dem Körper Halt und Festigkeit. Bindegewebe ist charakterisiert durch einen hohen Gehalt an geformter Zwischenzellsubstanz (Kollagenfasern, elastische Fasern) und ungeformter Zwischenzellsubstanz (Knorpelsubstanz, Kalkeinlagerung im Knochen). Der Masse an Zwischenzellsubstanz stehen relativ wenige Bindegewebszellen gegenüber. Beim Bindegewebe gibt es eine große Formenvielfalt. Das Blut zählt ebenso dazu wie Fettgewebe, lockeres und straffes Bindegewebe, Knorpel- und Knochengewebe.

1.2.3 Muskelgewebe

Man unterscheidet drei Arten von Muskelgewebe: Glatte Muskulatur, quergestreifte Muskulatur und Herzmuskulatur. Gemeinsam ist allen, dass in der Zelle Fibrillen (Myofibrillen) vorliegen, welche die Fähigkeit haben sich zu kontrahieren. Dadurch kommt es zur Verkürzung der Muskelzelle und des gesamten Muskels und ermöglicht somit – über die spezifische Muskelleistung der Kontraktion – Bewegung, Fortbewegung und Peristaltik. Voraussetzung für die Kontraktion ist die Reizbarkeit der Muskelzelle. Die adäquaten Reize werden durch Nervenimpulse gesetzt.

Glatte Muskulatur findet man vor allem im Bereich der Eingeweide und Organe. Sie ist hauptsächlich am Wandaufbau der Hohlorgane beteiligt (Magen, Darm, Blase, Uterus, etc.). Die glatte Muskelzelle ist klein, spindelförmig und hat nur einen Zellkern, der zentral lokalisiert ist. Unter dem Mikroskop erkennt man keine Querstreifung. Sie wird

vom vegetativen Nervensystem innerviert und unterliegt damit nicht dem Willen. Die **quergestreifte Muskulatur** wird auch **Skelettmuskulatur** genannt. Sie bildet die Grundlage für die Muskeln des Skeletts, für die Muskeln von Gesicht, Augapfel, Zunge, Kehlkopf, Rachen, oberer Speiseröhre und Zwerchfell. Die quergestreifte Muskelzelle ist lang, groß und hat viele Kerne, die peripher lokalisiert sind. Unter dem Mikroskop erkennt man eine typische Querstreifung. Die Innervation erfolgt durch das willkürliche Nervensystem.
Herzmuskulatur: Herzmuskelzellen sind wie Skelettmuskelzellen quergestreift, haben jedoch im Unterschied dazu kurze Zellen, die vernetzt und verzweigt angeordnet sind. Sie besitzen ein bis zwei Kerne, die zentral lokalisiert sind. Unter dem Mikroskop erkennt man hell leuchtende Glanzstreifen. Nervenimpulse erhalten die Herzmuskelzellen von einem herzeigenen, autonomen Erregungsbildungszentrum, dem Sinusknoten, und vom vegetativen Nervensystem.

1.2.4 Nervengewebe

Nervengewebe ist aus **Nervenzellen** und **Gliazellen** aufgebaut und findet sich gleichermaßen im zentralen Nervensystem wie im peripheren Nervensystem. Die spezifische Qualität des Nervengewebes besteht in der Fähigkeit der Weiterleitung von Reizen und Impulsen und deren Verarbeitung. Dadurch erhält der Organismus ein leistungsfähiges Informations-, Koordinations- und Steuerungssystem. Gliazellen hüllen die Nervenzellen ein, geben ihnen Halt und Stütze, gewährleisten Ernährung und Stoffwechsel und schützen die Nervenzellen vor Schadstoffen und Erregern (Blut-Hirn-/Blut-Liquor-Schranke). Die Nervenzelle, als kleinste funktionelle Einheit, wird als **Neuron** bezeichnet. Sie besteht aus dem Zellkörper und mehreren Zellfortsätzen. Der Fortsatz, der Erregungen zu anderen Zellen weiterleitet, wird **Neurit** oder **Axon** genannt. Die anderen Fortsätze werden als **Dendriten** bezeichnet. Sie nehmen Reize von anderen Nervenzellen oder von Rezeptoren auf und leiten sie zum Zellkörper hin. Nach der Verlaufsrichtung der Erregung unterscheidet man **efferente Nervenbahnen** (in Richtung Peripherie) und **afferente Nervenfasern** (in Richtung Zentralnervensystem). Ihrer Funktion nach werden die Bahnen in **motorische** und **sensible Nervenfasern** eingeteilt. Die Verbindungsstelle zwischen einzelnen Neuronen oder zwischen Neuron und Erfolgsorgan (Muskel- oder Drüsenzelle) heißt **Synapse**. An der Synapse sind die Nervenfasern kolbenförmig verdickt und enthalten chemische Übertragersubstanzen (**Transmitter**). Diese übertragen die Reize an der Synapse. Wichtige Übertragersubstanzen sind Acetylcholin und Noradrenalin. Sie werden von den Nervenzellen produziert und in Synapsennähe in Bläschen gespeichert. Durch ankommende Nervenimpulse werden sie freigesetzt, passieren den Synapsenspalt, und geben den Impuls weiter. Unter **motorischer Endplatte** versteht man die Verbindungsstelle einer „ankommenden" Nervenbahn mit einem Muskel. Die Erregung der Nervenfaser wird über die motorische Endplatte auf die Muskelfaser übertragen. Sie löst die Kontraktion aus.

1.3 Grundzüge der allgemeinen Pathologie

1.3.1 Entzündung

Entzündung ist eine Reaktion des Organismus auf schädigende Reize mit dem Ziel, den schädigenden Einfluss zu beseitigen. Dabei spielt es keine Rolle, ob die Ursache ein Krankheitserreger oder Gewalteinwirkung ist – der Organismus reagiert am Ort der Schädigung in gleicher Weise. Die Zeichen der Entzündung sind: Rötung (Rubor), Schwellung (Tumor), vermehrte Wärme (Calor), Schmerz (Dolor) und die gestörte Funktion (Functio laesa). Diese Symptome ergeben sich aus der Reaktion des Gefäßbindegewebes. Geschädigte Zellen setzten gefäßaktive Substanzen frei, die eine verstärkte Durchblutung (Rötung, Wärme) und eine erhöhte Durchlässigkeit der Gefäßwände (Schwellung) bewirken. Die Folge ist ein vermehrter Austritt von Blutplasma und Blutzellen, die zerstörte Zellen abbauen, Giftstoffe beseitigen und Krankheitserreger wirkungsvoll bekämpfen und abtransportieren. Vielfach schließt sich an diese Vorgänge eine starke Vermehrung (Proliferation) stark wachsender, ortsständiger Bindegewebszellen (Histiozyten, Fibroblasten) an, die ebenfalls der Bekämpfung der Schädigung und der Wiederherstellung des ursprünglichen Zustandes dienen. Wenn der schädliche Einfluss beseitigt ist, klingt die Entzündung ab. Nach dem zeitlichen Ablauf unterscheidet man perakute, akute und chronische Entzündungen. Die perakute Entzündung verläuft besonders heftig und dauert nur sehr kurz, da meist sehr schnell der Tod eintritt. Die akute Entzündung verläuft ebenfalls mit starken Symptomen und zeitlich begrenzt. Wenn der Organismus die erste heftige Krankheitsphase übersteht, heilt die akute Entzündung meist vollständig aus. Die chronische Entzündung beginnt in der Regel langsam, dauert aber lange an. Die Krankheitszeichen sind meist nicht so stark ausgeprägt. Chronische Entzündungen können sich auch aus akuten Zuständen heraus entwickeln, wenn der Organismus nicht in der Lage ist, die Schädigung zu beseitigen.

1.3.2 Tumoren

Tumoren oder Geschwülste sind gewebliche Neubildungen, die durch überschießendes Wachstum körpereigener Zellen entstehen. Tumorgewebe wächst enthemmt, autonom und progressiv, das heißt, Geschwulstwachstum erfolgt unabhängig von den Gesetzen des Körpers und kann von diesem nicht mehr reguliert werden. Die Geschwulst lebt auf Kosten des Organismus und nimmt auf dessen Zustand keine Rücksicht. Tumoreinteilung: Gutartige (benigne) Tumoren wachsen langsam und sind meist gegen die Umgebung gut abgegrenzt. Sie verdrängen, wachsen jedoch nicht zerstörend in das Nachbargewebe hinein. Gutartige Tumoren bilden keine Tochtergeschwülste (Metastasen). Bösartige (maligne) Tumoren wachsen sehr schnell, brechen in Nachbargewebe ein und zerstören es. Sie respektieren keine Gewebsgrenzen. Bösartige Tumoren bilden häufig Tochtergeschwülste an anderen Stellen des Organismus. Semimaligne Tumoren nehmen eine Zwischenstellung ein. Sie wachsen invasiv zerstörend in Nachbargewebe hinein, bilden jedoch keine Tochtergeschwülste.

1.3.3 Wunde und Wundheilung

Unter Wunde versteht man die Unterbrechung des Zusammenhangs von Körpergeweben mit und ohne Substanzverlust. Die Ursache ist meist äußere Gewalteinwirkung. Die Wundheilung wird in drei Phasen eingeteilt. Die **exsudative Phase** steht am Anfang. Es kommt zur Einblutung in die Wunde. Das Blut gerinnt, bildet eine Kruste und damit einen ersten provisorischen Wundverschluss. Danach dringen weiße Blutkörperchen in das Wundgebiet ein, lösen zerstörtes Gewebe und eingedrungene Erreger auf und beseitigen es. Die anschließende **proliferative Phase** ist gekennzeichnet durch Einsprossen von Gefäßen und Bindegewebszellen in die Wunde und durch die Bildung von Granulationsgewebe. In der **Reparationsphase** schließlich bilden sich die Gefäße zurück und der Gewebedefekt wird mit Bindegewebe ausgefüllt. Das Granulationsgewebe wandelt sich zur Narbe um.

Man unterscheidet eine primäre und eine sekundäre Wundheilung. Die primäre Wundheilung setzt voraus, dass die Wunde sauber ist, die Wundränder gut durchblutet und aneinander adaptierbar, ohne großen Wundspalt. Es setzt ein rascher, komplikationsloser Verschluss der Wunde ein, mit nur geringer Bindegewebsneubildung und weitgehender Wiederherstellung des ursprünglichen Zustands (Restitutio ad integrum). Die sekundäre Wundheilung tritt dann ein, wenn die Wunde infiziert ist, die Wundränder schlecht durchblutet, gequetscht, nekrotisch und weit auseinanderklaffend sind. Hier kommt es zur Auffüllung des Gewebedefekts mit Granulationsgewebe, das sich anschließend in Narbengewebe umwandelt. Den Abschluss der Wundheilung bildet die Epithelisierung vom Rand der Wunde her.

2 Bewegungsapparat

2.1 Einteilung des Bewegungsapparats

Der Bewegungsapparat umfasst alle Organe, die dem Körper Stabilität verleihen und Fortbewegung ermöglichen. Man unterscheidet einen **passiven Teil** und einen **aktiven Teil**.

Passiver Teil = Skelettsystem: Knochen, Gelenke und Bänder formen die Statik und geben dem Körper Halt, Stabilität und Form. **Aktiver Teil = Muskulatur:** Muskeln und passive Hilfseinrichtungen, wie Sehnen, Faszien, Sehnenscheiden und Schleimbeutel, ermöglichen die Fortbewegung.

2.2 Skelett

Das Skelett setzt sich aus Knochen, Knorpel und Bändern zusammen. **Funktionen des Skeletts:** Stützfunktion für den Körper, Form und Aussehen des Körpers, Ansatzpunkt für Muskeln, Schutz lebenswichtiger Organe (Gehirn, Herz), Produktionsort von Blutzellen (Knochenmark), Speicher für Mineralsalze (Calcium). **Einteilung des Skeletts:** Man unterscheidet ein Achsenskelett und ein Anhangsskelett. **Achsenskelett** – Schädel, Wirbelsäule, Brustbein, Rippen, Zungenbein. **Anhangsskelett** – Schultergürtel, Vordergliedmaßen, Beckengürtel und Hintergliedmaßen. Als Besonderheiten sind Knochen in bestimmten Organen zu erwähnen, wie der Penisknochen (Os penis) beim Hund oder der Herzknochen (Os cordis) beim Rind.

2.2.1 Schädel

Man unterscheidet am Schädel (Cranium) den **Hirnschädel** und den **Gesichtsschädel**. Während beim Menschen der Hirnschädel weitaus größer ist, überwiegt beim Haustier der Gesichtsschädel. Zur Futteraufnahme und zum Zerkleinern der Nahrung ist bei unseren Haustieren der Gesichtsschädel kräftig entwickelt und bietet der starken Kaumuskulatur großflächigen Ansatz. Nur bei Katzen und kurzköpfigen Hunderassen (Boxer, Pekinese, u.a.) ist der Hirnschädel größer als der Gesichtsschädel.

Am **Hirnschädel** unterscheidet man folgende Abschnitte: Stirnbein, Schläfenbein, Siebbein, Keilbein, Hinterhauptsbein, Scheitelbein, Zwischenscheitelbein. Die Knochen des Hirnschädels sind durch Nähte (**Suturen**) verbunden. Sie formen Schädeldach und Schädelbasis, die knöcherne Kapsel für das Gehirn. **Stirnbein** (Os frontale): Es ist paarig angelegt und formt die Stirn. Beim Wiederkäuer bildet das Stirnbein die Hornfortsätze aus, als knöcherne Grundlage für die Hörner. Die **Stirnbeinhöhle** (Sinus frontalis), ein lufthaltiger, mit Schleimhaut ausgekleideter Hohlraum des Stirnbeins, setzt sich beim Wiederkäuer in die Hornfortsätze hinein fort. (Vorsicht beim Enthornen – man eröffnet die Stirnbeinhöhle!). **Schläfenbein** (Os temporale): Paarig angelegt, es formt die Felsenbeinpyramide mit Felsenteil (Innenohr) und Paukenteil (Mittelohr mit knöchernem Gehörgang), es bildet den Jochbeinbogen und eine Gelenkfläche für das Kiefergelenk. **Siebbein** (Os temporale): Unpaarig angelegt, die **Siebbeinplatte** trennt die Schädelhöhle von der Nasenhöhle, die **Siebbeinmuscheln** dienen der Riechschleimhaut als knöcherne Grundlage. **Keilbein** (Os sphenoidale): Unpaarig angelegt, formt die **Keilbeinhöhle** (Sinus sphenoidalis). **Hinterhauptsbein** (Os occipitale): Unpaarig angelegt, es formt Schuppe, Schläfenkamm, Hinterhauptsstachel, Schädelbasis und Hinterhauptsloch und bildet die Gelenkknorren für die gelenkige Verbindung mit dem ersten Halswirbel (Atlanto-Occipital-Gelenk). **Scheitelbein** (Os parietale): Paarig angelegt, es formt das Schädelhöhlendach und bei Pferd und langköpfigen Hunden die Crista sagittalis. **Zwischenscheitelbein** (Os interparietale): Paarig angelegt – verschmilzt aber zu einem Knochen. An der Bildung der **Augenhöhle (Orbita)** sind mehrere Knochen beteiligt.

Der **Gesichtsschädel** setzt sich aus folgenden Knochen zusammen: Oberkieferbein, Nasenbein, Jochbein, Gaumenbein, Zungenbein, Tränenbein, Zwischenkieferbein, Flügelbein, Pflugscharbein, Muschelbeine, Rüsselbein. **Oberkieferbein** (Os maxillaris): Paarig angelegt, größter Knochen des Schädels, begrenzt Mund- und Nasenhöhle und prägt im Wesentlichen das Gesicht. Er formt den **Alveolarfortsatz** mit seinen **Zahn-**

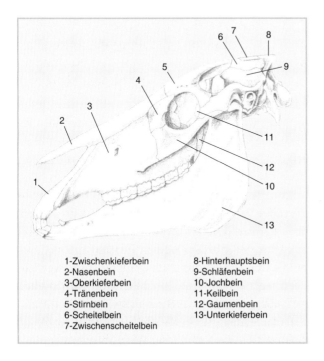

Abb. 2-1 Schematische Darstellung der Knochen des Schädels und des Unterkiefers beim Pferd. Nach Ellenberger und Baum 1943

1-Zwischenkieferbein
2-Nasenbein
3-Oberkieferbein
4-Tränenbein
5-Stirnbein
6-Scheitelbein
7-Zwischenscheitelbein
8-Hinterhauptsbein
9-Schläfenbein
10-Jochbein
11-Keilbein
12-Gaumenbein
13-Unterkieferbein

fächern, die den Zahnwurzeln Schutz und Verankerung bieten. Ein Teil des Knochens ist hohl, lufthaltig und mit Schleimhaut ausgekleidet – die **Kieferhöhle** (Sinus maxillaris). Bei Pferd und Rind ist die Angesichtsleiste (Crista facialis) sehr deutlich ausgebildet. **Nasenbein** (Os nasale): Es liegt vor dem Stirnbein und formt das Dach der Nasenhöhle. **Jochbein** (Os zygomaticum): Paarig angelegt, es bildet den Jochbogen. **Tränenbein** (Os lacrimale): Paarig angelegt, Teil der knöchernen Augenhöhle (**Orbita**), in ihm verläuft der **Tränennasengang** (Ductus nasolacrimalis), der den Bindehautsack des Auges mit der Nasenhöhle verbindet. **Gaumenbein** (Os palatinum): Es formt zusammen mit dem Oberkieferbein den **harten Gaumen**. **Flügelbein** (Os pterygoideum): Es liegt zwischen Keil- und Gaumenbein und bildet das „Häckchen" (Hamulus). **Unterkiefer** (Os mandibularis): Die beiden Unterkieferknochen vereinigen sich in der **Symphyse**, die bei Schwein und Pferd verknöchert. Beim Wiederkäuer und Fleischfresser unterbleibt diese knöcherne Stabilisierung oftmals. Der Unterkieferast trägt einen **Gelenkfortsatz** für das Kiefergelenk und einen **Muskelfortsatz** für den Ansatz des Schläfenmuskels. Als Gegenstück zu den Zahnfächern des Oberkiefers formt der Unterkieferknochen ebenfalls **Zahnalveolen** aus. Seitlich bietet der Unterkieferknochen eine breite Ansatzfläche für den großen Kaumuskel (Musculus masseter). **Zwischenkieferbein** (Os incisivum): Der unpaarig angelegte Knochen bildet im Schneidezahnbereich des Oberkiefers die **Zahnfächer** für die **Schneidezähne**, außer beim Wiederkäuer, der anstatt dessen eine Kauplatte besitzt. **Rüsselbein** (Os rostrale): Dieser Knochen stabilisiert den Rüssel des Schweines. Zuweilen findet man ihn auch beim älteren Rind im Flotzmaul. **Pflugscharbein** (Vomer): Der unpaare Knochen legt sich der Bodenplatte des Siebbeins an und verläuft nasenspitzenwärts. Er bildet eine Rinne, in der die Nasenscheidewand verläuft. **Muschelbeine** (Ossa turbinata): Sie bilden die knöcherne Grundlage für die Riechschleimhaut. **Zungenbeine** (Ossa hyoidea): Sie sind im Zungengrund lokalisiert und stellen eine Verbindung mit der Schädelbasis und dem Kehlkopf her. **Nasennebenhöhlen** (Sinus paranasales): Damit das Gewicht des Schädels nicht zu schwer wird, bildet ein Teil der Knochen lufterfüllte Hohlräume, die mit Schleimhaut ausgekleidet sind und mit der Nasenhöhle in Verbindung stehen. Die einzelnen Tierarten haben die jeweiligen Nasennebenhöhlen unterschiedlich ausgebildet. Zu den Nasennebenhöhlen zählen Stirnhöhlen, Kieferhöhlen, Keilbeinhöhle, Gaumenhöhle, Tränenbeinhöhle und Muschelhöhlen.

2.2.2 Wirbelsäule

Die Wirbelsäule (Columna vertebralis) ist das Zentrum des Achsenskeletts. Zusammengesetzt aus einer Kette unpaarer, unregelmäßig geformter Knochen (Wirbel), erstreckt sie sich vom Schädel bis zur Schwanzspitze. Sie gibt dem Körper einerseits Halt und Stabilität, verleiht ihm jedoch durch ihre flexible Anordnung auch eine gewisse Beweglichkeit. Außerdem schützt sie das Rückenmark, das im Wirbelkanal verläuft. **Aufbau eines Wirbels:** Allen Wirbeln gemeinsam ist ein grundsätzliches Bauprinzip, das je nach Funktion entsprechend abgewandelt ist. Auf einem kräftigen **Wirbelkörper** (Corpus vertebrae) sitzt ein **Wirbelbogen** (Arcus vertebrae) auf. Die Gesamtheit der Wirbelbögen, die jeweils

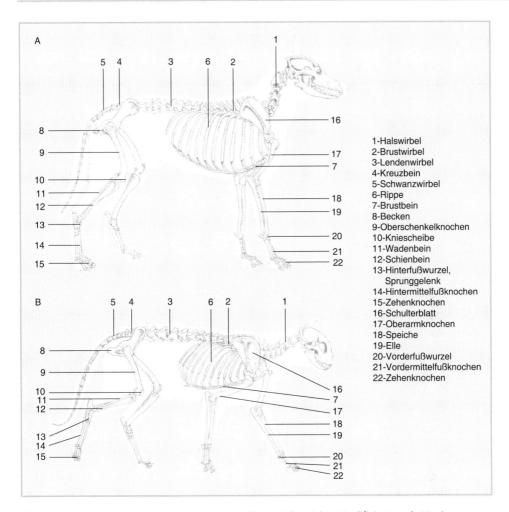

Abb. 2-2 Skelett des Hundes und der Katze, Gesamtübersicht. Modifiziert nach König, Liebich 1999

ein **Wirbelloch** (Foramen vertebrale) formen, bildet den **Wirbelkanal** (Canalis vertebralis), in dem das Rückenmark verläuft. Die vordere und hintere Endfläche der Wirbelkörper ist konvex beziehungsweise konkav zu einer Gelenkfläche geformt, die zusammen mit je einer **Bandscheibe** (Discus intervertebralis) die „gelenkige" Verbindung unter den einzelnen Wirbeln herstellt. Am Wirbelbogen kann man den unpaaren **Dornfortsatz** (Processus spinosus) und je einen **Querfortsatz** (Processus transversus) unterscheiden. Gelenkfortsätze am Wirbelbogen verbinden den einzelnen Wirbel mit dem nächst folgenden, wobei seitliche Einschnitte zweier benachbarter Wirbel je ein **Zwischenwirbelloch** (Foramen intervertebrale) bilden, das als Austritt für die Spinalnerven aus dem Rückenmarkskanal dient. **Bandscheibe** (Discus intervertebralis): Zwischen den Wirbelkörpern befinden sich Zwischenwirbelscheiben. Sie sind aus Faserknorpel aufgebaut, der um ein gal-

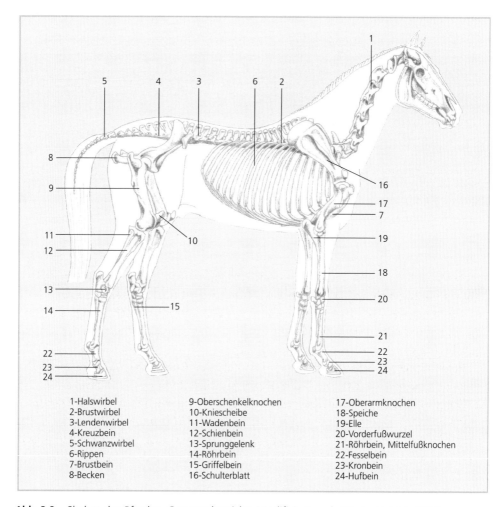

Abb. 2-3 Skelett des Pferdes, Gesamtübersicht. Modifiziert nach König, Liebich 1999

1-Halswirbel
2-Brustwirbel
3-Lendenwirbel
4-Kreuzbein
5-Schwanzwirbel
6-Rippen
7-Brustbein
8-Becken
9-Oberschenkelknochen
10-Kniescheibe
11-Wadenbein
12-Schienbein
13-Sprunggelenk
14-Röhrbein
15-Griffelbein
16-Schulterblatt
17-Oberarmknochen
18-Speiche
19-Elle
20-Vorderfußwurzel
21-Röhrbein, Mittelfußknochen
22-Fesselbein
23-Kronbein
24-Hufbein

lertiges, weiches Zentrum (**Nucleus pulposus**) einen äußeren Ring (**Anulus fibrosus**) bildet. Diese Knorpelscheiben sind fest mit den Wirbelkörpern verbunden und dienen als „Stoßdämpfer" und elastisches Bindeglied zwischen den knöchernen Abschnitten.

Halswirbel (Vertebrae cervicales): Alle Haussäugetiere haben sieben Halswirbel. Der erste und der zweite Wirbel sind modifiziert. Sie ermöglichen dem Kopf Dreh- und Nickbewegungen. Alle anderen Halswirbel sind in Bau und Funktion einander ähnlich. **Kopfträger** (Atlas): Der erste Halswirbel hat keinen Körper. Er bildet seitlich die Atlasflügel aus und je eine Gelenkfläche für die Gelenkknorren des Hinterhauptbeins und für den Gelenkfortsatz (Zahn) des zweiten Halswirbels. Er trägt den Kopf und ermöglicht die Nickbewegung. **Dreher** (Axis): Der zweite Halswirbel hat einen sehr langen Wirbelkörper, einen kammartig verbreiterten Dornfortsatz und schwach ausgebildete Querfortsätze. Die gelenkige Verbindung mit dem Atlas bildet ein nach vorn ausgezogener

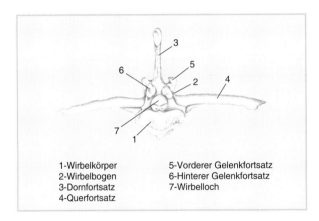

1-Wirbelkörper
2-Wirbelbogen
3-Dornfortsatz
4-Querfortsatz
5-Vorderer Gelenkfortsatz
6-Hinterer Gelenkfortsatz
7-Wirbelloch

Abb. 2-4 Aufbau eines Wirbels (schematisch). Modifiziert nach Nickel, Schumner, Seiferle 1995

Knochenfortsatz (Zahn/Dens). Dieses Zapfengelenk ermöglicht die Drehbewegung des Kopfes. **Dritter bis siebter Halswirbel:** Als Besonderheit sind die Querfortsätze zu nennen, die in einen oberen und unteren Anteil gespalten sind. Der siebte Halswirbel hat zusätzlich eine Gelenkfläche für den Ansatz des 1. Rippenpaares, sein Querfortsatz ist ungeteilt und sein Dornfortsatz sehr lang.

Brustwirbel (Vertebrae thoracicae): Die Zahl der Brustwirbel ist tierartspezifisch sehr unterschiedlich: Pferd 18, Wiederkäuer 13, Fleischfresser 13, Schwein 13–16. Die Dornfortsätze der Brustwirbel sind lang und bilden bei Pferd und Wiederkäuer den Widerrist. Hier setzt auch das **Nackenrückenband** (Ligamentum nuchae) an, das wesentlich die Stabilität der Kopf-Hals-Widerristregion garantiert. Charakteristisch sind außerdem ein kurzer Wirbelkörper, kurze Querfortsätze und zusätzliche Gelenkflächen für die Verbindung mit den Rippen.

Lendenwirbel (Vertebrae lumbales): Auch bei den Lendenwirbeln ist die Zahl tierartspezifisch unterschiedlich. Das Pferd besitzt 6 (Araber haben oft nur 5, Esel 5), die Wiederkäuer 6, die Fleischfresser 7, das Schwein 6–7. Die Querfortsätze sind sehr ausgeprägt, sie bieten eine breite Ansatzfläche für die großen Bauchmuskeln.

Kreuzwirbel (Vertebrae sacrales): 3–5 Kreuzwirbel verwachsen zum **Kreuzbein** (Os sacrum). Dadurch entsteht ein stabiler Knochen, der straff mit dem knöchernen Becken verbunden ist. Er gewährleistet eine optimale Kraftübertragung von den Hintergliedmaßen auf die Wirbelsäule. Das Kreuzbein ist ein dreieckiger Knochen mit einer breiten Basis, die mit der Lendenwirbelsäule gelenkig verbunden ist. Die Spitze (Apex) des Knochens kommt schwanzwärts zu liegen und hat eine gelenkige Verbindung mit dem ersten Schwanzwirbel. Die Dornfortsätze des Kreuzbeins verschmelzen zu einer Knochenleiste (Crista sacralis), ebenso die Querfortsätze (Pars lateralis). Die Zwischenwirbellöcher werden zu den Sakrallöchern (Foramina sacralia). Die Kreuzbeinflügel stellen die gelenkige Verbindung zum Hüftbein des Beckens her.

Tab. 2-1 Anzahl der Wirbel bei den Haustieren

Wirbel	Pferd	Rind	Schwein	Hund	Katze
Halswirbel	7	7	7	7	7
Brustwirbel	18	13	14–16	13	13
Lendenwirbel	5–6	6	6–7	7	7
Kreuzbeinwirbel	5	5	4	3	3
Schwanzwirbel	15–21	18–20	20–26	20–23	10–23

Schwanzwirbel (Vertebrae caudales): 15–23 degenerierte Wirbel formen das Skelett des Schwanzes. Die ersten Schwanzwirbel ähneln noch den Kreuzwirbeln, werden aber zunehmend kleiner. Schwanzspitzenwärts findet man schließlich nur noch stabförmige Knochen ohne spezielle Wirbelstruktur. Das Rückenmark endet im Gebiet der Lendenwirbel, sodass die Schwanzwirbel diesbezüglich keinerlei Funktion mehr ausüben.

2.2.3 Brustbein

Das Brustbein (Sternum) ist ein Verschmelzungsprodukt aus 4–6 Brustbeinknochen. Es bildet den Boden des Brustkorbs (Thorax). Man unterscheidet an ihm den **Handgriff** (Manubrium sterni), den **Schwertfortsatz** (Processus xiphoideus) und den **Brustbeinkörper** (Corpus sterni). Seitliche Gelenkflächen stellen die flexible Verbindung zu den **echten Rippen** (Costae verae) her. Die **falschen Rippen** (Costae spuriae) finden im hinteren Bereich des Brustbeins nur indirekt Anschluss. Über knorpelige Anteile, die den **Rippenbogen** bilden, finden sie Anschluss an den Schwertfortsatz. Die Form des Brustbeins ist tierartlich sehr unterschiedlich: Beim Pferd dreieckig, beim Rind weit, flach und u-förmig, beim Hund quadratisch, bei der Katze rund.

2.2.4 Rippen

Die Rippen (Costae) bilden zusammen mit den Brustwirbeln und dem Brustbein den **Brustkorb (Thorax)**. Als knöcherner Käfig schützt er lebenswichtige Organe wie Herz und Lunge. Trotzdem besitzt er eine gewisse Flexibilität, die den Atmungsvorgang wesentlich unterstützt. Typischerweise ist die Zahl der Rippenpaare 13. Sie entspricht immer der Anzahl der Brustwirbel, die ja tierartlich unterschiedlich ist. An der Rippe unterscheidet man das **Rippenköpfchen** (Caput costae), mit Gelenkflächen für die Verbindung zu den Brustwirbeln, den **Rippenhals** (Collum costae), das **Rippenhöckerchen** (Tuberculum costae), das mit den Querfortsätzen der Brustwirbel gelenkig verbunden ist, das gebogene **Mittelstück** (Corpus) und den **Rippenknorpel** (Cartilago costae), der, bei den **echten Rippen**, mit dem Brustbein gelenkig verbunden ist. Bei den **falschen Rippen** verschmelzen die Knorpelanteile zum **Rippenbogen** und finden so nur indirekt Anschluss an das

Brustbein. So genannte freie Rippen oder Fleischrippen sind solche, die ohne Kontakt zu Brustbein oder Rippenbogen frei enden. Verhältniszahlen von echten (sternalen) zu falschen (asternalen) Rippen: Pferd 8 : 10, Wiederkäuer 8 : 5, Fleischfresser 9 : 4.

2.2.5 Skelett der Vordergliedmaße

Die Vordergliedmaßen tragen beim Haustier circa 2/3 des Körpergewichts. Sie sind so angelegt, dass sie beim Laufen das Gewicht tragen, ohne die Stöße und Erschütterungen auf den Rumpf zu übertragen – sie agieren quasi als „Stoßdämpfer".

Der Schultergürtel: Der Schultergürtel besteht grundsätzlich aus drei Knochen: **Rabenschnabelbein** (Os coracoides), **Schlüsselbein** (Clavicula) und **Schulterblatt** (Scapula). Beim Haustier bleiben davon lediglich zwei Schulterblätter übrig, die seitlich der Brustwand anliegen und nur durch große Muskelstränge mit dem Brustkorb verbunden sind. So entsteht eine Art Tragegurtsystem, in dem der Rumpf aufgehängt ist. Rabenschnabelbein und Schlüsselbein fehlen beim Haussäugetier völlig, genauso wie jegliche gelenkige Verbindung zum Achsenskelett. **Schulterblatt (Scapula):** Das Schulterblatt ist ein platter, dreieckiger Knochen, der seitlich der Brustwand anliegt. Man unterscheidet an ihm einen oberen Rand, der die Basis des Dreiecks bildet und den Brustwirbeln zugewandt ist, einen vorderen Rand und einen hinteren Rand. Die Spitze des Dreiecks bildet eine **Gelenkpfanne**, die durch einen Hals etwas abgesetzt ist, und die zusammen mit dem Kopf des Oberarmknochens das **Schultergelenk** formt. Auf dem oberen Schulterblattrand sitzt der **Schulterblattknorpel** (Cartilago scapulae), der eine stoßbrechende Funktion hat. Die dem Brustkorb abgewandte Fläche des Knochens wird durch die **Schulterblattgräte** (Spina scapulae) in 2 Gruben unterteilt: Die **vordere** und **hintere Grätengrube** (Fossa supraspinata und Fossa infraspinata). Die dem Brustkorb zugewandte Fläche des Schulterblatts ist konkav gebogen und passt sich dadurch der seitlichen Brustwand an. Sie weist eine Vertiefung (Fossa subscapularis) und eine angeraute Fläche (Facies serrata) auf, die Ansatzflächen für den Musculus serratus ventralis bieten. **Oberarmknochen** (Humerus): Dieser lange Röhrenknochen erstreckt sich vom Schultergelenk bis hin zum Ellbogengelenk. Das obere Ende wird vom **Gelenkkopf** (Caput humeri) gebildet, am unteren Ende liegen der äußere und innere **Gelenkknorren** (Epicondylus humeri) und die Gelenkrolle (Trochlea humeri). **Speiche** (Radius): Die Speiche ist der Hauptknochen des Unterarms. Sie trägt das Gewicht des Körpers. Am oberen Ende bildet der **Radiuskopf** (Caput radii) zusammen mit der Gelenkrolle des Oberarmknochens und der Elle das Ellbogengelenk. Am unteren Ende bildet die **Gelenkrolle** (Trochlea radii) mehrere Gelenkflächen für das Vorderfußwurzelgelenk aus. **Elle** (Ulna): Der kleinere der zwei Unterarmknochen trägt nie Gewicht. Er fungiert als „Hebel", der das Ellbogengelenk bedient. Nur der obere Anteil ist voll ausgeformt – der untere Teil ist tierartspezifisch zum Teil erheblich zurückgebildet. Der dreieckige Schaft der Elle ist durch Bänder an die Speiche fixiert. Bei den Fleischfressern ist die Elle gegen die Speiche drehbar, bei Rind und Pferd sind beide Knochen völlig verwachsen. Am oberen Ende der Elle bietet der **Ellbogenhöcker** (Tuber olecrani) mit dem **Ellbogenfortsatz** (Olecranon) breiten Ansatz für die große

Schulter- und Oberarmmuskulatur. Am unteren Ende bildet der **Griffelfortsatz** (Processus styloideus) eine Gelenkfläche für die Vorderfußwurzelknochen aus.

Tierartliche Besonderheiten: Beim Pferd endet die Elle auf halbem Weg abwärts. Das Rind hat eine gut entwickelte Elle, die länger als die Speiche ist. Bei Pferd, Rind und Schwein sind Elle und Speiche mehr oder weniger verschmolzen, eine Rotation der Knochen gegeneinander ist nicht möglich. Bei Katze, Hund und Mensch ist eine Rotation möglich. Mit **Supination** bezeichnet man die Stellung, wenn beide Unterarmknochen parallel zueinander liegen – mit **Pronation**, wenn sich die Knochen überkreuzen.

Vorderfußwurzel (Carpus): Die Vorderfußwurzel besteht aus mehreren kleinen Knochen, die in zwei Etagen angeordnet sind und die alle durch eine gemeinsame Gelenkkapsel verbunden sind. Diese Knochen liegen zwischen der Speiche und den Mittelfußknochen. Typischerweise sind es acht kleine Knochen, die in zwei Reihen arrangiert sind. Die gelenkigen Verbindungen sind komplex, da jeder Knochen mit allen angrenzenden ein Gelenk bildet. Die Knochen heißen: **os carpi** radiale (Cr), intermedium (Ci), ulnare (Cu), accessorium (Ca) und **os carpale** primum (C1), secundum (C2), tertium (C3), quartum (C4).

Tierartliche Besonderheiten: Rind: C1 fehlt, C2 und C3 sind verschmolzen; Pferd: C1 fehlt häufig; Fleischfresser: Cr und Ci sind verschmolzen.

Vordermittelfußknochen (Metacarpus): Die von der Vorderfußwurzel („Handwurzel") ausgehenden fünf Mittelfußknochen (Mc1–5) sind bei unseren Haustieren nicht mehr vollzählig vorhanden, außer bei Hund und Katze. Die Wiederkäuer und das Schwein fußen nur noch auf der dritten und vierten Zehe – das Pferd nur auf der dritten Zehe. Die anderen Zehen sind im Laufe der Evolution verkümmert, da sie nicht mehr in Gebrauch waren. Dementsprechend sind die Mittelfußknochen, welche diese Zehen unterstützten, ebenfalls verkümmert. So finden wir beim Pferd **Mc2** und **Mc4** in verkümmerter Form als **Griffelbeine** wieder. **Mc3, das Röhrbein**, ist als tragender Knochen entsprechend kräftiger entwickelt. Die Mittelfußknochen sind starke, zylinderförmige Knochen. Sie tragen eine Gelenkfläche für die Verbindung mit den Vorderfußwurzelknochen und eine Gelenkrolle für die Verbindung mit den Zehenknochen.

Tierartliche Besonderheiten: Beim **Rind** fehlen Mc1 und Mc2, Mc3 und Mc4 sind verschmolzen und tragen das Körpergewicht, Mc5 ist nur andeutungsweise vorhanden. Beim **Pferd** ist Mc3, das Röhrbein, kräftig entwickelt und gewichttragend. Die beiden Griffelbeine, die mit dem Röhrbein verschmolzen sind, sind die Überbleibsel von Mc2 und Mc4. Mc1 und Mc5 fehlen ganz. Das **Schwein** hat Mc2 bis Mc5 ausgebildet. Mc3 und Mc4, die Mittelfußknochen der zwei gewichttragenden Hauptzehen sind kräftig entwickelt. Die Nebenzehen 2 und 5 (**Afterzehen**) und die dazugehörigen Mittelfußknochen Mc2 und Mc5, sind reduziert. Beim **Fleischfresser** sind Mc1 bis Mc5 entwickelt, wobei nur Mc1 nichttragende Funktion hat.

Zehenknochen (Phalanx): Jede Zehe besteht aus drei Knochen: **Fesselbein** (Phalanx 1), **Kronbein** (Phalanx 2), **Huf-/Klauen-/Krallenbein** (Phalanx 3), plus drei **Sesambeine**. **Fesselbein** (Phalanx 1): Man unterscheidet eine Gelenkvertiefung, die mit dem

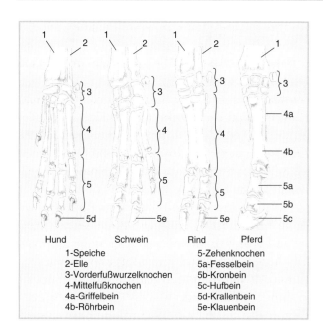

Abb. 2-5 Vergleichende Darstellung des Vorderfußskeletts der Haustiere (schematisch). Nach Ellenberger und Baum 1943

Mittelfußknochen (Röhrbein) das **Fesselgelenk** bildet und eine Gelenkwalze, die mit dem Kronbein das **Krongelenk** formt. **Kronbein** (Phalanx 2): Man unterscheidet eine Gelenkvertiefung, die mit dem Fesselbein das **Krongelenk** bildet und eine Gelenkwalze, die mit Huf- und Strahlbein das **Hufgelenk** formt (mit Klauen- und Sesambein das **Klauengelenk**, mit Krallen- und Sesambein das **Krallengelenk**). **Hufbein** – **Klauenbein** – **Krallenbein** (Phalanx 3). **Hufbein:** Man unterscheidet am Hufbein: **Wandfläche, Sohlenfläche, Gelenkfläche, Tragrand, Kronrand, Streckfortsatz** und **Hufbeinast**. Ein großer Hufknorpel sitzt den Hufbeinästen auf und formt die „Ferse" des Hufes. **Sesambein (Gleichbein):** Darunter versteht man einen Knochen, der sich in oder unter Sehnen bildet, besonders dort, wo diese über Knochenvorsprünge gleiten müssen. Seine Funktion ist, die Sehne vor Verschleiß zu schützen. Im Zehenbereich unterscheidet man: **Sesama bina** – zwei Sesambeine am Fesselgelenk und **Sesamum ungulae** – ein Sesambein am Zehenendgelenk (beim Pferd Strahlbein, bei den Klauentieren Klauensesambein).

2.2.6 Skelett der Hintergliedmaße

Die Beckengliedmaße ist zusammengesetzt aus Becken, Oberschenkelknochen, Schienbein, Wadenbein, Sprunggelenk, Mittelfußknochen und Zehenknochen. Sie hat die Aufgabe, das Tier fortzubewegen. Die kräftige Muskulatur der Hintergliedmaße treibt das Tier voran, wobei der Schub über Hüftgelenk und Beckengürtel auf Kreuzbein und Wirbelsäule übertragen wird.

Das Becken (Pelvis): Das Becken, ein knöcherner Gürtel, wird gebildet von zwei Hüftbeinen, die in der Beckensymphyse miteinander verbunden sind und funktionell mit dem Kreuzbein eine Einheit bilden. Es hat die Aufgabe, die Hintergliedmaße mit dem Rumpf zu verbinden und formt gleichzeitig den knöchernen Geburtskanal. Die **Hüftbeine** (Ossa coxae) bestehen jeweils aus: **Darmbein** (Ilium), **Sitzbein** (Ischium) und **Schambein** (Pubis).

Die Körper dieser drei Knochen vereinigen sich in der Gelenkpfanne für das Hüftgelenk. **Darmbein** (Os ilium): Man unterscheidet eine **Darmbeinsäule** (Corpus) und den **Darmbeinflügel** (Ala). Der dreieckige Darmbeinflügel besteht aus dem **Hüfthöcker** (Tuber coxae) und dem **Kreuzhöcker** (Tuber sacrale). Die breite Außenfläche des Darmbeinflügels dient der großen Glutäen-Muskulatur als Ansatzfläche. Der Kreuzhöcker bildet mit dem Kreuzbein das **Kreuzbein-Darmbeingelenk** (Articulatio sacroiliaca), ein straffes Gelenk ohne Beweglichkeit. **Schambein** (Os pubis): Der kleinste Knochen des Beckens wird eingeteilt in **Pfannenteil, Pfannenast** und **Fugenast**. Pfannen- und Fugenast sind an der Bildung des **verstopften Lochs** (Foramen obturatum) beteiligt, der Pfannenteil an der Bildung der Hüftpfanne (**Acetabulum**). Eine Verdickung am vorderen Rand des Pfannenasts wird **Schambeinkamm** (Pecten ossis pubis) genannt. Hier setzt der gerade Bauchmuskel an. **Sitzbein** (Os ischii): Es formt zusammen mit dem Schambein den Beckenboden und dessen Zentrum, das Foramen obturatum. Man unterscheidet am Sitzbein einen **Pfannenteil**, einen **Fugenast** und den **Sitzbeinhöcker** (Tuber ischiadicum). Zwischen den beiden Sitzbeinhöckern erstreckt sich der **Sitzbeinausschnitt** (Arcus ischiadicus). Der Beckenboden wird beim Tier vom Scham- und Sitzbein gebildet, das Beckendach vom Kreuzbein und den Darmbeinflügeln. Das **breite Beckenband** (Ligamentum sacrotuberale latum) verbindet dachförmig Kreuzbein, Darmbeinsäule und Sitzbeinhöcker. Der **Beckeneingang** wird vom Schambeinkamm, den Darmbeinsäulen und dem Kreuzbein geformt, der **Beckenausgang** vom Sitzbeinausschnitt, den breiten Beckenbändern und der Wirbelsäule. Vor der Geburt werden durch hormonelle Einflüsse die Kreuzdarmbeingelenke und vor allem die breiten Beckenbänder weicher und lockerer, so dass Beckeneingang und Ausgang flexibler werden und ein größerer Spielraum für den Durchtritt der Frucht entsteht.

Oberschenkelknochen (Os femoris): Der **Femur** ist der größte Knochen des Körpers. Er erstreckt sich von der Hüftgelenkspfanne bis zum Kniegelenk. Man unterscheidet am oberen Ende: **Gelenkkopf** (Caput), **Hals** (Collum), **großer Umdreher** (Trochanter major), **kleiner Umdreher** (Trochanter minor). Der Gelenkkopf mit einer **Bandgrube** (Fovea capitis), die Ansatz für das **runde Band** (Ligamentum teres) bietet, formt mit der Gelenkpfanne des Beckens das **Hüftgelenk**. Am unteren Ende des Knochens liegen der **äußere** und **innere Gelenkknorren** (Condylus lateralis/medialis) und die **Kniescheibenrolle** (Trochlea).

Kniescheibe (Patella): An der pyramidenförmigen Kniescheibe unterscheidet man eine Gelenkfläche und eine Vorderfläche. Sie ist als größtes Sesambein des Körpers in die Endsehne des Kniegelenkstreckers (Musculus quadriceps femoris) eingelagert.

Schienbein (Tibia): Das Schienbein reicht vom Kniegelenk bis zum Sprunggelenk. Es ist ein langer Knochen mit dreieckigem Querschnitt. Am oberen Ende unterscheidet man eine **Gelenkfläche**, den **inneren** und **äußeren Gelenkknorren** (Condylus medialis und lateralis), den **Schienbeinhöcker** (Tuberositas tibiae) und die **Schienbeingräte**. Am unteren Ende liegen **Gelenkschraube** (Cochlea tibiae) und **Innenknöchel** (Malleolus medialis).

Wadenbein (Fibula): Das Wadenbein bildet zusammen mit dem Schienbein das Skelett des Unterschenkels. Es ist bei allen Haustieren stark zurückgebildet und daher vernachlässigbar. Am Wadenbein unterscheidet man: **Wadenbeinköpfchen** (Caput fibulae), **Mittelstück** (Corpus) und **Außenknöchel** (Malleolus lateralis). Beim Wiederkäuer ist nur das Wadenbeinköpfchen ausgebildet, das mit dem äußeren Gelenkknorren des Schienbeins verschmilzt. Beim Pferd ist ebenso nur dieser Teil des Knochens ausgebildet.

Hinterfußwurzelknochen (Tarsus): Der **Tarsus**, auch **Sprunggelenk** oder **Ferse** genannt, ist aus sieben Knochen zusammengesetzt, die in drei Reihen angeordnet sind: Obere (krurale) Reihe, mittlere (intertarsale) Reihe, untere (metatarsale) Reihe. Die obere Reihe besteht aus zwei großen Knochen: **Rollbein** (Talus) und **Fersenbein** (Calcaneus). Das Rollbein hat eine gelenkige Verbindung mit dem Schienbein und mit der mittleren Reihe der Hinterfußwurzelknochen. Das Fersenbein formt einen Hebel, der schwanzwärts gerichtet ist und der Ansatz für die Achillessehne bietet. Die mittlere Reihe besteht nur aus dem Os tarsi centrale (Tc). Die untere Reihe wird von vier Knochen gebildet: Os tarsi primum (T1), Os tarsi secundum (T2), Os tarsi tertium (T3), Os tarsi quartum (T4). Beim Wiederkäuer verschmelzen Tc + T4 und T2 + T3. Beim Pferd sind T1 + T2 verschmolzen.

Hintermittelfußknochen (Metatarsus) und **Zehenknochen** (Phalangen): Die Mittelfußknochen und Zehenknochen der Hintergliedmaße entsprechen in Aufbau und Funktion denen der Vordergliedmaße. Eine Ausnahme macht der Fleischfresser, der hinten meist keine erste (innere) Zehe besitzt. Beim Hund wird diese Zehe, wenn sie vorhanden ist, Wolfskralle genannt.

2.3 Gelenk

2.3.1 Definition und Einteilung der Gelenke

Unter einem Gelenk versteht man die Verbindung von zwei oder mehreren Knochen. Man unterscheidet zwischen echten Gelenken (Diarthrosen) und unechten Gelenken (Haften, Synarthrosen). Bei den unechten Gelenken sind die Knochen miteinander durch Knorpelgewebe (Synchondrosen/Symphysen), durch Bindegewebe (Syndesmosen) oder durch Knochengewebe (Synostosen) verbunden. Die unechten Gelenke lassen keine oder nur eine geringfügige Bewegung zu. Ein Beispiel für eine knorpelige Verbindung ist die Schambeinfuge (Beckensymphyse), die Verbindung der Schädelknochen (Nähte/Suturen) beim Neugeborenen ist ein Beispiel für eine bindegewebige Knochenverbindung und das Kreuzbein ist ein Beispiel für eine knöcherne Verbindung. Die echten Gelenke stellen eine bewegliche Verbindung zwischen den Knochen her und haben alle einen charakteristischen Aufbau.

2.3.2 Aufbau des echten Gelenks

Man unterscheidet am echten Gelenk (Diarthrose): Gelenkflächen, Gelenkknorpel, Gelenkspalt, Gelenkkapsel, Gelenkschmiere und Gelenkhöhle. Dazu gibt es noch von Fall zu Fall Zusatzstrukturen: Bänder zur Verstärkung der Gelenkkapsel und zur Führung und Einschränkung der Beweglichkeit des Gelenks, Bänder im Inneren eines Gelenks (z. B. Kreuzbänder im Kniegelenk), knorpelige Zwischenscheiben (z. B. Meniskus), die als Puffer zwischen den Gelenkflächen liegen und unebene, inkongruente Gelenkflächen ausgleichen, sowie Schleimbeutel, die Sehnen und Muskeln gegen harte Knochenstrukturen abpolstern. In der Regel bildet eine der Gelenkflächen einen Gelenkkopf aus, der sich in die gegenüber liegende Gelenkpfanne einpasst. Beide Gelenkflächen sind normalerweise mit Knorpel überzogen, der Stoß- und Druckbelastung abpuffert. Das Knorpelgewebe ist gefäßfrei und wird über die Gelenkschmiere ernährt. Die Gelenkkapsel umschließt das Gelenk und grenzt es gegenüber dem umgebenden Gewebe ab. Die äußere Schicht der Gelenkkapsel besteht aus straffem Bindegewebe (Membrana fibrosa) und verleiht der Kapsel die Festigkeit. Die innere Schicht, die Gelenkinnenhaut (Membrana synovialis), produziert die Gelenkschmiere (Synovia). Die Synovialflüssigkeit füllt den Gelenkspalt und die Hohlräume der Gelenkhöhle aus, dient als Gleitmittel für die Gelenkflächen und ernährt den Gelenkknorpel. Die äußere Schicht der Gelenkkapsel ist teilweise durch Bänder verstärkt. Diese dienen der Kapselverstärkung, sichern die Bewegungsführung des Gelenks und begrenzen Gelenkbewegungen.

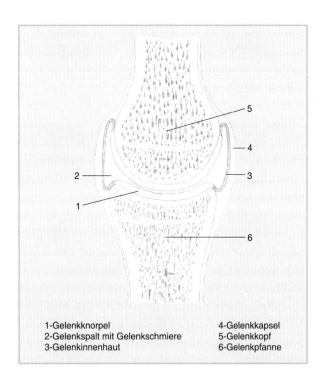

Abb. 2-6 Aufbau eines Gelenks (schematisch). Modifiziert nach Richter 1996

1-Gelenkknorpel
2-Gelenkspalt mit Gelenkschmiere
3-Gelenkinnenhaut
4-Gelenkkapsel
5-Gelenkkopf
6-Gelenkpfanne

2.3.3 Gelenkformen

Man unterscheidet **einfache** und **zusammengesetzte Gelenke**. Beim einfachen Gelenk sind zwei Knochen miteinander verbunden (Zehenendgelenke, Schultergelenk). Beim zusammengesetzten Gelenk sind an der Bildung des Gelenks drei oder mehr Knochen beteiligt (z. B. Kniegelenk, Ellbogengelenk). Die echten Gelenke werden auch nach Form und möglichen Bewegungsrichtungen eingeteilt. Nach der Anzahl der möglichen Gelenkbewegungen unterscheidet man **ein-, zwei-** und **dreiachsige Gelenke**. Nach der Form unterscheidet man beispielsweise **Kugelgelenk, Ei-** oder **Ellipsoidgelenk, Walzengelenk** und **Sattelgelenk**. Beim **Kugelgelenk** umfasst eine schalenförmige Gelenkpfanne einen kugelförmigen Gelenkkopf. Diese Gelenkart ermöglicht Bewegungen in alle Richtungen und wird daher auch als dreiachsiges oder vielachsiges Gelenk bezeichnet (z. B. Schulter- und Hüftgelenk). Beim **Ei- oder Ellipsoidgelenk** liegt ein eiförmiger Gelenkkopf in einer entsprechenden Gelenkpfanne. Diese Gelenkform ermöglicht Bewegungen um zwei aufeinander senkrecht stehenden Achsen – Beuge- und Streckbewegung, sowie Seitwärtsbewegungen sind möglich. Kombiniert man beide Bewegungsmöglichkeiten des Eigelenks, ergibt sich eine Drehbewegung (z. B. Gelenk zwischen Hinterhauptsbein und erstem Halswirbel/Atlanto-Occipital-Gelenk). Das **Walzengelenk** ist ein einachsiges Gelenk. Der Gelenkkopf hat die Form einer quergestellten Walze. Zu den Walzengelenken gehört das Scharniergelenk, das Schraubengelenk und das Radgelenk. Beim **Scharniergelenk** ist nur ein Wechsel zwischen Beugen und Strecken möglich. Durch Führungskämme und Führungsrinnen erhält das Scharniergelenk eine besondere Stabilität (z. B. Ellbogengelenk). Das **Schraubengelenk** ist eine Sonderform des Scharniergelenks. Die Führungskämme sind schräggestellt, wodurch die Bewegung eine seitliche Abweichung erfährt (Sprunggelenk/Pferd). Beim **Dreh- oder Radgelenk** ist Bewegung nur um die Längsachse möglich (z. B. Ellen-Speichen-Gelenk/Katze, Hund). Das **Sattelgelenk** besteht aus zwei sattelförmigen Gelenkflächen, die ineinander greifen. Diese Form ermöglicht Bewegungen um zwei Hauptachsen – Beugen und Strecken, sowie Seitwärtsbewegung (z. B. Kron-, Klauen-, Hufgelenk). Das **straffe Gelenk** ist charakterisiert durch Gelenkflächen, die durch Bänder straff verbunden und dadurch in ihrer Beweglichkeit stark eingeschränkt sind (z. B. Kreuzdarmbeingelenk). Beim **inkongruenten Gelenk** passen die beiden Gelenkflächen nicht exakt ineinander. Knorpelscheiben (Menisci) gleichen die Unebenheiten aus (z. B. Kniegelenk).

2.3.4 Gelenke der Vordergliedmaße

Schultergelenk, Buggelenk (Articulatio humeri): Kugelgelenk, es besitzt keine Gelenkbänder, es wird bei den großen Haustieren durch Bandwirkung der Muskulatur funktionell zum Wechselgelenk, nur Streck- und Beugebewegung sind möglich. **Ellbogengelenk** (Articulatio cubiti): Scharniergelenk, nur Streck- und Beugebewegung sind möglich. **Vorderfußwurzelgelenk, Carpus:** Ein relativ wenig bewegliches, zusammengesetztes Gelenk. Beugen ist möglich – Strecken ist stark eingeschränkt. Ein kräftiges, breites Band (Ligamentum carpi palmare profundum) an der Beugeseite des Vorderfuß-

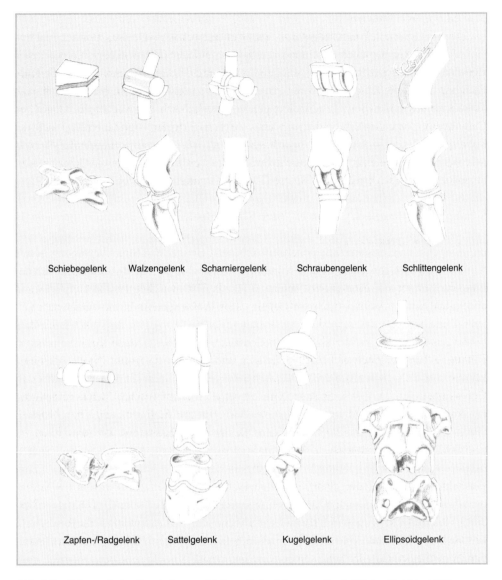

Abb. 2-7 Schematische Darstellung wichtiger Gelenkformen. Nach König, Liebich 1999

wurzelgelenks bewahrt das Gelenk vor Überstreckung. Die eingeschränkte Beweglichkeit erhöht jedoch die Stabilität. **Zehengrundgelenk, Fesselgelenk:** Scharniergelenk. **Zehenmittelgelenk, Krongelenk:** Sattelgelenk. **Zehenendgelenk, Huf-, Klauen-, Krallengelenk:** Sattelgelenk.

2.3.5 Gelenke der Hintergliedmaße

Hüftgelenk (Articulatio coxae): Kugelgelenk. Der Kopf des Oberschenkelknochens wird durch das „runde Band" in der Hüftpfanne fixiert und stabilisiert. **Kniegelenk** (Articulatio genus): Das Kniegelenk wird unterteilt in: **Kniescheibengelenk** (Articulatio femoropatellaris) und **Kniekehlgelenk** (Articulatio femorotibialis). Das Kniescheibengelenk ist ein Schlittengelenk. Die Kniescheibe sitzt auf der Kniescheibenrolle des Oberschenkelknochens und wird durch seitliche und gerade Kniescheibenbänder in Position gehalten. Das Kniekehlgelenk ist ein inkongruentes Gelenk. Durch die eingeschobenen **Menisken** aus Faserknorpel werden die unregelmäßigen Gelenkflächen ausgeglichen. Das Gelenk wird durch Seitenbänder und die **Kreuzbänder** stabilisiert und geführt. **Sprunggelenk** (Articulatio tarsi): Das Sprunggelenk ist ein zusammengesetztes Gelenk. Man unterteilt es in: Rollgelenk, oberes Zwischenreihengelenk, unteres Zwischenreihengelenk, Hinterfußwurzel-Mittelfußgelenk. **Zehengelenke:** Siehe Vordergliedmaße!

2.4 Muskelsystem

Der aktive Teil des Bewegungsapparates wird von der Skelettmuskulatur übernommen. Zusammen mit den Hilfseinrichtungen Sehnen, Sehnenscheiden und Schleimbeutel ermöglicht die Skelettmuskulatur Bewegung und Fortbewegung des Körpers. Sehnen verankern die Muskeln am Knochen. Muskeln und Sehnen sind eine funktionelle Einheit. Sehnenscheiden und Schleimbeutel gewährleisten das ungehinderte Gleiten größerer Sehnen. Sehnenscheiden und Schleimbeutel sind von einer Innenhaut (Synovialis) ausgekleidet, die „Gelenkschmiere" absondert. Sie gleichen somit in vieler Hinsicht den Gelenkinnenräumen. Beim Skelettmuskel unterscheidet man einen **Muskelursprung**, der bei Kontraktion des Muskels in Position bleibt (fixierte Stellung), und einen **Muskelansatz**, der seine Position verändert (beweglicher Teil). **Muskelfunktionen:** Beugung (Flexion), Streckung (Extension), Einwärtsziehen (Adduktion), Auswärtsziehen (Abduktion), Schließmuskel (Sphincter). Bewegung ist immer eine Leistung mehrerer Einzelmuskeln. Man bezeichnet diese sich gegenseitig unterstützenden Muskeln als **Synergisten**. Der Gegenspieler eines Muskels wird **Antagonist** genannt (z. B. Beuger – Strecker). Alle Muskeln des Körpers aufzuführen, würde den Rahmen dieses Buches sprengen. Deshalb werden vor allem jene Muskeln besprochen, die für das Verständnis der Bewegungsabläufe wichtig sind.

2.4.1 Muskeln des Kopfes

Man unterscheidet am Kopf Kaumuskeln und Gesichtsmuskeln. **Kaumuskeln:** Die Kaumuskeln bewegen das Kiefergelenk. Sie sind die kräftigsten Muskeln am Kopf. **Musculus masseter** (Äußerer Kaumuskel): Ursprung: Jochbogen und Angesichtsleiste (Crista facialis). Ansatz: Unterkieferknochen. Funktion: Kau- und Mahlbewegung. Er ist der kräftigste Muskel des Körpers. **Musculus temporalis** (Schläfenmuskel): Ursprung: Schläfengrube. Ansatz: Muskelfortsatz des Unterkieferknochens. Funktion: Kauen, Biss- und Schnappbewegung. **Gesichtsmuskeln:** Es gibt oberflächliche und tiefe Gesichtsmuskeln. Sie werden auch als **mimische Muskulatur** bezeichnet, da sie ein wichtiges Ausdrucks-

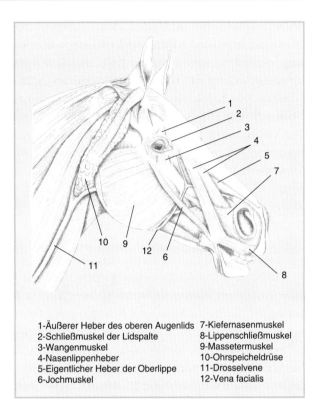

Abb. 2-8 Muskeln des Kopfes – mimische Muskulatur des Gesichts und Kaumuskeln beim Pferd. Modifiziert nach Ghetie 1954

1-Äußerer Heber des oberen Augenlids
2-Schließmuskel der Lidspalte
3-Wangenmuskel
4-Nasenlippenheber
5-Eigentlicher Heber der Oberlippe
6-Jochmuskel
7-Kiefernasenmuskel
8-Lippenschließmuskel
9-Massetermuskel
10-Ohrspeicheldrüse
11-Drosselvene
12-Vena facialis

mittel sind und soziale Verhaltensweisen und Kommunikation wesentlich mitbestimmen (z. B. Ohrspiel). Zu ihnen gehören die Hautmuskeln des Gesichts und die Muskeln der Ohren, Lippen, Augen und Nase.

2.4.2 Muskeln des Stammes

Man unterscheidet hier die Beweger des Kopfes und der Wirbelsäule, die lange Zungenbeinmuskulatur, die Atmungs- und die Bauchmuskeln.

Lange Hals- und Rückenmuskulatur: Sie erstreckt sich vom Becken bis zum Hinterhauptsbein. Diese Muskeln gehören zu den Bewegern der Wirbelsäule und ermöglichen ein Strecken und Aufrichten, ein Seitwärtsbiegen und Verdrehen der Wirbelsäule. **Musculus longissimus dorsi** (Langer Rücken-, Hals- und Kopfmuskel): Er ist der wichtigste Muskel der Wirbelsäule und wird in einen Kopf-, Hals- und Rückenabschnitt eingeteilt. Er liegt den Wirbelbögen seitlich, zwischen Dorn- und Querfortsatz, auf und dient der Übertragung der Schubkraft von der Hinterhand auf den Rumpf. Funktion: Strecken der Wirbelsäule – Steigen, Aufrichten auf die Hinterhand, Ausschlagen. Sein Gegenspieler ist der gerade Bauchmuskel.

Atmungsmuskulatur: Sie erweitert und verengt den Brustkorb und ermöglicht dadurch die Atmung. **Zwischenrippenmuskeln** (Musculi intercostales interni, externi):

Normalerweise gibt es 13 Rippenpaare (Pferd hat 18) und 24 Zwischenrippenmuskeln, 12 innere und 12 äußere. **Äußere Zwischenrippenmuskeln:** Ursprung: Hinterrand der Vorderrippe. Ansatz: Vorderrand der Hinterrippe. Funktion: Erweiterung des Brustkorbs, Einatmungsbewegung. **Innere Zwischenrippenmuskeln:** Ursprung: Vorderrand der Hinterrippe. Ansatz: Hinterrand der Vorderrippe. Funktion: Einengung des Brustkorbs, Ausatmungsbewegung – vor allem bei verstärkter Ausatmung. **Zwerchfell (Diaphragma):** Das Zwerchfell trennt die beiden Körperhöhlen Brusthöhle und Bauchhöhle. Es ist kuppelartig zwischen beiden ausgespannt, wobei die Kuppel kopfwärts zeigt. Wir unterscheiden einen äußeren, muskulösen Teil (Pars muscularis) und einen zentralen, sehnigen Teil (Centrum tendineum). Zwei muskulöse Schenkel, **Zwerchfellpfeiler** genannt, verbinden das sehnige Zentrum mit der Lendenwirbelsäule. Das Zwerchfell hat drei Durchtrittsöffnungen: Für die Schlagader den **Hiatus aorticus**, für die Speiseröhre den Hiatus oesophageus, für die hintere Hohlvene den **Hiatus venae cavae**. Ansatz: Rippen, Brustbein und Wirbelsäule. Funktion: Hauptatmungsmuskel, vor allem bei der Einatmung. Bauchpresse: Darunter versteht man die gleichzeitige Kontraktion von Zwerchfell und Bauchmuskeln. Sie erleichtert Kot- und Harnabsatz und hilft bei der Geburt, die Frucht auszutreiben.

Bauchmuskulatur: Die Bauchwand wird von vier Muskeln gebildet. Sie verspannen das Skelett vom Brustbein zum Schambein und tragen das Gewicht der Baucheingeweide. Die Endsehnen bilden in der Medianen einen weißen Sehnenstreifen, der Linea alba genannt wird. **Äußerer schiefer Bauchmuskel** (Musculus obliquus abdominis externus): Ursprung: Rippen, etwa ab der 4./5. Rippe, und Lendenfaszie. Ansatz: Linea alba. Seine breite Endsehne bildet in der Leistengegend den **äußeren Leistenring** (Anulus inguinalis externus). **Innerer schiefer Bauchmuskel** (Musculus obliquus abdominis internus): Ursprung: Hüfthöcker, Lendenfaszie und Lendenwirbelquerfortsätze. Ansatz: Linea alba. Seine breite Endsehne formt in der Leistengegend zusammen mit dem Leistenband den **inneren Leistenring** (Anulus inguinalis internus). Innerer und äußerer Leistenring sind durch den **Leistenspalt** verbunden und bilden zusammen die Durchtrittspforte für den Scheidenhautfortsatz (Processus vaginalis), der den Samenstrang umschließt. **Querbauchmuskel** (Musculus transversus abdominis): Dieser innerste Bauchmuskel liegt direkt unter dem Bauchfell. Ursprung: Lendenwirbelquerfortsätze und Rippenbogen. Ansatz: Linea alba. **Gerader Bauchmuskel** (Musculus rectus abdominis): Der gerade Bauchmuskel liegt als breites Muskelband beidseits der Linea alba und verbindet das Brustbein mit dem Becken. Ursprung: Rippenknorpel und Brustbein. Ansatz: Schambein. Funktion: Er ist der Gegenspieler zum langen Rückerstrecker (Musculus longissimus dorsi). Der gesamte Muskel liegt in einer sehnigen Scheide (**Rektusscheide**), die von den breitflächigen Endsehnen (Aponeurosen) der drei anderen Bauchmuskeln gebildet wird. Eine wichtige Funktion der Bauchmuskeln ist die **Bauchpresse**. Durch die Kontraktion der Bauchmuskeln werden die Baucheingeweide komprimiert und so werden Kotabsatz, Harnabsatz und Geburtsvorgang unterstützt. Diese Muskeln werden ebenfalls bei verstärkter Atmung eingesetzt.

2.4.3 Muskeln der Vordergliedmaße

Man unterscheidet an der Vordergliedmaße die Schultergürtelmuskulatur und die Eigenmuskulatur.

Schultergürtelmuskulatur: Die Vordergliedmaße ist bei unseren Haussäugetieren nur über Muskeln mit dem Rumpf verbunden. Circa ²/₃ des Körpergewichts werden von der Vordergliedmaße getragen und in der Bewegung ist ihre Hauptaufgabe das Auffangen des nach vorne geschobenen Rumpfs. Aus diesem Grund bilden die wichtigsten Rumpfträger ein muskuläres Gurtsystem, in welchem der Rumpf zwischen den Vordergliedmaßen quasi federnd aufgehängt ist. Muskeln, welche die Vordergliedmaße am Rumpf fixieren sind vor allem der oberflächliche Brustmuskel, der tiefe Brustmuskel und der ventrale gezahnte Muskel. **Oberflächlicher Brustmuskel** (Musculus pectoralis

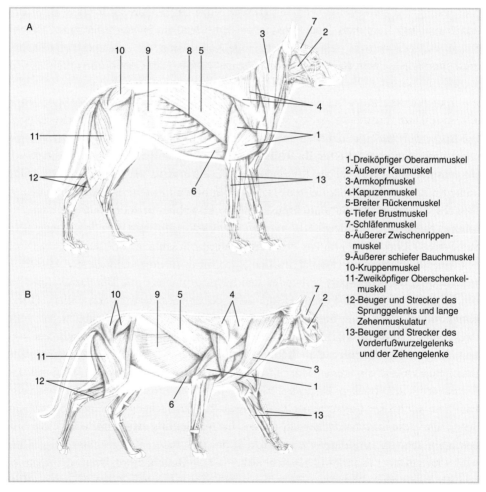

Abb. 2-9 Schematische Darstellung der oberflächlichen Skelettmuskulatur des Hundes und der Katze. Modifiziert nach König, Liebich 1999

superficialis): Ursprung: Brustbein. Ansatz: Oberarmknochen. Funktion: Er verbindet die Gliedmaße mit dem Rumpf, je nach Stellung, Vorwärtszieher oder Rückwärtszieher der Gliedmaße, Einwärtszieher (Adduktor). **Tiefer Brustmuskel** (Musculus pectoralis profundus): Ursprung: Brustbein. Ansatz: Oberarmknochen. Funktion: Träger des Rumpfs, Rückwärtsführer der Gliedmaße. Die beiden Brustmuskeln stellen eine sehr starke Verbindung zwischen Rumpf und Vordergliedmaße her. Sie schließen zudem die Achselhöhle von unten her ab. **Ventraler gezahnter Muskel** (Musculus serratus ventralis): Ursprung: Querfortsätze der Halswirbelsäule und Rippen. Ansatz: Schulterblatt (Facies serrata). Funktion: Wichtigster Rumpfträger! **Breiter Rückenmuskel** (Musculus latissimus dorsi): Ursprung: Lenden- und Rückenfaszie. Ansatz: Oberarmknochen. Funktion: Wichtigster Rückwärtsführer der Vordergliedmaße. **Kapuzenmuskel** (Musculus trapezius): Ursprung: Nacken-Widerrist-Rückenbereich. Ansatz: Schulterblattgräte. Funktion: Feststeller der Schulter, Vorwärtsführer und Heber der Gliedmaße. **Arm-Kopfmuskel** (Musculus brachiocephalicus): Ursprung: Hinterhaupts- und Nackengegend. Ansatz: Oberarm. Funktion: In der Hangbeinphase – wichtigster Vorwärtsführer der Vordergliedmaße, in der Stützbeinphase – Niederzieher und Rückwärtszieher von Hals und Kopf.

Muskeln des Schultergelenks: Mit der Entwicklung der Vordergliedmaße zum reinen Gehorgan wird aus dem Kugelgelenk der Schulter praktisch ein funktionelles Wechselgelenk. Dazu tragen wesentlich die Schultermuskeln bei, deren Endsehnen als Seitenbänder des Schultergelenks fungieren, das sonst keine eigenen Gelenkbänder besitzt. Sie stärken und stabilisieren das Gelenk. Alle Muskeln des Schultergelenks entspringen am Schulterblatt und enden am Oberarmknochen. **Oberer Grätenmuskel** (Musculus supraspinatus): Ursprung: Vordere Grätengrube (Fossa supraspinata). Ansatz: Oberarmknochen. Funktion: Strecker des Schultergelenks. **Unterer Grätenmuskel** (Musculus infraspinatus): Ursprung: Hintere Grätengrube (Fossa infraspinata). Ansatz: Oberarmknochen. Funktion: Strecker des Schultergelenks. **Unterschultermuskel** (Musculus subscapularis): Ursprung: Unterschultergrube (Fossa subscapularis). Ansatz: Oberarmknochen. Funktion: Strecker des Schultergelenks.

Muskeln des Ellbogengelenks: Die Muskeln, die das Ellbogengelenk bewegen, liegen vor allem im Bereich des Oberarms. **Zweiköpfiger Oberarmmuskel** (Musculus biceps brachii): Ursprung: Schulterblattbeule (Tuber scapulae). Ansatz: Speiche (Tuberositas radii) und an der Elle. Funktion: In der Stützbeinphase – Strecker von Schulter- und Ellbogengelenk, in der Hangbeinphase – Beuger des Ellbogengelenks. **Dreiköpfiger Oberarmmuskel** (Musculus triceps brachii): Ursprung: Hinterer Schulterblattrand. Ansatz: Ellbogenhöcker (Olekranon). Funktion: Strecker des Ellbogengelenks, Beuger des Schultergelenks. Er ist der mächtigste Muskel der Vordergliedmaße, der das Dreieck zwischen Schulterblatt, Oberarm und Ellbogenhöcker ausfüllt.

Muskeln am Unterarm: Unterhalb von Vorderfußwurzel und Sprunggelenk gibt es keine Muskeln. Die Zehengelenke werden durch schlanke Muskeln bewegt, die im Bereich von Elle und Speiche liegen, und deren Endsehnen sich bis in den Zehenbereich hin erstrecken. Man unterscheidet zwei Gruppen: Die **Strecker des Vorderfußwurzelge-**

Bewegungsapparat

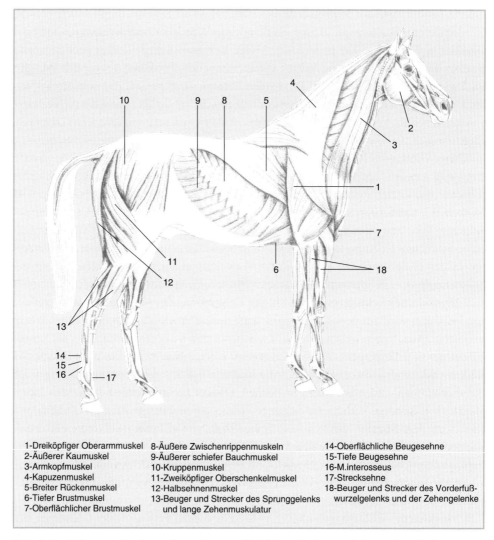

Abb. 2-10 Schematische Darstellung der oberflächlichen Skelettmuskulatur des Pferdes. Modifiziert nach König, Liebich 1999

1-Dreiköpfiger Oberarmmuskel
2-Äußerer Kaumuskel
3-Armkopfmuskel
4-Kapuzenmuskel
5-Breiter Rückenmuskel
6-Tiefer Brustmuskel
7-Oberflächlicher Brustmuskel
8-Äußere Zwischenrippenmuskeln
9-Äußerer schiefer Bauchmuskel
10-Kruppenmuskel
11-Zweiköpfiger Oberschenkelmuskel
12-Halbsehnenmuskel
13-Beuger und Strecker des Sprunggelenks und lange Zehenmuskulatur
14-Oberflächliche Beugesehne
15-Tiefe Beugesehne
16-M.interosseus
17-Strecksehne
18-Beuger und Strecker des Vorderfußwurzelgelenks und der Zehengelenke

lenks und der Zehen und **die Beuger des Vorderfußwurzelgelenks und der Zehen:** Ursprung: Oberarmknochen und Speiche. Ansatz: Mittelfußknochen und Zehenknochen. Besonders zu erwähnen sind hier der **oberflächliche Zehenbeuger** (Musculus flexor digitalis superficialis), der am Kronbein ansetzt (Kronbeinbeuger) und der **tiefe Zehenbeuger** (Musculus flexor digitalis profundus), der am Huf-/Klauen-/Krallenbein ansetzt (beim Pferd der Hufbeinbeuger).

2.4.4 Muskeln der Hintergliedmaße

Man unterscheidet an der Hintergliedmaße Beckengürtelmuskulatur und Eigenmuskulatur.

Beckengürtelmuskulatur: Die Beckengürtelmuskeln entspringen an der Unterseite der Wirbelsäule und setzen am Becken oder Oberschenkelknochen an. Sie beeinflussen die Stellung des Beckens. **Lenden-Darmbeinmuskel** (Musculus iliopsoas): Ursprung: Lendenwirbelsäule. Ansatz: Oberschenkelknochen (Trochanter minor). Funktion: Vorwärtsführer der Gliedmaße, Steilerstellen des Beckens, Stabilisieren der Wirbelsäule.

Muskeln des Hüftgelenks: Die Hüft- und Kruppenmuskeln liegen auf dem Darmbeinflügel und dem breiten Beckenband auf. Sie bedecken als große Muskelpakete den seitlichen und oberen Bereich des Beckens und formen im Wesentlichen die Kruppe. **Äußere Hüft- und Kruppenmuskeln: Oberflächlicher, mittlerer und tiefer Kruppenmuskel** (Musculus glutaeus superficialis, medialis, profundus): Ursprung: Darmbeinflügel, Darmbeinsäule, Kreuzbein. Ansatz: Oberschenkelknochen (Trochanter major). Funktion: Strecker des Hüftgelenks, Rückwärtsführer der Hintergliedmaße. **Hinterbackenmuskulatur** (Lange Sitzbeinmuskulatur): Diese riesige Muskelmasse erstreckt sich vom Sitzbein hin zum Unterschenkel und Sprunggelenk. **Zweiköpfiger Oberschenkelmuskel** (Musculus biceps femoris): Ursprung: Sitzbeinhöcker (Tuber ischiadicum) und Kreuzbein. Ansatz: Oberschenkelknochen, Schienbeinkopf und Fersenbeinhöcker. Funktion: Strecker des Hüft-, Knie- und Sprunggelenks, in der Hangbeinphase auch Beuger des Kniegelenks, starker Strecker der Gesamtgliedmaße, wodurch der Rumpf kräftig nach vorne geschoben wird. **Halbsehniger Muskel** (Musculus semitendineus): Dieser kräftige Muskel liegt hinter dem Musculus biceps femoris und bildet den größten Teil des hinteren Randes der Hinterbacke. Ursprung: Sitzbeinhöcker. Ansatz: Schienbeinkopf und Fersenbeinhöcker. Funktion: In der Stützbeinphase – Strecker des Hüft-, Knie- und Sprunggelenks, in der Hangbeinphase – Beuger des Kniegelenks. **Halbhäutiger Muskel** (Musculus semimembranaceus): Dieser Muskel bildet den inneren Abschnitt der Hinterbacke und begrenzt den Oberschenkel zum Schenkelspalt hin. Ursprung: Sitzbeinhöcker. Ansatz: Schienbein und Oberschenkelknochen. Funktion: In der Stützbeinphase – Strecker des Hüft- und Kniegelenks, in der Hangbeinphase – Rückwärtsführer der Gliedmaße. **Schlanker Schenkelmuskel** (Musculus gracilis): Ursprung: Beckensymphyse. Ansatz: Innenseite des Kniegelenkbereichs. Funktion: Einwärtszieher (Adduktor). **Schneidermuskel** (Musculus sartorius): Ursprung: Hüfthöcker, Darmbeinsäule. Ansatz: Kniegelenk. Funktion: Einwärtszieher (Adduktor), Beuger des Hüftgelenks.

Muskeln des Kniegelenks: Vierköpfiger Kniegelenksstrecker (Musculus quadriceps femoris): Dieser mächtige Muskel liegt an der Vorderseite des Oberschenkels. Das mittlere, gerade Kniescheibenband ist seine Endsehne und die Kniescheibe das in sie eingelagerte Sesambein. Ursprung: Ein Kopf entspringt an der Darmbeinsäule, drei Köpfe am Oberschenkelknochen. Ansatz: Schienbeinkopf. Funktion: Wichtigster Strecker des Kniegelenks.

Muskeln am Unterschenkel: An der Vorderseite des Unterschenkels liegen die **Beuger des Spunggelenks und die Strecker der Zehen**, an der Hinterseite die **Strecker des Sprunggelenks und die Beuger der Zehen**. Der Ursprung dieser Muskeln liegt im Bereich von Schienbein und Wadenbein. Ihre Sehnen setzen am Sprunggelenk und an den Zehenknochen an. Die Strecker des Sprunggelenks vereinigen ihre Endsehnen mit der des oberflächlichen Zehenbeugers, des zweiköpfigen Oberschenkelmuskels und des halbsehnigen Muskels zum **Fersenstrang**, einem derben Sehnenstrang, der als Achillessehne am Fersenbeinhöcker ansetzt. Die Strecker und die Beuger der Zehen verhalten sich ähnlich wie an der Vordergliedmaße.

2.5 Wichtige medizinische Begriffe

Krankheiten des Bewegungsapparates äußern sich häufig in einer gestörten Motorik. Unphysiologische Haltung und Lahmheit unterschiedlichen Ausmaßes bestimmen maßgeblich das klinische Bild. Die Ursachen sind vielfältig und reichen von infektiösen, neurologischen, traumatischen, toxischen Ursachen bis hin zu Stoffwechselstörungen, Mineralstoffinbalanzen und diätetischen Mangelzuständen.

2.5.1 Lahmheit

Darunter versteht man ganz allgemein eine Bewegungsstörung, einen abnormalen Stand oder Gang. In den meisten Fällen ist Lahmheit mit schmerzhaften Zuständen verbunden, gelegentlich jedoch ist ein rein mechanisches Hindernis (Gelenksversteifung oder Muskelkontraktur) Ursache hierfür. Lahmheit ist keine Krankheit, sondern nur ein Symptom für Schmerz, Schwäche oder krankhafte Zustände des Bewegungsapparates. Man unterscheidet eine **Stützbeinlahmheit**, die bei Belastung (Aufstützen) der Gliedmaße in Erscheinung tritt, von der **Hangbeinlahmheit**, die sich verstärkt beim Vorführen der Gliedmaße zeigt. Für das Stützen ist der passive Bewegungsapparat zuständig: Huf, Klaue, Kralle, Knochen, Sehnen, Bänder und Knorpel. Deshalb ist bei Stützbeinlahmheit dieses Organsystem auf Erkrankung hin zu untersuchen. Für die aktive Bewegung ist die Muskulatur zuständig, die deshalb bei Hangbeinlahmheit vorwiegend erkrankt ist (auch Gelenksentzündungen bewirken Hangbeinlahmheit). Daneben gibt es auch noch die gemischte Lahmheit.

2.5.2 Gelenkversteifung, Ankylose

Ankylose ist definiert als knöcherne oder kapsuläre Versteifung eines Gelenkes mit Verlust seiner Beweglichkeit. Man findet häufig eine Schrumpfung und Verdickung der Gelenkskapsel, sowie Verknöcherungsprozesse im und rund um das Gelenk.

2.6 Ausgewählte Krankheitsbilder mit Therapievorschlägen

2.6.1 Arthritis

Arthritis ist die Entzündung eines Gelenks. Sie äußert sich durch Schmerz, Schwellung und Überwärmung des Gelenks, Bewegungseinschränkung, Lahmheit und Gelenkserguss. Die Entzündung der Gelenksumgebung wird als **Periarthritis** bezeichnet. Ursächlich spielen vor allem verletzungsbedingte, infektiöse, allergische und rheumatische Prozesse eine Rolle. Verlässliche diagnostische Zeichen einer Arthritis sind Schmerzen bei der Manipulation am Gelenk und die klassischen Entzündungszeichen, wie oben aufgeführt. Sind mehrere Gelenke betroffen, spricht man von einer **Polyarthritis**. Ursächlich kommen bei der Polyarthritis vor allem allergische, rheumatische und infektiöse Prozesse (Bakterien, Chlamydien, Mykoplasmen) in Betracht.

Behandlungsstrategie

Ruhigstellung des betroffenen Gelenks, Beseitigung der Ursache, entzündungshemmende und schmerzlindernde Maßnahmen, Förderung der Ergussresorption.

Allopathie

- Ruhigstellung des Gelenks: Stützverbände, Polsterverband
- Beseitigung der Ursache: Gezielte Bekämpfung von Erregern, Antibiotika bei bakteriellen Infektionen. Beseitigung von allergieauslösenden Faktoren und Behandlung mit Kortikosteroiden, z. B. Prednisolon, Hund, Katze 0,5 – 2 mg/kg, Pferd 0,2 – 1 mg/kg
- Entzündungshemmende, schmerzlindernde Maßnahmen: z. B. Phenylbutazon, Pferd 4 mg/kg i.v. oder 2× täglich 2 mg/kg p.o., Hund 20 mg/kg i.m./p.o., Katze 10 mg/kg, z. B. Flunixin (Finadyne), Pferd 1,1 mg/kg i.v./p.o., Hund 1,0 mg/kg p.o./s.c., z. B. Dexamethason, Pferd 0,02 – 0,08 (– 0,2) mg/kg i.v./i.m./intraartikulär, Hund/Katze 0,025 – 0,1 mg/kg p.o./i.m.
- Förderung der Ergussresorption bei verletzungsbedingten Arthritiden: In der Anfangsphase kühlende Anwendungen – kalte Güsse, Eispackungen, Angussverbände, Umschläge mit Acetat oder Burow-Lösung, später wärmende Verbände und leichte Bewegungstherapie zur Anregung der Produktion der „Gelenkschmiere" und Verhinderung von Muskelschwund.

Homöopathie

- Monopräparate, je nach Arzneimittelbild: **Apis** D6, D30, **Bryonia** D4, D6, D30, **Rhus toxicodendron** D6, D30, Belladonna D6, D30, Arnika D6, D30, Symphytum D4, D12, Acidum formicicum D6, D12, Harpagophytum D4
- Kombinationspräparate: **Traumeel** S (Heel), **Bryonia/Stannum** (Plantavet), Infitraumex (Infirmarius Rovit), Cartilago comp. (Plantavet), Distorsal (Biokanol), Arnica S-logoplex (Ziegler).

Physikalische und sonstige Verfahren
- Neuraltherapie
- Magnetfeld.

2.6.2 Arthrose

Die Arthrose wird grundsätzlich von der entzündlichen Gelenkserkrankung (Arthritis) unterschieden. Sie ist eine Erkrankung, die zu einer rasch fortschreitenden oder chronischen Umgestaltung und Deformierung von Gelenken führt. Dieser Prozess hat sowohl entzündliche wie nichtentzündliche Komponenten. Als Ursachen spielen Stellungsfehler, Fehl- oder Überbelastung, altersbedingte Abnutzung, Mangelernährung (Vitamine/Mineralstoffe) und genetische Veranlagung eine Rolle. Als Symptome findet man Steifigkeit der betroffenen Gelenke, Anfangsschmerz („er läuft sich ein"), Belastungsschmerz, Lahmheit, verdickte Gelenke („kalt"), und Gelenkgeräusche.

Behandlungsstrategie

Entlastung der betroffenen Gelenke, entzündungshemmende, schmerzlindernde Maßnahmen, Gelenkversteifung beschleunigen, Regulation der Degenerationsprozesse an Knochen- und Knorpelgewebe (knorpelaufbauende Behandlung).

Allopathie
- Entlastung der Gelenke: Huf- und Beschlagskorrektur. Bei übergewichtigen Patienten führt eine Gewichtsreduktion zu einer zusätzlichen Entlastung
- Entzündungshemmende, schmerzlindernde Maßnahmen: z. B. Phenylbutazon, Pferd 4 mg/kg i.v. oder 2× täglich 2 mg/kg p.o., Hund 20 mg/kg i.m./p.o., Katze 10 mg/kg, z. B. Flunixin (Finadyne), Pferd 1,1 mg/kg i.v./p.o., Hund 1,0 mg/kg p.o./s.c., z. B. Dexamethason, Pferd 0,02–0,08 (0,2) mg/kg i.v./i.m./intraartikulär, Hund/Katze 0,025–0,1 mg/kg p.o./i.m.
- Gelenkversteifung beschleunigen: Pferd, Scharfsalbeneinreibungen (roter Blister) und Brennen (Kauterisieren) beschleunigen Vesteifungsprozesse im Gelenk
- Regulation des Knochen- und Knorpelstoffwechsels: Injektionen von Hyaluronsäure und Glukosaminoglykanen stabilisieren und regenerieren defekte Knorpelgewebe
- Chirurgische Maßnahmen: Operative Eingriffe können irritierende Knochenzubildungen oder „Gelenksmäuse" (freier Gelenkkörper) entfernen.

Homöopathie
- Monopräparate, je nach Arzneimittelbild: **Rhus toxicodendron** D6, D12, D30, **Symphytum** D12, Hekla lava D4, D6, D8, D12, Ruta D6, D 30, Vermiculite D6, Calcium carbonicum D12, D30, Calcium fluoratum D6, D12, D30, Bryonia D4, D6, D30, Harpagophytum D4

- Kombinationspräparate: **Zeel** (Heel), **Articulatio comp.** (Plantavet), **Distorsal** (Biokanol), Symphytum Tropfen (Infirmarius Rovit), Steirocall (Steierl), Steiroplex (Steierl), Traumeel S (Heel), Osteoheel (Heel), Cartilago comp. PLV (Plantavet), Hewetraumen (Hevert), Harpagophytum-Hevert, Ney Arthros/Ney Chondrin (vitOrgan).

Phytotherapie
- Pflanzen: Symphytum − Salbenverbände/-umschläge
- Fertigpräparate: z. B. Kytta Plasma/Salbe (Merck).

Physikalische und sonstige Verfahren
- Magnetfeld
- Neuraltherapie
- Rotlicht.

2.6.3 Bandscheibenvorfall

Diese Krankheit kommt vorwiegend bei Hunden mit minderwertigem Knorpelgewebe vor (Dackel, franz. Bulldogge, Pekinese, Spaniel, Beagle, etc.). Eine fehlende Ausreifung und frühzeitige Zelldegeneration von Bandscheibengewebe führen zu Vorwölbung **(Protrusion)** oder Vorfall **(Prolaps)** von Bandscheibenmaterial in den Wirbelkanal und damit zu einer Kompression des Rückenmarks und/oder der Spinalnerven. Die Folgen sind verschiedene neurologische Ausfallserscheinungen. Betroffen von diesem Geschehen sind vor allem die letzten Brustwirbel und die ersten Lendenwirbel (11. Brustwirbel − 3. Lendenwirbel). Alle Hunderassen können betroffen sein. Eindeutiger Schwerpunkt liegt jedoch bei den oben genannten Rassen − Katzen sind nur selten betroffen. Die Symptome sind: Schmerzen im Bereich des Rückens, steife Körperhaltung, erschwertes Aufstehen, unsicherer Gang, Bewegungsunlust, Koordinationsstörungen von Bewegungsabläufen, Nachschleifen der Hinterhand bis hin zu vollständiger Lähmung. Reflexerregbarkeit und Empfindlichkeit der Haut in diesen Bereichen sind gestört oder total aufgehoben. Lähmungserscheinungen können auch Harnblase, Mastdarm, Penis und Schwanz betreffen. Der Bandscheibenvorfall ist die häufigste neurologische Erkrankung des Hundes.

Behandlungsstrategie

Entzündungshemmende, schmerzlindernde Maßnahmen, im akuten Fall − Ruhe und nur eingeschränkte Bewegung, später − aufbauende Bewegungstherapie, Gewichtsregulation, bei Harnverhaltung − regelmäßige Blasenentleerung, Fütterung im Hinblick auf einen leichten, mühelosen Kotabsatz (Zusatz von Öl etc.).

Allopathie
- Entzündungshemmende, schmerzlindernde Therapie: z. B. Phenylbutazon, Hund 20 mg/kg i.m./p.o., z. B. Metamizol (Buscopan compositum, Novaminsulfon), Hund 20–50 mg/kg i.m./i.v./p.o., z. B. Dexamethason (Voren), Hund 0,025–0,1 mg/kg i.m./p.o.,
- Paravertebrale Lokalanästhesie mit Lidocain
- Vitamin B12-, B-Komplex-Injektionen
- Chirurgische Maßnahmen: Diskusfenestration, Laminektomie, Hemilaminektomie.

Homöopathie
- Monopräparate, je nach Arzneimittelbild: **Nux vomica** D6, **Hypericum** D6, D12, D30, D200, Colocynthis D6, D30, Plumbum metallicum D6, Apis D4, D30, Calcium fluoratum D6, D12, Silicea D6, D12, D30
- Kombinationsmittel: **Rumisal** (Biokanol), **Traumeel** S (Heel), **Disci comp.** (Plantavet), Colocynthis Homaccord (Heel), Discus compositum (Heel), Steirocall (Steierl), Cartilago comp. (Plantavet), Nux vomica-logoplex (Ziegler), Infitraumex (Infirmarius Rovit), Spasmovetsan (DHU), Ney Arthros/Ney Chondrin (vitOrgan).

Physikalische und sonstige Verfahren
- Rotlicht, lokale Wärmeapplikation
- Magnetfeld
- Neuraltherapie
- Bewegungstherapie – Schwimmen (Muskelaufbau – Muskelentspannung).

2.6.4 Hüftgelenksdysplasie

Bei der Hüftgelenksdysplasie bietet eine zu flache Hüftgelenkspfanne dem Oberschenkelkopf nicht genügend Halt. Das offenbar erbliche Leiden wird vor allem bei großen Hundrassen (Deutscher Schäferhund, etc.) beobachtet. Die Erkrankung wird oft erst im Verlauf des Wachstums oder beim erwachsenen Tier manifest. Die Folgen der Instabilität sind Knochen- und Knorpeldegeneration, Kapsel- und Bänderdehnung im Bereich des Hüftgelenks. Klinisch zeigt sich, je nach Ausprägung, eine unterschiedliche Beeinträchtigung der Motorik einer oder beider Hintergliedmaßen. Unsicherer, zögerlicher oder schwankender Gang bis hin zum Nachziehen der Hintergliedmaße können beobachtet werden. Eine unvollständige Belastung, „unsauberer Gang", mühevolles Aufstehen, Gangbeeinträchtigung bei den ersten Schritten („er läuft sich ein") und Schmerzhaftigkeit bei der Manipulation am Hüftgelenk sind Hinweise auf Hüftgelenksdysplasie.

Behandlungsstrategie
Schmerzlindernde, entzündungshemmende Maßnahmen, Normalisierung und Regulation des gestörten Mineralstoffhaushalts, Verbesserung der Bewegungsfähigkeit und Vermeidung von Muskelschwund, Gewichtsoptimierung, Zuchtauswahl.

Allopathie
- Schmerzlindernde, entzündungshemmende Maßnahmen: z. B. Metamizol, z. B. Buscopan compositum (Boehringer), Novaminsulfon (Albrecht), z. B. Phenylbutazon, z. B. Arthrisel (Selectavet)
- Chirurgische Maßnahmen: Hüftgelenksprothese, Entfernung des Femurkopfes, Durchtrennung des Musculus pectineus.

Homöopathie
- Monopräparate, je nach Arzneimittelbild: **Rhus toxicodendron** D6, D12, D30, **Symphytum** D12, **Vermiculite** D6, Calcium carbonicum D6, D30, Calcium fluoratum D12, D30, Causticum D6, D12, Phosphorus D6, D12, D30, Harpagophytum D4
- Kombinationsmittel: **Articulatio comp. PLV** (Plantavet), **Distorsal** (Biokanol), Traumeel S (Heel), **Zeel** (Heel), Steirocall (Steierl), Cartilago comp. PLV (Plantavet), Ney Arthros/Ney Chondrin (vitOrgan).

Kontrollierte Bewegungstherapie
Verbesserung der Bewegungsfähigkeit und Vermeidung von Muskelschwund: Schwimmen.

2.6.5 Knochenbruch
Unter Knochenbruch (Fraktur) versteht man die Unterbrechung der Kontinuität eines Knochens. Ursächlich spielen vor allem Gewalteinwirkungen und minderwertiges, schlecht mineralisiertes Knochengewebe eine Rolle. Klinisch teilt man Knochenbrüche folgendermaßen ein: **Einfacher** oder **komplizierter** – **geschlossener** oder **offener Bruch**. Der komplizierte Bruch weist zusätzlich schwerwiegende Verletzungen von benachbarten Nerven, Muskulatur oder Blutgefäßen auf. Beim offenen Bruch ist auch die Haut verletzt. Sichere Anzeichen eines Knochenbruchs sind abnorme Beweglichkeit, Krepitation („Knirschgefühl" beim Aneinanderreiben der Bruchenden), Fehlstellung und sichtbare Bruchenden beim offenen Bruch. Daneben wird man meist auch mehr oder weniger ausgeprägte Entzündungszeichen diagnostizieren können und hochgradige Lahmheit (totale Entlastung). In Zweifelsfällen gibt die röntgenologische Kontrolle letzte Klarheit. Während bei den großen Haustieren und landwirtschaftlichen Nutztieren ein Knochenbruch meistens Tötung oder Schlachtung bedeutet, kann man bei Jungtieren und den kleinen Haustieren Brüche meist sehr erfolgreich behandeln.

Behandlungsstrategie

Die Behandlung eines Knochenbruchs gehört in die Hände des Tierarztes. Vorrangiges Therapieziel ist neben der Erstversorgung (Schonende Lagerung, Schockprophylaxe, Kreislauf stabilisieren, Versorgung von Blutungen und offenen Wunden, etc.) die Einrichtung, Stabilisierung und Fixierung der Bruchenden, sodass Form und Funktion des Knochens wiederhergestellt werden können.

Allopathie

- Einrichtung, Stabilisierung und Fixierung der Bruchenden mittels Gipsverbänden, Schienenverbänden oder Osteosynthese (operative Fixierung der Bruchenden)
- Antibiotika zur Infektionsprophylaxe.

Homöopathie

- Monopräparate, je nach Arzneimittelbild: **Symphytum** D4, **Calcium phosph.** D6, Calcium fluoratum D6, D12, Ruta graveolans D6, Calcium carbonicum D12, Arnica D6, D30, Calendula D1, D2
- Kombinationspräparate: **Traumeel** S (Heel), Steirocall (Steierl), Steiroplex (Steierl), Infitraumex (Infirmarius Rovit), Infiossan N (Infirmarius Rovit), Hewetraumen (Hevert), Arnica S-logoplex (Ziegler), Traumisal (Biokanol).

2.6.6 Kreuzverschlag

Der Kreuzverschlag (Schwarze Harnwinde, Paralytische Myoglobinurie) ist eine akute Muskelstoffwechselstörung, deren Ursache nicht eindeutig geklärt ist. Er tritt bei gut trainierten Pferden auf, die – nach Ruhepausen bei voller Fütterung – überdurchschnittlich in Arbeit genommen werden. Betroffen ist vor allen Dingen die Muskulatur der Hintergliedmaßen – speziell die Lenden-, Kruppen- und Oberschenkelmuskeln. Es kommt zu einem plötzlichen, ausgeprägten Zerfall von Muskelzellen. Das klinische Bild zeigt: Anfängliches, starkes Schwitzen, erhöhte Puls- und Atmungsfrequenz, Bewegungsunlust, Steifheit, „unsauberer" Gang, Schmerzen, Zittern, harte Muskulatur, Muskelkrämpfe und Myoglobinurie (Muskelfarbstoff im Urin).

Behandlungsstrategie

Entzündungshemmende, schmerzlindernde Maßnahmen, pH-Wert Regulierung, Förderung der Resorption der entzündlichen Schwellung, Anregung der Nierentätigkeit, Futterumstellung, Ruhe.

Allopathie

- Entzündungshemmende, schmerzlindernde Maßnahmen: z. B. Dexamethason, Pferd 0,02–0,08 (–0,2) mg/kg i.v./i.m., z. B. Flunixin (Finadyne), Pferd 1,1 mg/kg i.v./p.o., z. B. Phenylbutazon, Pferd 4 mg/kg i.v. oder 2× täglich 2 mg/kg p.o.

Vitamin E/ Selen-Gaben (10,0 ml eines handelsüblichen Präparats) zur Stabilisierung der Muskelzellmembranen (Antioxidanzien)
- pH-Wert-Regulierung: Acidosebekämpfung mit Infusionen von Pufferlösungen, z. B. Natriumbicarbonat-Lösung 4,2 %, bis zu 500 ml
- Förderung der Resorption der entzündlichen Schwellung: In der Anfangsphase – kühlende Anwendungen, z. B. kalte Güsse, Eispackungen, Angussverbände, Umschläge mit Acetat oder Burow-Lösung. Spätere Phase – vorsichtige Bewegung (Physiotherapie) und leicht durchblutungsfördernde Maßnahmen
- Bei Bedarf – Flüssigkeitsersatz durch Infusion von Elektrolytlösungen
- Futterumstellung: Fütterung auf rohfaserreiche Rationen umstellen.

Homöopathie
- Monopräparate, je nach Arzneimittelbild: **Apis** D6, D30, **Belladonna** D6, D30, **Bryonia** D4, D6, D30, Aconitum D6, D30, Arnika D6, D30, Bellis perennis D6, D30, Rhus toxicodendron D6, D12, D30, Acidum sarcolacticum D6, D12
- Kombinationspräparate: **Traumeel** S (Heel), **Renes/Calcium comp. PLV** (Plantavet), Belladonna Homaccord (Heel), Arnica S-logoplex (Ziegler), Arnica e planta tota (Plantavet), Musculi (vitOrgan)
- Anregung der Nierentätigkeit: Berberis D4, D6, D30, Berberis Homaccord (Heel)
- Abschwellende Lymphdrainage – Lymphmittel, z. B. **Mesenchym comp.** PLV (Plantavet), Lymphaden (Hevert), Lymphomyosot (Heel).

Phytotherapie
- Pflanzen: Arnika, Calendula
- Umschläge mit Arnika, Calendula – Lösungen, Tinkturen.

2.6.7 Muskelentzündung

Entzündungen im Bereich der Muskulatur können verletzungsbedingt oder infektiöser, allergischer oder rheumatischer Natur sein. Klinisch findet man die typischen Entzündungszeichen: Schwellung, Wärme, Druckschmerzhaftigkeit, sowie Verhärtungen, eine gestörte Motorik oder Lahmheit. In späteren Stadien sieht man zum Teil Muskelschwund und Verkürzungen einzelner Muskeln. Der sogenannte „Spritzenabszess", vom Behandler gesetzt, gehört ebenfalls in diese Kategorie.

Behandlungsstrategie
Beseitigung der Ursache, entzündungshemmende, schmerzlindernde Maßnahmen, Förderung der Resorption der entzündlichen Schwellung, Ruhe.

Allopathie
- Beseitigung der Ursache: Gezielte Bekämpfung von Erregern, Antibiotika bei bakteriellen Infektionen. Beseitigung von allergieauslösenden Faktoren und Behandlung mit Kortikosteroiden, z. B. Prednisolon, Hund, Katze 0,5 – 2 mg/kg, Pferd 0,2 – 1 mg/kg
- Entzündungshemmende, schmerzlindernde Maßnahmen: z. B. Phenylbutazon, Pferd 4 mg/kg i.v. oder 2× täglich 2 mg/kg p.o., Hund 20 mg/kg i.m./p.o., Katze 10 mg/kg, z. B. Flunixin (Finadyne), Pferd 1,1 mg/kg i.v./p.o., Hund 1,0 mg/kg p.o./s.c., z. B. Dexamethason, Pferd 0,02 – 0,08 (– 0,2) mg/kg i.v./i.m., Hund/Katze 0,025 – 0,1 mg/kg p.o./i.m.
- Förderung der Resorption der entzündlichen Schwellung: In der Anfangsphase – kühlende Anwendungen, z. B. kalte Güsse, Eispackungen, Angussverbände, Umschläge mit Acetat oder Burow – Lösung. Spätere Phase – leichte Bewegung (Physiotherapie) und leicht durchblutungsfördernde Maßnahmen
- Vitamin E/Selen-Gaben zur Stabilisierung der Zellmembranen (Antioxidanzien)
- Bei Abszessbildung kann durch lokale Durchblutungsförderung die Reifung beschleunigt werden, z. B. Ichthyolsalben 10 %.

Homöopathie
- Monopräparate, je nach Arzneimittelbild: **Apis** D6, D30, Arnika D6, D30, **Belladonna** D6, D30, **Bryonia** D4, D6, D30, Rhus toxicodendron D6, D12, D30, Acidum sarcolacticum D6, D12, Hepar sulfuris D6, D30
- Kombinationsmittel: **Traumeel** S (Heel), **Apis comp. PLV** (Plantavet), Arnica S-logoplex (Ziegler), Infitraumex (Infirmarius Rovit), Belladonna Homaccord (Heel), Echinacea comp. (Heel), Hewetraumen (Hevert), Arnica e planta tota (Plantavet), Musculi (vitOrgan)
- Abschwellende Lymphdrainage – Lymphmittel, z. B. Mesenchym comp. PLV (Plantavet), Lymphaden (Hevert), Lymphomyosot (Heel).

Phytotherapie
- Pflanzen: Arnika, Calendula
- Umschläge mit Arnika, Calendula – Salben, Lösungen, Tinkturen
- Fertigpräparate: z. B. **ArnikaVet** (Plantavet), Arnica Salbe (Heel).

2.6.8 Rachitis

Rachitis ist eine Erkrankung des jugendlichen Skeletts, die durch eine mangelhafte Mineralisation (Kalkeinlagerung) der Knochen gekennzeichnet ist. Abnorme Weichheit und Biegsamkeit der Knochen, sowie Auftreibungen der Knochenwachstumszonen bestimmen das Krankheitsbild. Klinisch auffällig sind vor allem verdickte Rippenknorpel („rachitischer Rosenkranz") und verdickte Gelenke an den Extremitäten, Knochendeformationen und Lahmheit. Die Ursache ist ein Vitamin D-Mangel oder eine unzureichende

Versorgung mit Phosphor oder Calcium. Betroffen sind alle Haustierarten, vor allem aber schnellwüchsige Arten und Rassen (Schwein, Fleischfresser).

Behandlungsstrategie
Regulierung des Calciumstoffwechsels (Calcium/Phosphor-Verhältnis und Vitamin-D-Versorgung).

Allopathie
Regulierung des Calciumstoffwechsels: Vitamin D-Gaben, z. B. AD3EC-100 (Selectavet), Pferd 7,5 ml, Hund, Katze, 0,5–2,0 ml/Tier. Calcium-Präparate, z. B. Multiminerasel (Selectavet), handelsübliche Mineralstoffmischungen.

Homöopathie
- Monopräparate, je nach Arzneimittelbild: **Calcium phosphoricum** D6, **Calcium carbonicum** D6, D12, D30, Calcium fluoratum D6, D12, Phosphorus D6, D12, D30, Silicea D6, D12
- Kombinationspräparate: **Osteosal** (Biokanol), **Vitavetsan** (DHU), Steirocall (Steierl), Steiroplex (Steierl), Infiossan N (Infirmarius Rovit).

Allgemeine Maßnahmen
Viel Bewegung, Licht, Luft und Sonne, ausgewogene Fütterung mit rohem Fleisch, roher Milch, Quark, rohen Eiern, hochwertigem Lebertran.

2.6.9 Schleimbeutelentzündung

Die Schleimbeutelentzündung (Bursitis) kommt bei allen Haustieren vor. Eine besondere Bedeutung hat sie beim Pferd und Rind. Man unterscheidet eine chronische von einer akuten Form. Mechanisch-traumatische Ursachen wie Dauerreiz und Überbeanspruchung, aber auch allergische oder infektiöse Prozesse führen zu diesem Krankheitsbild. Die akute Form ist gekennzeichnet durch Schwellung, Wärme, Schmerz und Lahmheit, je nach Schwere der Irritation. Typische Lokalisationen beim Pferd sind die Genickbeule und die Widerristfistel. Die chronische Bursitis verursacht weniger starke Beeinträchtigungen. Hier findet man vor allem „kalte" Schwellungen im Schleimbeutelbereich mit Flüssigkeitsansammlungen und Kapselverdickung. Dieses klinische Bild wird auch als **Galle** oder Hygrom bezeichnet. Charakteristische Lokalisationen beim Rind sind: Vorderfußwurzelgelenk („Knieschwamm") und Sprunggelenk („Liegebeule"), beim Pferd: Ellbogenbeule und Fersenhöckerbeule („Piephacke").

Behandlungsstrategie

Ursachen beseitigen, Entlastung der betroffenen Regionen, entzündungshemmende und resorptionsfördernde Maßnahmen.

Allopathie

- Beseitigung der Ursache: Abstellen von Überbeanspruchung und mechanischen Dauerreizen (z. B. „weiche" Einstreu). Gezielte Bekämpfung von Erregern, Antibiotika bei bakteriellen Infektionen. Beseitigung von allergieauslösenden Faktoren und Behandlung mit Kortikosteroiden, z. B. Prednisolon, Pferd, Rind 0,2–1 mg/kg
- Entlastungsmaßnahmen: Bei akuter Bursitis – Ruhigstellung des Gelenks, z. B. durch einen Polsterverband
- Entzündungshemmende Maßnahmen: z. B. Phenylbutazon 20 %, Pferd 4 mg/kg i.v. Punktion des betroffenen Schleimbeutels, Absaugen übermäßiger Flüssigkeit und anschließende Injektion von Lidocain, Prednisolon und Antibiotika in den Schleimbeutel plus Polster-/Druckverband. Kühlende Anwendungen bei akuter Bursitis – kalte Güsse, Eispackungen, Angussverbände, Umschläge mit Acetat oder Burow-Lösung
- Durchblutungsfördernde und resorptionsfördernde Maßnahmen: Bei der chronischen Bursitis – leicht wärmende Einreibungen bis hin zu Scharfsalben-Anwendungen
- Als letzte Maßnahme verbleibt die chirurgische Entfernung des Schleimbeutels.

Homöopathie

- Monopräparate, je nach Arzneimittelbild: **Bryonia** D4, D6, D30, **Apis** D6, D30, Arnica D6, D30, Hepar sulfuris D4, D6, D12, D30, Kalium bichromicum D6, D30, Silicea D6, D12, D30
- Kombinationspräparate: **Bryonia/Stannum** (Plantavet), **Traumeel** S (Heel), Hewetraumen (Hevert), Traumisal (Biokanol), Arnica S-logoplex (Ziegler).

Phytotherapie

- Pflanzen: Arnika, Calendula
- Umschläge mit Arnika, Calendula – Salben, Lösungen, Tinkturen
- Fertigpräparate: z. B. Kytta Plasma/Salbe (Merck), Arnica Salbe (Heel), ArnikaVet (Plantavet).

Physikalische und sonstige Verfahren

Neuraltherapie.

2.6.10 Sehnenentzündung

Die gefäßarmen Sehnen sind von Entzündungen im Allgemeinen weniger betroffen, als vielmehr ihre Sehnenscheiden und Schleimbeutel (Sehnenentzündung = Tendinitis). Dennoch spielen vor allem beim Pferd Sehnenentzündungen, besonders bei den Beugesehnen der Vordergliedmaße, eine wichtige Rolle. Betroffen sind hauptsächlich oberflächlicher und tiefer Zehenbeuger und der Fesselträger. Aufgrund von Überanstrengung oder Verletzungen kommt es zu fibrillären Zerreissungen an den Sehnen, die Entzündungsvorgänge (reparative Reaktionen) nach sich ziehen. Andere Ursachen sind Bindegewebsschwäche (schwache Sehnen, weiche Fesseln), zu steile Fesseln und Fehlstellungen. Als Symptome findet man im akuten Stadium hochgradige, plötzliche Lahmheit, lokale Schwellungen, Wärme und Schmerzhaftigkeit. Chronische Fälle sind charakterisiert durch schmerzlose Schwellungen, Verdickungen und Verwachsungen.

Behandlungsstrategie

Ursachen abstellen, Entlastung der betroffenen Gliedmaße, entzündungshemmende und resorptionsfördernde Maßnahmen, Ruhe.

Allopathie

- Beseitigung der Ursache: Abstellen von Überbeanspruchung
- Entlastungsmaßnahmen: Ruhigstellung der Gliedmaße durch einen Polsterverband, gegebenenfalls – orthopädischer Hufbeschlag zur Entlastung der betroffenen Sehne, weiche Einstreu
- Entzündungshemmende Maßnahmen: In den ersten Tagen entzündungshemmende Arzneimittel, z. B. Phenylbutazon, Pferd 4 mg/kg i.v. oder 2× täglich 2 mg/kg p.o. Kühlende Anwendungen in der akuten Phase – kalte Güsse, Eispackungen, Angussverbände, Umschläge mit Acetat oder Burow-Lösung (1.–3. Tag). Später werden durch leicht durchblutungsfördernde Anwendungen die Resorptions- und Reparationsvorgänge unterstützt (z. B. Enelbin-Paste). Bei chronischen Sehnenentzündungen versucht man über eine massive Anregung der Durchblutung die Heilungsvorgänge zu unterstützen, durch Scharfsalbeneinreibung, z. B. Cantharidensalbe, Quecksilbersalbe/Blister, oder Brennen
- Injektionen von Hyaluronsäure in das verletzte Sehnengewebe unterstützen die Heilungsvorgänge des Sehnengewebes
- Chirurgische Maßnahmen: Als operative Behandlungsmethode ist das Sehnensplitting bei chronischen Sehnenentzündungen zu nennen
- Nach Abklingen der Entzündungssymptome muss durch langsam aufbauendes Bewegungstraining das Sehnengewebe wieder gefestigt werden.

Homöopathie

- Monopräparate, je nach Arzneimittelbild: **Bryonia** D4, D6, D30, **Rhus toxicodendron** D6, D12, D30, **Symphytum** D4, D6, D12, Apis D6, D30, Ruta D6, D30, Arnika D6, D30, Acidum formicicum D6, D12, Calcium fluoratum D12, D30, Silicea D12
- Kombinationspräparate: **Tendo/Allium comp. PLV** (Plantavet), **Tendo/Viscum comp.** (Plantavet), **Traumeel** S (Heel), Traumisal (Biokanol), Arnica S-logoplex (Ziegler), Bryonia/Stannum (Plantavet)

- Abschwellende Lymphdrainage mit Lymphmitteln: z. B. Lymphaden (Hevert), Lymphomyosot (Heel), Mesenchym comp. PLV (Plantavet).

Phytotherapie
- Pflanzen: Arnika, Calendula, Symphytum, Ruta
- Umschläge mit Arnika, Calendula, Symphytum oder Ruta – Salben, Lösungen, Tinkturen
- Fertigpräparate: z. B. Kytta Plasma/Salbe (Merck), Arnica Salbe (Heel), ArnikaVet (Plantavet).

Physikalische und sonstige Verfahren
- Neuraltherapie
- Magnetfeld.

2.6.11 Sehnenscheidenentzündung

Die Sehnenscheidenentzündung (Tendovaginitis) entspricht in ihrem Krankheitsbild der Schleimbeutelentzündung. Meistens ist auch hier eine Überbelastung der Auslöser für die Entzündung, aber auch Verletzungen, Infektionen und andere Ursachen spielen eine Rolle. Wie bei der Schleimbeutelentzündung unterscheidet man eine akute von einer chronischen Form. Die akute Form ist gekennzeichnet durch Schwellung, Wärme, Schmerz und Lahmheit, je nach Schwere der Irritation. Die chronische Sehnenscheidenentzündung verursacht weniger starke Beeinträchtigungen. Hier findet man vor allem „kalte" Schwellungen mit Flüssigkeitsansammlungen. Dieses klinische Bild wird auch als **Galle** bezeichnet. Beim Pferd sind vor allem die Beugesehnen an den unteren Extremitäten häufiger betroffen.

Behandlungsstrategie
Ursachen abstellen, Entlastung der betroffenen Gliedmaße, entzündungshemmende und resorptionsfördernde Maßnahmen, Ruhe.

Allopathie
- Beseitigung der Ursache: Abstellen von Überbeanspruchung. Gezielte Bekämpfung von Erregern, Antibiotika bei bakteriellen Infektionen.
- Entlastungsmaßnahmen: Ruhigstellung der Gliedmaße durch einen Polsterverband, gegebenenfalls – orthopädische Hufbeschläge zur Entlastung der betroffenen Sehnenscheiden
- Entzündungshemmende Maßnahmen: z. B. Phenylbutazon, Pferd 4 mg/kg i.v. oder 2× täglich 2 mg/kg p.o., Hund 20 mg/kg i.m./p.o., Katze 10 mg/kg. Kühlende Anwendungen bei akuter Sehnenscheidenentzündung – kalte Güsse, Eispackungen, Angussverbände, Umschläge mit Acetat oder Burow-Lösung. Bei chronischen Sehnenscheidenentzündungen wird durch Reiztherapie eine vermehrte Durchblutung

und damit eine bessere Resorption der entzündlichen Schwellung angestrebt – hyperämisierende Salben (z. B. Enelbin), Scharfsalbeneinreibungen.

Homöopathie
- Monopräparate, je nach Arzneimittelbild: **Bryonia** D4, D6, D30, **Rhus toxicodendron** D6, D12, D30, **Apis** D6, D30, Ruta D6, D30, Symphytum D4, Arnika D6, D30, Silicea D12, Acidum formicicum D6, D12
- Kombinationspräparate: **Tendo/Allium comp. PLV** (Plantavet), **Tendo/Viscum comp.** (Plantavet), **Traumeel** S (Heel), Traumisal (Biokanol), Arnica S-logoplex (Ziegler), Bryonia/Stannum (Plantavet)
- Abschwellende Lymphdrainage mit Lymphmitteln: z. B. Lymphaden (Hevert), Lymphomyosot (Heel), Mesenchym comp. PLV (Plantavet).

Phytotherapie
- Pflanzen: Arnika, Calendula, Symphytum, Ruta
- Umschläge mit Arnika, Calendula, Symphytum oder Ruta – Salben, Lösungen, Tinkturen
- Fertigpräparate: z. B. Kytta Plasma/Salbe (Merck), Arnica Salbe (Heel), ArnikaVet (Plantavet).

Physikalische und sonstige Verfahren
- Neuraltherapie
- Magnetfeld.

2.6.12 Sehnenzerreißung

Es gibt komplette und inkomplette, offene und gedeckte Formen von Sehnenzerreißungen (Sehnenrupturen). Als Ursache kommen vorwiegend Verletzungen und ungewöhnliche mechanische Belastungen, sowie Degenerationsprozesse im Sehnengewebe infrage. Bevorzugt betroffen sind Pferd und Rind – speziell die Beugesehnen an den unteren Extremitäten und die Achillessehne (Rind). Beim Hund ist noch der Kreuzbandriss (Kniegelenk) zu erwähnen. Neben den Entzündungszeichen sind klinisch vor allem Lahmheit und Instabilität, Vorbericht und eine charakteristische Haltung auffällig.

Behandlungsstrategie

Die Behandlung einer Sehnenzerreißung gehört in die Hände des Tierarztes. Er muss entscheiden, ob eine chirurgische Versorgung möglich, notwendig und sinnvoll ist. Bei den landwirtschaftlichen Nutztieren sollte man eine Schlachtung mit in Erwägung ziehen. Therapieziel ist es, eine Stabilisierung der Sehne zu erreichen und so die Funktionstüchtigkeit der mitbetroffenen Struktur (Gelenk, Knochen, Muskel) wieder herzustellen.

Allopathie

- Chirurgische Versorgung: Sehnennaht oder Fixierung der gerissenen Sehnenenden mit körpereigenen Ersatzgeweben oder synthetischen Materialien
- Nicht operative Verfahren: Man überlässt die gerissene Sehne den Selbstheilungskräften.

Bei beiden Methoden ist es notwendig, die Gliedmaße ruhig zu stellen und sie bei entlasteter Sehne zu fixieren (Stützverbände, Schienen, Gips, orthopädischer Hufbeschlag, etc.). Je nach Fall wird empfohlen, diese Ruhigstellung von Sehne und Gliedmaße 3–12 Wochen beizubehalten. Bei nicht operativen Behandlungsverfahren setzt man für die Heilung der Sehnen 6–12 Monate an. Nach der Phase der Ruhigstellung kann mit einer langsamen, dosierten Belastung begonnen werden. Dies unterstützt die Umbauprozesse, Organisation und Kräftigung des Sehne.

Zur Unterstützung der oben genannten schulmedizinischen Therapien eignen sich in der akuten Phase entzündungshemmende Maßnahmen und später Behandlungen, die Sehnengewebe aufbauen und festigen.

Homöopathie

- Monopräparate, je nach Arzneimittelbild: **Symphytum** D4, D6, D12, D30, **Calcium fluoratum** D12, D30, **Silicea** D12, Arnika D6, D30, Bryonia D4, D6, D30, Apis D6, D30, Ruta D6, D30, Rhus toxicodendron D6, D12, D30, ,
- Kombinationspräparate: **Traumeel** S (Heel), **Tendo/Allium comp.** PLV (Plantavet), **Tendo/Viscum comp.** (Plantavet), Traumisal (Biokanol), Arnica S-logoplex (Ziegler), Bryonia/Stannum (Plantavet).

Phytotherapie

- Pflanzen: Arnika, Calendula, Symphytum, Ruta
- Umschläge mit Arnika, Calendula, Symphytum oder Ruta – Salben, Lösungen, Tinkturen
- Fertigpräparate: z. B. Kytta Plasma/Salbe (Merck), Arnica Salbe (Heel), ArnikaVet (Plantavet).

Physikalische und sonstige Verfahren

- Neuraltherapie
- Magnetfeld.

2.6.13 Spat

Spat ist eine schmerzhafte, deformierende, chronische Erkrankung des Sprunggelenks beim Pferd, die mit einer Gelenkversteifung einhergeht. Die degenerativen Prozesse an Gelenkknorpeln, Bändern und Gelenkkapsel betreffen vor allem die Innenseite des Sprunggelenks. Verknöcherungs- und Knochenzubildungsprozesse führen zur Versteifung des Gelenks (Ankylose). Auslöser für diese Prozesse sind vor allem eine chronische Traumatisierung des Sprunggelenks, Stellungsfehler, fehlerhafte Hufversorgung und Mineralstoffinbalanzen. Als Symptome findet man Lahmheit – verstärkt nach Ruhepausen, Schmerzen beim Beugen des Gelenks, einen verkürzten Schritt, Zehenfußung. In leichteren Fällen bessert sich das Bild nach Bewegung. Die Beugeprobe des Gelenks verstärkt die Lahmheit! Röntgenologische Abklärung und diagnostische Injektionen helfen die Diagnose abzusichern.

Behandlungsstrategie
Schmerz lindern/beheben, Gelenkversteifung beschleunigen, Regulation der Degenerationsprozesse an Knochen- und Knorpelgewebe.

Allopathie
Die Spaterkrankung gilt schulmedizinisch als unheilbar. Die Therapie zielt hauptsächlich darauf ab, Schmerzen soweit wie möglich zu beheben.
- Schmerzlindernde Maßnahmen: Huf- und Beschlagskorrektur entlasten das Sprunggelenk
- Gelenkversteifung beschleunigen: Starke Hyperämisierung des Sprunggelenks (Innenseite!), z. B. Scharfsalbeneinreibung (roter Blister), Brennen (Kauterisieren)
- Regulation des Knochen- und Knorpelstoffwechsels: Injektion von Knorpelaufbaupräparaten; z. B. Hyaluronsäure
- Operative Maßnahmen: z. B. Spatoperation nach Peters-Schmidt oder nach Wamberg.

Homöopathie
- Monopräparate, je nach Arzneimittelbild: **Rhus toxicodendron** D6, D12, D30, **Symphytum** D4, D12, Hekla lava D4, D6, D8, D12, Ruta D6, D30, Harpagophytum D4, Bryonia D4, D6, D30, Calcium fluoratum D6, D12, D30, Calcium carbonicum D12, D30
- Kombinationspräparate: **Articulatio compositum** N PLV (Plantavet), **Zeel** (Heel), Infiossan (Infirmarius Rovit), Cartilago comp. PLV (Plantavet), Distorsal (Biokanol), Steirocall (Steierl), Steiroplex (Steierl), Traumeel S (Heel), Ney Arthros/Ney Chondrin (vitOrgan).

Phytotherapie
- Pflanzen: Symphytum – Salbenverbände/-umschläge
- Fertigpräparate: z. B. Kytta Plasma/Salbe (Merck).

Physikalische und sonstige Verfahren
- Magnetfeld
- Neuraltherapie.

2.6.14 Spondylose

Unter Spondylose (Spondylosis deformans) versteht man **Knochenbrückenbildungen zwischen Wirbelkörpern**, die zu einer Versteifung und Bewegungseinschränkung der Wirbelsäule führen. Die degenerativen Veränderungen, vorwiegend Knochenzubildungen, finden sich an den Wirbelkörpern, Bandscheiben und Zwischenwirbelbändern. Alle Haussäugetiere sind davon betroffen, ganz speziell jedoch der Hund. Die Doggenrassen (Dänische Dogge, Boxer) haben eine Veranlagung zu dieser Krankheit, da eine konstitutionelle Bindegewebsschwäche vorliegt. Ältere Hunde großer Rassen sind ebenfalls gefährdet, besonders wenn sie als Arbeits- oder Sporthunde gehalten wurden. Als Ursachen sind einerseits Verletzungen und Überlastungsphänomene zu nennen, anderseits die erwähnte konstitutionelle Bindegewebsschwäche bestimmter Rassen.

Behandlungsstrategie
Schmerzlindernde, entzündungshemmende Maßnahmen, Regulation der Degenerationsprozesse am Knochengewebe.

Allopathie
- Entzündungshemmende, schmerzlindernde Maßnahmen: z. B. Phenylbutazon, Hund, 20 mg/kg i.m./p.o., z. B. Arthrisel (Selectavet), z. B. Flunixin (Finadyne), Pferd 1,1 mg/kg i.v./p.o., Hund 1,0 mg/kg p.o./s.c., z. B. Dexamethason, Pferd 0,02 – 0,08 (–0,2) mg/kg i.v./i.m., Hund 0,025 – 0,1 mg/kg p.o., paravertebrale Injektionen mit Lokalanästhetika, z. B. Lidocain
- Die Spondylose bei der A-Hypervitaminose bei Katzen erfordert einen Anpassung der Diät (Leber weglassen)
- Chirurgische Maßnahmen: Operative Eingriffe können irritierende Knochenzubildungen entfernen.

Homöopathie
- Monopräparate, je nach Arzneimittelbild: **Symphytum** D12, **Hekla lava** D4, D6, D8, D12, Ruta D6, D30, Rhus toxicodendron D6, D12, D30, Calcium carbonicum D12, D30, Calcium fluoratum D12, D30, Calcium phosphoricum D12, D30, Pichi Pichi D6, D12, Acidum salicylicum D30
- Kombinationspräparate: **Zeel** (Heel), **Disci comp. PLV** (Plantavet), Infiossan (Infirmarius Rovit), Symphytum Tropfen (Infirmarius Rovit), Steirocall (Steierl), Steiroplex (Steierl), Traumeel S (Heel), Osteoheel (Heel), Articulatio comp. N PLV (Plantavet), Cartilago comp. PLV (Plantavet), Distorsal (Biokanol), Ney Arthros/Ney Chondrin (vitOrgan).

Physikalische und sonstige Verfahren
- Magnetfeld
- Neuraltherapie.

2.6.15 Verrenkung

Die Verrenkung (Luxation) ist eine bleibende Verlagerung korrespondierender Gelenkflächen, meist verbunden mit einer Kapselzerrung oder Kapselbandzerreißung. Als Ursachen sind vor allem Gewalteinwirkungen zu nennen. Akute Fälle sind gekennzeichnet durch Lahmheit, Schmerzhaftigkeit und lokale Entzündungssymptome. Bei kleinwüchsigen Hunden und Shetlandponys findet man gelegentlich genetisch bedingte Kniescheibenluxationen.

Behandlungsstrategie

Einrenkung und Ruhigstellung des betroffenen Gelenks, entzündungshemmende, schmerzlindernde Maßnahmen, Förderung der Ergussresorption, abschwellende Lymphdrainage.

Allopathie
- Einrenkung und Ruhigstellung des Gelenks: Einrenken unter Sedation oder Anästhesie, stabilisierende Verbände – Stützverbände, Polsterverbände, Schienen
- Entzündungshemmende, schmerzlindernde Therapie: z. B. Phenylbutazon, Pferd 4 mg/kg i.v. oder 2× täglich 2 mg/kg p.o., Hund 20 mg/kg i.m./p.o., Katze 10 mg/kg
- Förderung der Ergussresorption: In der akuten Phase (erste 24 Stunden) – kühlende Anwendungen, z. B. kalte Güsse, Eispackungen, Angussverbände, Umschläge mit Acetat oder Burow-Lösung, später durchblutungsfördernde Maßnahmen – hyperämisierende Salben (Verbände), z. B. Enelbin
- Gegebenenfalls operative Fixierung des Gelenks.

Homöopathie
- Monopräparate, je nach Arzneimittelbild: **Arnika** D6, D30, **Symphytum** D4, D6, D12, **Rhus toxicodendron** D6, D12, D30, Ruta D6, D30, Silicea D6, D12, D30
- Kombinationsmittel: **Traumeel** S (Heel), **Traumisal** (Biokanol), **Distorsal** (Biokanol), Arnica S-logoplex (Ziegler)
- Abschwellende Lymphdrainage – Lymphmittel, z. B. Lymphaden (Hevert), Lymphomyosot (Heel).

Phytotherapie
- Pflanzen: Arnika, Calendula, Symphytum
- Umschläge mit Arnika, Calendula, Symphytum – Salben, Lösungen, Tinkturen
- Fertigpräparate: Kytta Plasma/Salbe (Merck), Arnica Salbe (Heel), ArnikaVet (Plantavet).

2.6.16 Verstauchung

Unter Verstauchung (Distorsion) versteht man eine vorübergehende Verlagerung von korrespondierenden Gelenkflächen mit Überdehnung, Zerrung oder Zerreißung von Gelenkkapsel und Gelenkbändern. Die Ursachen sind meist Verletzungen, Fehltritte oder Stürze. Typische Symptome sind lokale Schwellung, Überwärmung, Schmerz und plötzliche Lahmheit.

Behandlungsstrategie

Ruhigstellung des betroffenen Gelenks, entzündungshemmende, schmerzlindernde Maßnahmen, Förderung der Ergussresorption, abschwellende Lymphdrainage, in der akuten Phase (ersten 24 Stunden) kühlende – später leicht durchblutungsfördernde Maßnahmen.

Allopathie

- Ruhigstellung des Gelenks: Stützverbände/Polsterverband oder Schienen
- Entzündungshemmende, schmerzlindernde Therapie: z. B. Phenylbutazon, Pferd 4 mg/kg i.v. oder 2× täglich 2 mg/kg p.o., Hund 20 mg/kg i.m./p.o., Katze 10 mg/kg
- Förderung der Ergussresorption: In der akuten Phase (ersten 24 Stunden) – kühlende Anwendungen, z. B. kalte Güsse, Eispackungen, Angussverbände, Umschläge mit Acetat oder Burow-Lösung, später durchblutungsfördernde Maßnahmen – hyperämisierende Salben (Verbände), z. B. Enelbin.

Homöopathie

- Monopräparate, je nach Arzneimittelbild: **Arnika** D6, D30, **Symphytum** D4, D6, D12, **Rhus toxicodendron** D6, D30, Ruta D6, D30, Bryonia D4, D6, D30, Silicea D6, D12
- Kombinationsmittel: **Traumeel** S (Heel), **Traumisal** (Biokanol), **Distorsal** (Biokanol), Arnica S-logoplex (Ziegler), Zeel (Heel)
- Abschwellende Lymphdrainage – Lymphmittel, z. B. Lymphaden (Hevert), Lymphomyosot (Heel).

Phytotherapie

- Pflanzen: Arnika, Calendula, Symphytum
- Umschläge mit Arnika, Calendula, Symphytum – Salben, Lösungen, Tinkturen
- Fertigpräparate: Kytta Plasma/Salbe (Merck), Arnica Salbe (Heel), ArnikaVet (Plantavet).

2.6.17 Weißmuskelkrankheit

Die Weißmuskelkrankheit kommt vor allem bei Jungtieren von Rind, Schaf, Schwein und Pferd vor. Typisch für die Krankheit ist eine fleckförmige, streifige Muskelfaserdegeneration, welche die unterschiedlichsten Muskeln betreffen kann – inklusive Herzmuskel. Die Ursache ist ein Vitamin E-Mangel und/oder Selen-Mangel. Die Tiere zeigen eine steife Haltung und klammen Gang, der Rücken ist aufgekrümmt, in schweren Fällen kommt es zum Festliegen oder zu plötzlichen Todesfällen (bei Herzmuskelbeteiligung). Kälber und Lämmer sind vorzugsweise betroffen.

Behandlungsstrategie
Vitamin E/Selen-Gaben, Ruhe.

Allopathie
Vitamin E/Selen-Gaben, Futterumstellung auf standardisierte Futtermittel (Vitamin E/Selen-Gehalt!).

Die Weißmuskelkrankheit ist eine Mangelerkrankung, die in erster Linie durch Substitution der fehlenden Stoffe Vitamin E/Selen behoben wird.

3 Verdauungstrakt

3.1 Allgemeiner Aufbau und Funktion des Verdauungssystems

Der Verdauungstrakt hat die Aufgabe, die ihm zugeführte Nahrung so zu zerkleinern und umzuformen, dass für den Organismus resorbierbare und verwertbare Bestandteile entstehen. Verdauung besteht daher einmal aus mechanischer Zerkleinerung, aus chemischen und biologischen Abbauvorgängen und aus der Resorption der so gewonnenen Endprodukte, die über die Schleimhäute des Verdauungstrakts ins Blut und in die Lymphe aufgenommen werden. Den Verdauungstrakt kann man sich als langen „Schlauch" vorstellen, der an den Lippen beginnt und am After endet. Ihm beigeordnet sind verschiedene Drüsen, die ihre Verdauungssekrete in den Schlauch abgeben. Zum Verdauungstrakt gehören Mundhöhle, Rachen, Speiseröhre, Magen (einhöhlig, mehrhöhlig), Dünndarm, Dickdarm. Die zugehörigen Verdauungsdrüsen sind Speicheldrüsen, Leber und Pankreas.

Aufgaben des Verdauungstraktes: Selektive Futteraufnahme durch Geschmacks- und Geruchskontrolle, mechanische Zerkleinerung durch die Zähne, Vermischung des Futterbreis mit biologischen und chemischen Verdauungssäften, Aufspaltung und Umformung des Futters in verwertbare Bestandteile, Resorption der verdauten Stoffe in das Blut und die Lymphe, Transport des Futterbreis durch den Verdauungsschlauch, Ausscheiden der unverdauten Futterreste.

3.2 Mundhöhle, Rachen und Speiseröhre

3.2.1 Mundhöhle

Die Mundhöhle (Cavum oris) steht am Anfang des Verdauungstraktes. Hier beginnt der Verdauungsprozess mit der Geschmacksprüfung und Futteraufnahme, dem Kauprozess und dem Durchmischen des Futters mit Speichel. Der Speichel gibt dem Futterbrei die geeignete Konsistenz zum Weitertransport und beginnt zumindest bei Mensch und Schwein bereits mit der Kohlenhydratverdauung. Bei diesen Spezies enthält der Speichel das Enzym **Ptyalin**, das Kohlenhydrate aufspaltet. Die Organe der Mundhöhle – Lippen, Backen, Zahnfleisch, Zunge, Mundhöhlenboden, harter und weicher Gaumen – sind mit kutaner Schleimhaut überzogen.

3.2.2 Lippen

Die Lippen (Labia oris) bilden die Mundspalte und dienen bei unseren Haustieren als Saug-, Greif- und Tastorgan. An den Lippen vollzieht sich der Übergang von äußerer Haut zur kutanen Schleimhaut der Mundhöhle. Beim Pferd und kleinen Wiederkäuer sind die Lippen äußerst beweglich, beim Rind hingegen relativ starr. Bei Fleischfressern und kleinen Wiederkäuern ist die Oberlippe zum **Nasenspiegel** umgeformt, der eine mediane Lippenfurche, das **Philtrum**, aufweist. Weitere Besonderheiten sind die Oberlippe des Schweines, die **Rüsselscheibe**, und die Oberlippe des Rindes, das **Flotzmaul**.

3.2.3 Backen

Die Backen (Buccae) sind aus äußerer Haut, Muskulatur und Schleimhaut aufgebaut. Sie begrenzen die Maulhöhle seitlich und enthalten kleine Speicheldrüsen (Backendrüsen, Glandulae buccales).

3.2.4 Gaumen

Der Gaumen (Palatum) formt das Dach der Maulhöhle und zugleich den Boden der Nasenhöhle. Man unterscheidet einen harten von einem weichen Gaumen. Der **harte Gaumen** (Palatum durum) besteht aus einer knöchernen Grundlage, die mit Schleimhaut überzogen ist, und bildet ein waschbrettartiges Oberflächenrelief aus. Diese so genannten **Gaumenstaffeln** (Rugae palati) sind rachenwärts ausgerichtet und erleichtern so die Bearbeitung des Futters im Maul. Kaudal geht der harte Gaumen in den **weichen Gaumen** (Palatum molle) über. Der weiche Gaumen wird auch **Gaumensegel** (Velum palatinum) genannt. Als „herabhängender Vorhang", der am hinteren Gaumenrand entspringt, grenzt er den Atmungsrachen vom Mundrachen ab. Während des Schluckaktes verschließt er den Nasenrachen. Eine Besonderheit ist das sehr lange Gaumensegel des Pferdes. Die Länge bedingt, dass Maulatmung beim Pferd nur in außergewöhnlichen Fällen erfolgt und, dass erbrochenes Futter nicht in die Maulhöhle, sondern in die Nasenhöhle gelangt. Dies birgt die Gefahr der Aspirationspneumonie in sich, was aber eher selten vorkommt, da Pferde nur schwer erbrechen. Bei anderen Tierarten mit relativ kurzem Gaumensegel ist Erbrechen in vielen Fällen auch ein physiologischer Vorgang, wie beispielsweise das Regurgitieren von Panseninhalt zum Zwecke des Wiederkauens beim Wiederkäuer oder das Grasfressen der Hunde und Katzen mit anschließendem sich Erbrechen im Sinne einer Magenhygiene.

3.2.5 Zunge

Die Zunge (Lingua) ist ein von Schleimhaut überzogenes Muskelorgan, das mit dem Mundhöhlenboden verwachsen ist. Quergestreifte Muskelfasern, die dreidimensional angeordnet sind, verleihen ihr große Beweglichkeit. Man unterscheidet eine **Zungenspitze**, einen **Zungenkörper** und eine **Zungenwurzel**. Ein knöchernes Gerüst, die **Zungenbeine**, verbinden die Zungenwurzel mit dem Kehlkopf und der Schädelbasis und verleihen ihr zusätzlich Festigkeit. Die frei bewegliche Zungenspitze ist über das **Zungenbändchen** (Frenulum) ventral mit dem Mundhöhlenboden verbunden. Die Zungenform variiert bei den Haustieren sehr. Im Allgemeinen ist sie eher flach und schmal, außer beim

Rind, das einen ausgeprägten, massiven Zungenkörper, den **Zungenwulst**, besitzt. Am Übergang von Zungenspitze zu Zungenwulst befindet sich beim Rind das sogenannte **Futterloch**.

Die Zunge erfüllt verschiedene Funktionen. Sie kontrolliert während des Kauvorganges das Futter und schiebt es zusammen mit den Backen zwischen den Zahnreihen mehrfach hin und her. Auch beim Schluckakt ist sie wesentlich beteiligt. Als Sinnesorgan nimmt die Zunge Geschmacks-, Tast- und Temperaturreize wahr. Der Zungenrücken trägt hierfür Papillen, die Tast- und Geschmacksempfindungen vermitteln. Eine wichtige Rolle spielt die Zunge auch bei der Stimmbildung und beim Saugen der Neugeborenen an der Milchdrüse. Für die tägliche Fellhygiene ist die Zunge mit ihrer rauen Oberfläche unabdinglich. Katze, Hund und Rind nutzen sie diesbezüglich sehr intensiv, auch im sozialen Miteinander mit Artgenossen. Eine tierartliche Besonderheit ist das Hecheln des Hundes. Da der Hund nur wenige Schweißdrüsen besitzt, ist er auf diese Art der Thermoregulation angewiesen. Durch Verdunstung von Speichel wird beim Hecheln Verdunstungskälte erzeugt, die überschüssige Körpertemperatur abkühlt. Beim Hund ist außerdem noch die **Lyssa** (Tollwurm) zu erwähnen, ein wurmförmiges Gebilde aus Fettzellen in einer Bindegewebskapsel, das in der Zungenspitze zu finden ist. Das Rind braucht die Zunge zur Nahrungsaufnahme. Es umschlingt mit seiner sehr beweglichen Zunge die Pflanzen und „rupft" sie buchstäblich aus.

3.2.6 Speicheldrüsen

Speicheldrüsen (Glandulae salivariae) sind exokrine Drüsen und entleeren ihr Sekret durch eigene Ausführungsgänge in die Mundhöhle. Der Speichel wird hauptsächlich von drei großen paarig angelegten Drüsen gebildet. Die **Ohrspeicheldrüse** (Glandula parotis), die größte und bedeutendste Speicheldrüse, liegt unterhalb des Ohres. Die **Unterkieferspeicheldrüse** (Glandula mandibularis) liegt im Bereich der Kieferwinkel. Die **Unterzungendrüsen** (Glandulae sublinguales) liegen seitlich neben der Zunge. Daneben gibt es noch viele kleine Speicheldrüsen in Zunge, Gaumen, Backen und Mundhöhlenboden. Speicheldrüsen können sowohl seröse Drüsen, als auch muköse Drüsen oder sero-muköse Drüsen sein. Seröse Drüsen sondern ein klares, dünnflüssiges Sekret ab, muköse Drüsen produzieren ein schleimig-zähflüssiges Sekret mit der Schleimsubstanz Muzin. Beim Schwein enthält der Speichel, wie beim Menschen, geringe Mengen an Ptyalin, einem Enzym, das Kohlenhydrate verdaut. Außerdem enthält der Speichel die Puffersubstanz Natriumbicarbonat, die vor allem beim Wiederkäuer große physiologische Bedeutung in der Neutralisierung der Pansen-Fettsäuren hat. Durch den Schleimgehalt des Speichels wird das Futter befeuchtet und die Gleitfähigkeit für das Abschlucken erhöht. Der Speichel hat ferner eine Spülfunktion für die Geschmacksknospen und lässt andererseits die Geschmacksstoffe des Futters in Lösung gehen. Der pH-Wert des Speichel liegt etwa bei pH 7,3 – 7,6, beim Rind bis pH 8,5. Die Speichelmengen, die pro Tag produziert werden, variieren von 15 Liter beim Schwein, circa 40 Liter beim Pferd und 100 – 190 Liter beim

Rind. Die Speichelsekretion wird durch die Vorstellung und durch den Anblick von Futter, durch Geruchs- und Geschmacksreize und durch mechanische Reize des Futters im Maul reflektorisch ausgelöst.

3.2.7 Rachen

Der Rachen (Schlundkopf, Pharynx) ist ein mit Schleimhaut ausgekleideter Muskelschlauch, der sowohl Teil des Atmungstraktes, wie auch Teil des Verdauungstraktes ist. Er ist quasi die Kreuzung von Luftweg und Nahrungsweg. Der obere Teil, der **Atmungsrachen**, steht mit der Nasenhöhle in Verbindung, der ventrale Abschnitt, der **Schlingrachen**, stellt die Verbindung zwischen Mundhöhle und Speiseröhre her. Durch die **Eustachische Röhre** (Ohrtrompete) steht der Rachen mit dem Mittelohr in Verbindung. Das Gaumensegel bildet die Scheidewand zwischen dem dorsalen Atmungsrachen und dem ventralen Mundrachen. Beim Schluckakt drückt die Zunge das Futter willkürlich in den Schlingrachen. Durch die Berührung mit der Rachenschleimhaut wird dann ein unwillkürlicher Reflex ausgelöst, das Gaumensegel verschließt den Nasenraum, der Kehldeckel (Epiglottis) verschließt den Kehlkopf und durch die Kontraktion der Rachenmuskulatur wird der Futterbissen in die Speiseröhre befördert.

3.2.8 Lymphatischer Rachenring

Der gesamte Mund- und Rachenraum ist reich an lymphatischem Gewebe. Lymphfollikel, die sich zusammenlagern und von einer Bindegewebskapsel umgeben sind, nennt man **Mandeln** oder **Tonsillen**. Zum Rachenring zählen die Zungenmandel, die Gaumenmandel, die Gaumensegelmandel und die Rachenmandel. Der lymphatische Rachenring, auch Waldeyer'scher Rachenring genannt, hat die Aufgabe, frühzeitig über die Lymphozyten Kontakt mit eventuellen Krankheitserregern aufzunehmen, die durch Mund und Nase eindringen, und diese unschädlich zu machen.

3.2.9 Speiseröhre

Die Speiseröhre (Ösophagus) ist ein muskulöser Schlauch, der den Rachen mit dem Magen verbindet. Innen ist er mit kutaner Schleimhaut ausgekleidet, außen mit einer bindegewebigen Umhüllung umgeben, die den Ösophagus mit den umliegenden Geweben verbindet. Der Muskelschlauch ist aus zirkulär und längs angeordneten Muskelfasern aufgebaut, die je nach Tierart aus quergestreifter oder auch aus glatter Muskulatur bestehen. Man unterscheidet drei Abschnitte: Halsteil, Brustteil und Bauchteil. Der Anfangsteil des Ösophagus liegt in der Medianen, dorsal der Luftröhre. Etwa ab der Halsmitte wechselt er auf die linke Halsseite. Beim Eintritt in den Brustkorb verläuft er horizontal zwischen den Lungenflügeln im Mediastinum (Mittelfellspalt). Er kreuzt die Herzbasis und durchstößt das Zwerchfell im **Hiatus ösophagicus**. Schließlich mündet er mit der Cardia im Magen. Die **Cardia**, der Mageneingangsmuskel (Sphincter), geht aus der Ösophagusmuskulatur hervor. Abgeschluckte Nahrung wird im Ösophagus mittels peristaltischer Wellen zum

Verdauungstrakt

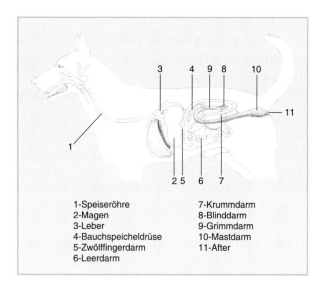

Abb. 3-1 Schematische Darstellung des Magen-Darm-Trakts des Hundes. Modifiziert nach Dyce, Sack und Wensing 1991

1-Speiseröhre
2-Magen
3-Leber
4-Bauchspeicheldrüse
5-Zwölffingerdarm
6-Leerdarm
7-Krummdarm
8-Blinddarm
9-Grimmdarm
10-Mastdarm
11-After

Magen befördert. Beim Wiederkäuer werden durch die antiperistaltischen Bewegungen beim Ruktus (Rülpsen) die Gärungsgase des Pansens ausgestoßen und bei der Regurgitation die Futterbissen zum Wiederkauen nochmals in die Maulhöhle befördert. Engpässe, die zu einer Verstopfung des Ösophagus führen können, befinden sich unmittelbar hinter dem Schlundkopf, vor dem Brusteingang und beim Passieren des Zwerchfells (Hiatus ösophagicus).

3.3 Magen

Der Magen (Ventriculus, Gaster) ist eine sackförmige Erweiterung des Verdauungsschlauches, die mit speziellen Verdauungsdrüsen ausgestattet ist. Man unterscheidet je nach Form und Schleimhautverhältnissen einen **einhöhligen, einfachen Magen** bei Mensch und Fleischfresser, einen **einhöhligen, zusammengesetzten Magen** bei Pferd und Schwein und einen **mehrhöhligen, zusammengesetzten Magen** beim Wiederkäuer. Der einhöhlige, einfache Magen ist ein Drüsenmagen, wohingegen der einhöhlige, zusammengesetzte Magen mit Drüsenschleimhaut und kutaner Schleimhaut, die keine Drüsen hat, ausgekleidet ist.

3.3.1 Einhöhliger Magen

Der einhöhlige Magen erfüllt mehrere Aufgaben. Er speichert das aufgenommene Futter, wärmt, erweicht und durchmischt es mit dem Magensaft, leitet die Verdauung ein und gibt den Nahrungsbrei portionsweise weiter in den Dünndarm. Der Magen liegt im Bauchraum, von den Rippen geschützt, hinter Zwerchfell und Leber. Er erstreckt sich quer zur Körperlängsachse. Man unterscheidet an ihm einen **Magenkörper** (Corpus), einen **Mageneingang** (Cardia), einen **Magenausgang** oder **Pförtner** (Pylorus), eine **große** und eine **kleine Kurvatur**. Die Ausbuchtung in Nähe der Cardia wird **Magenkuppel** oder **Fundus** genannt. Cardia und Pylorus sind Schließmuskeln, die das Magenmilieu gegen Speiseröhre und Zwölffingerdarm hin abgrenzen. Der Pylorus ist immer geschlossen, außer beim Pferd, und wird erst auf chemische Reize hin, die vom Darm kommen, geöffnet. Die Magenwand ist aus glatter Muskulatur aufgebaut, deren Fasern zirkulär und längs angeordnet sind. Die Muskelschicht wird außen von Bauchfell bedeckt, innen ist der Magen von einer Schleimhaut ausgekleidet, die in Falten gelegt ist. Bei Pferd und Schwein (einhöhliger, zusammengesetzter Magen) ist ein Teil mit kutaner Schleimhaut ausgekleidet – diesen Magenabschnitt nennt man auch **Pars proventricularis**.

Den Bereich der Drüsenschleimhaut unterteilt man in drei Regionen: **Kardiadrüsenzone, Fundusdrüsenzone** und **Pylorusdrüsenzone**. Diese Zonen sind nach ihrer anatomischen Lage benannt und sind bei den verschiedenen Tierarten unterschiedlich groß. Die am Mageneingang gelegene Kardiadrüsenzone mit ihren mukösen Drüsen produziert Schleim, ebenso die Pylorusdrüsenzone. Die Fundusdrüsenzone enthält drei verschiedene Zelltypen, die eigentlichen Magensaftdrüsen. Die **Hauptzellen** produzieren Pepsinogen und Kathepsinogen, die **Belegzellen** produzieren Salzsäure und die **Nebenzellen** Schleim. Der Schleim der mukösen Drüsen schützt die Magenwand vor Selbstverdauung. Die **Salzsäure** aus den Belegzellen aktiviert die beiden Enzymvorstufen Pepsinogen und Kathepsinogen und ist für den sauren pH-Wert (1,5) des Drüsenmagens verantwortlich, der zusätzlich auch noch einen antiseptischen Effekt (antiviral, antibakteriell) hat. **Pepsin** und **Kathepsin**, als aktive Enzyme, leiten die Eiweißverdauung im Magen ein. Bei Pferd und Schwein findet eine kontinuierliche Magensaftabsonderung statt, die durch Futteraufnahme gesteigert wird. Ansonsten wird die Magensaftproduktion angeregt durch mechanische und chemische Reize des Futters im Magen und durch optische Reize und Gerüche vor und bei der Futteraufnahme.

Der Magen ist in seiner Position fixiert durch Bänder, die ihn mit Leber, Milz, Zwerchfell und Zwölffingerdarm verbinden. Von der großen Kurvatur aus entspringt das **große Netz** (Omentum majus), das den Darm schürzenförmig umhüllt. Das **kleine Netz** (Omentum minus) verbindet die kleine Kurvatur des Magens mit der Leber.

3.3.2 Mehrhöhliger Magen

Der Magen der Wiederkäuer ist aus mehreren Abteilungen zusammengesetzt. Man unterscheidet drei **Vormägen** – **Pansen, Netzmagen, Blättermagen** – und den nachgeschalteten **Drüsenmagen**, der **Labmagen** genannt wird. Die Vormägen sind mit kutaner Schleimhaut ausgekleidet, die keine Drüsen besitzt. In ihnen wird durch eine artenreiche Bakterienflora Cellulose aufgespalten, die dem Wirtstier dadurch verfügbar gemacht wird. Im Labmagen hingegen findet wie im einhöhligen Magen chemische Verdauung mittels körpereigener Enzyme statt.

Pansen

Der Pansen (Rumen) ist die größte Abteilung des Wiederkäuermagens. Er nimmt die ganze linke Seite des Bauchraumes zwischen Zwerchfell und kleinem Becken ein. Er hat die Form eines großen Sackes und ist durch Furchen und Pfeiler, Schleimhautbalken und Schleimhautleisten, in mehrere Abteilungen unterteilt (Dorsal- und Ventralsack, cranialer und caudaler Blindsack). Der Pansen ist cranial zum Netzmagen hin offen. Der Bereich um die Cardia wird als Schleudermagen bezeichnet. Die Pansenschleimhaut enthält keine Verdauungsdrüsen und bildet ein typisches Zottenrelief aus, das bei der Durchmischung des Futterbreis hilfreich ist und durch eine extreme Oberflächenvergrößerung die Resorptionsvorgänge im Pansen erheblich begünstigt. Das Futter gelangt über die Speiseröhre und die Kardia in den Pansen und verlässt diesen über den Netzmagen und Blättermagen hin zum Labmagen. Der Pansen dient während der Futteraufnahme, die bei Weidetieren bis zu acht Stunden beträgt, als Speicher, in dem das grob durchgekaute Futter zunächst deponiert wird. Wiederkäuer fressen Unmengen von Futter ohne es gut durchzukauen. Um nun genügend aufnehmen und speichern zu können, bis sich Zeit findet, es zu kauen, ist dieser große Vorratssack als Speicher dienlich. Durch die Pansenperistaltik erfolgt eine Durchmischung des Futters, das dann in den Ruhephasen durch das Wiederkauen nochmals mechanisch zerkleinert wird. Erst wenn die Futteraufnahme abgeschlossen ist und das Tier ungestört ist und Ruhe findet, beginnt das **Wiederkauen** (Rumination). Durch eine starke Kontraktion des Schleudermagens wird Panseninhalt in den Ösophagus befördert und weiter durch antiperistaltische Bewegungen ins Maul zurück. Dort wird es erneut 30–60 mal durchgekaut, zerkleinert und gut eingespeichelt, bevor es wieder abgeschluckt wird.

Die Verdauungsarbeit im Pansen wird durch Bakterien und Protozoen (Einzeller) durchgeführt (**Biologische Verdauung**). Bakterielle Enzyme brechen die pflanzliche Cellulose und andere Kohlenhydrate auf und transformieren sie in die kurzkettigen Fettsäuren Essig-, Propion- und Buttersäure, die bereits im Pansen resorbiert werden. Die Bakterien werden ihrerseits zur Nahrungsgrundlage der Einzeller, die wiederum weiter unten im Verdauungstrakt vom Wirtstier selbst verdaut werden. Bakterien und Protozoen transformieren so durch ihre Enzymsysteme Nahrungsbestandteile zu ihrem Nutzen und zum Nutzen des Wirtstieres. Ferner liefern sie für den Wirt Aminosäuren, Proteine (Eiweißbiosynthese, Verwertung stickstoffhaltiger Verbindungen) und B- und K-Vitamine. Diese Gärungsprozesse im Pansen setzen viele Gase frei – Methan, Stickstoff, Kohlendioxid, Wasserstoff – die über den **Ruktus** (Rülpsen) regelmäßig ausgestoßen werden. Die zyklisch ablaufende Pansenperistaltik (3 Kontraktionen/2 Minuten) durchmischt den Futterbrei. Die Futtermassen sind im Pansen in eine dorsale Gasblase, eine mittlere, fasrige Raufutterschicht und eine ventrale Flüssigkeitsphase mit feinen Partikeln (Pansensee) geschichtet. Diese Konstellation ist eine Voraussetzung für eine geordnete Funktion der Pansenverdauung. Für die Pansenmotorik sind taktile Reize des Rauhfutters notwendig. Weichfutter hemmt die Pansentätigkeit. Die Gärprozesse im Pansen laufen optimal unter anaeroben (luftabgeschlossenen) Bedingungen und bei einem pH-Wert von 5,8–7,5 ab.

Große Mengen von Speichel, die beim Wiederkauen produziert und abgeschluckt werden, stabilisieren mit ihrer Pufferkapazität (Natriumbikarbonat) den pH-Wert des Pansens. Durch die mikrobielle Vergärung der Cellulose in den Vormägen der Wiederkäuer gelingt es, eine Menge von sonst unverdaulicher Cellulose zum Aufbau wertvoller tierischer Produkte wie Milch, Eiweiß und Fett nutzbar zu machen.

Netzmagen

Der Netzmagen (Haube, Retikulum) liegt cranial vor dem Pansen, direkt hinter dem Zwerchfell. Er bildet mit dem Pansen anatomisch wie funktionell eine Einheit. Seine Schleimhaut bildet ein netzförmiges, bienenwabenartiges Relief aus, das dem Organ seinen Namen verleiht. Die starke Muskulatur verkleinert das Organ während der rhythmischen Kontraktionen bis zu Faustgröße. Zwischen Netzmagen und Pansen wird das Futter hin und her bewegt, bis es genügend durchmischt, zerkleinert und aufgeschlossen ist. Als Teil des Schleudermagens spielt er eine wesentliche Rolle bei der Regurgitation des Futters zum Zwecke des Wiederkauens. In der Wand des Netzmagens befindet sich die Ösophagusöffnung (Kardia) und die Öffnung hin zum Blättermagen (Orificium reticulo-omasale). Zwischen der Kardia, Blättermagen und Labmagen läuft in der Magenwand die **Schlundrinne**. Die Rinne wird von zwei muskulösen Lippen umschlossen, die sich beim Trinken des Kalbes reflexartig zu einem spiraligen Rohr formen. Beim Neugeborenen sind die Vormägen noch sehr wenig entwickelt, da noch keine Celluloseverdauung stattfindet. Erst mit der Aufnahme von Rauhfutter setzt ihre Entwicklung ein. Milch als alleiniges Nahrungsmittel wird in dieser Lebensphase, unter Umgehung von Pansen und Netzmagen, direkt vom Ösophagus zum Labmagen weitergeleitet, wo die Milchverdauung beginnt. Durch die Aufnahme von flüssigen Nahrungsmitteln wird der sogenannte **Schlundrinnenreflex** ausgelöst. Dabei schließen sich Muskelzüge spiralig zu einem Rohr zusammen, das Kardia mit Blätter- und Labmagen verbindet.

Blättermagen

Der kugelförmige Blättermagen (Omasum, Psalter, Buchmagen) liegt rechts neben Pansen und Netzmagen. Er zählt ebenfalls zu den Vormägen der Wiederkäuer und ist deshalb auch mit kutaner Schleimhaut ausgekleidet. Vom Dach ragen blätterartig zahlreiche Schleimhautfalten verschiedener Länge ins Magenlumen. Ihre Oberfläche ist mit vielen hornigen Papillen besetzt. Der Blättermagen dient als Saug- und Druckpumpe, die den fein zerkleinerten Vormageninhalt aus dem Netzmagen ansaugt, dem sie dann Flüssigkeit, Fettsäuren und Mineralien entzieht, bevor sie den **Chymus** (Futterbrei) dann weitertransportiert zum Labmagen. Zwei Schleimhautfalten (Psaltersegel) verschließen den Psalter hin zum Labmagen.

Labmagen

Der Labmagen (Abomasum) ist der eigentliche Drüsenmagen der Wiederkäuer. Er entspricht in Aufbau und Funktion dem einhöhligen einfachen Magen. Er liegt als fla-

Verdauungstrakt

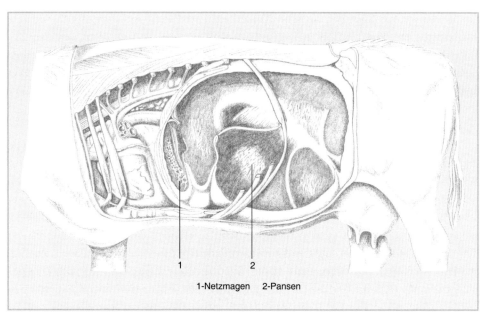

Abb. 3-2   Lagebeziehungen der Vormägen des Rindes (Ansicht von links). Nach Wilkens 1955

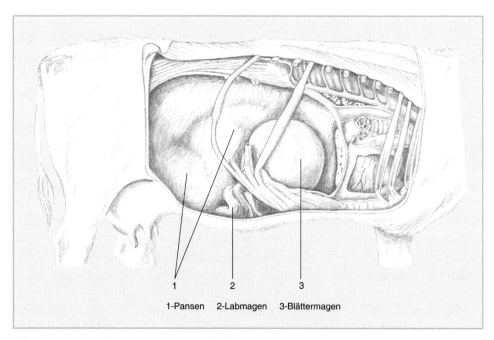

Abb. 3-3   Mehrhöhliger Magen des Rindes (Ansicht von rechts). Nach Wilkens 1955

schen- oder birnenförmiger Sack rechts neben dem Pansen, unterhalb des Blättermagens auf dem Boden des Abdomens. In der Milchphase des Saugkalbes produziert er vor allem **Labferment**, das zusammen mit dem sauren Magensaft (pH 2–6,5) für die Gerinnung und Verdauung der Milch zuständig ist. Später beim ausgewachsenen Rind spielt **Pepsin** als Enzym für die Verdauung von Bakterien und Protozoeneiweiß die Hauptrolle. Eine Kuh produziert etwa 100 Liter Magensaft pro Tag.

3.4 Darm

3.4.1 Aufbau des Darms

Am Darm unterscheidet man den **Dünndarm** mit den Abschnitten Zwölffingerdarm (Duodenum), Leerdarm (Jejunum), Krummdarm (Ileum) und den **Dickdarm** mit den Abschnitten Blinddarm (Caecum), Grimmdarm (Colon) und Mastdarm (Rektum). Die Darmwand besteht aus Schleimhaut, Muskelschicht und Bauchfell. Der Dünndarm hat einen kleineren Durchmesser und enthält dünnflüssigen Inhalt, der Dickdarm hat einen größeren Durchmesser mit mehr oder weniger eingedicktem Inhalt. Die Länge des Darmes variiert je nach Tierart von 2 Meter bei der Katze über 5 Meter beim Hund, 30 Meter beim Pferd und 50 Meter beim Rind. Der gesamte Darm ist über das Mesenterium (Serosafalte) am Dach des Abdomens aufgehängt. Von dort aus werden die Darmteile mit Nerven, Blut- und Lymphgefäßen versorgt. Diese Aufhängung gewährleistet eine möglichst freie Beweglichkeit des Darmes, verhindert aber gleichzeitig eine Verknäuelung des langen Darmrohres. Der Darm ist, außer beim Wiederkäuer, der eigentliche Ort der Verdauung, das heißt, dass hier der Großteil der Nahrung mittels der Verdauungssäfte aufgeschlossen wird und die Einzelbestandteile dann resorbiert werden.

3.4.2 Dünndarm

Der Dünndarm besteht aus **Zwölffingerdarm, Leerdarm** und **Krummdarm**. Die Darmwand ist einheitlich aufgebaut aus Schleimhaut, Muskelwand und Bauchfell. Die Schleimhaut des Dünndarms ist so strukturiert, dass eine starke Vergrößerung der Oberfläche erzielt wird. Diese Oberflächenvergrößerung entsteht durch Schleimhautfalten, auf denen sich Zotten befinden, die fingerförmig ins Darmlumen hineinragen. Die Darmepithelzellen auf den Zotten tragen ihrerseits an der lumenständigen Seite bürstensaumartige Ausstülpungen, die Mikrovilli genannt werden. Diese massive Oberflächenvergrößerung dient einer optimalen Resorption der aufgeschlossenen Nahrungsbestandteile. Im Dünndarm wird der portionsweise vom Magen eingespeiste Nahrungsbrei mit den Verdauungssäften von Galle, Bauchspeicheldrüse und Dünndarmschleimhaut vermischt. Die Enzyme des Verdauungssaftes spalten Fett, Eiweiß und Kohlenhydrate in kleinste resorbierbare Einheiten auf, die dann über die Dünndarmschleimhaut in das Blut und die Lymphe gelangen. Der erste Abschnitt des Dünndarms, das Duodenum (Zwölffingerdarm), beginnt am Magenausgang. Der Kopf der Bauchspeicheldrüse liegt in unmittelbarer Nähe dieses

Darmabschnittes und der Ausführungsgang der Bauchspeicheldrüse (Ductus pancreaticus), sowie der Gallengang (Ductus choledochus) münden auf der Vater'schen Papille ins Duodenum. Damit ist gewährleistet, dass schon sehr früh der Nahrungsbrei mit Galle und Pankreasenzymen vermischt wird und Verdauung beginnt. Der anschließende Leerdarm (Jejunum) ist der längste Darmabschnitt und dient vor allem der Resorption der Nährstoffe. Das Ileum schließlich markiert den Übergang zum Dickdarm. Es ist ein sehr kurzer Darmabschnitt und mündet im Ostium ileale (Hüftdarmöffnung) in den Dickdarm. Dieser Dünndarmabschnitt ist sehr üppig mit lymphatischem Gewebe (Peyer'sche Plaques) ausgestattet. Er fungiert als Schleuse zwischen Dünn- und Dickdarm und verhindert einen Rückfluss von bakterienreichem Dickdarminhalt in den Dünndarm.

3.4.3 Dickdarm

Man unterscheidet am Dickdarm folgende Abschnitte: **Blinddarm** (Caecum), **Grimmdarm** (Colon), **Mastdarm** (Rektum). Der Dickdarm hat die Aufgabe die Verdauung zu beenden, Wasser zu resorbieren, den Nahrungsbrei einzudicken und den Kot zu formen. In den Dickdarm werden Abfallprodukte des Zellstoffwechsels abgegeben, Elektrolyte werden aufgenommen und abgegeben, Vitamine (B/K) synthetisiert und resorbiert. Eine Sonderstellung nimmt der Dickdarm bei allen Pflanzenfressern ein. Bei Pferden und Nagern beispielsweise übernimmt der Dickdarm die Aufgabe des Vormagensystems der Wiederkäuer und ist somit Ort der biologischen Celluloseverdauung durch Bakterien und Protozoen. Die Schleimhaut des Dickdarms hat im Gegensatz zum Dünndarm keine Zotten und Verdauungsdrüsen, ist jedoch massenhaft mit schleimproduzierenden Becherzellen ausgestattet. Weitere anatomische Besonderheiten gibt es beim Schwein und Pferd. Die Längsmuskelschicht der Darmwand ist in manchen Abschnitten bandartig konzentriert und bildet so die sogenannten **Taenien** — die dazwischen liegenden Darmwandabschnitte wölben sich zu sackartigen Ausbuchtungen, den **Poschen**, hervor. Dies ergibt eine Oberflächenvergrößerung der Darmschleimhaut. Mittels der Darmperistaltik wird der Darminhalt durchmischt und weitertransportiert.

3.4.4 Blinddarm

Der Blinddarm (Caecum) bildet den ersten Abschnitt des Dickdarms. Man unterscheidet **Blinddarmkopf, -körper,** und **-spitze**. Beim Pferd ist der Blinddarm circa 1 Meter lang, liegt auf der rechten Körperseite und zieht sich von der rechten Hungergrube bis hin zum Brustbein. Er fasst ein durchschnittliches Volumen von 33 Litern (16–68 Liter). Der Wurmfortsatz (Appendix) des Menschen fehlt beim Haussäugetier. Wie der Name schon sagt handelt es sich beim Blinddarm um einen blind endenden Sack. Er hat eine besondere physiologische Bedeutung bei Pferd und Nagern. Beim Pferd ist der Blinddarm zusammen mit dem großen Colon die Gärkammer für die Zelluloseverdauung, vergleichbar den Vormägen der Wiederkäuer.

3.4.5 Grimmdarm

Am Grimmdarm (Colon) unterscheidet man einen aufsteigenden, querverlaufenden und absteigenden Abschnitt – **Colon ascendens, transversus, descendens**. Beim Fleischfresser ist das Colon ein kurzes u-förmiges Gebilde, das vom Blinddarmkopf ausgehend auf der rechten Körperseite nach cranial verläuft (Colon ascendens), um die Gekrösewurzel einen Bogen schlägt (Colon transversus) und wieder auf der linken Körperseite nach caudal zieht. Vor der Beckenhöhle geht der Grimmdarm schließlich in den Mastdarm über. Bei den anderen Haussäugetieren hat vor allem das Colon ascendens eine besondere Ausformung. Das Colon ascendens des Pferdes hat eine doppelte Hufeisenform. Entsprechend der Lage spricht man von rechter, ventraler Längslage – ventraler Zwerchfellkrümmung – linker, ventraler Längslage – Beckenkrümmung – linker, dorsaler Längslage – dorsaler Zwerchfellkrümmung und rechter, dorsaler Längslage. Das Colon ascendens beginnt am Blinddarmkopf und endet eben da – geht dann über ins kleine Colon und schließlich ins Rektum. Beim Wiederkäuer bildet das Colon ascendens eine Spirale. Dieses Gebilde ist vertikal hängend neben dem Pansen lokalisiert. Beim Schwein ist das Colon ascendens bienenkorbartig geformt. Dieser Kegel ist am Dach des Abdomens befestigt und hängt vertikal in die Bauchhöhle.

3.4.6 Mastdarm

Dieser letzte Darmabschnitt verläuft in der Beckenhöhle unter der Wirbelsäule nach caudal. Das Ende des Mastdarms (Rektum) ist zur Mastdarmampulle (Ampulla recti) erweitert und ist der eigentliche Kotbehälter. Colon descendens und Mastdarm haben die Aufgabe den Kot zu entwässern und zu formen.

3.4.7 After

Das Darmrohr wird durch einen inneren und äußeren Schließmuskel (Sphincter ani) abgeschlossen. Der innere Muskel unterliegt der unwillkürlichen Regulation, der äußere Muskel besteht aus Skelettmuskulatur und unterliegt daher dem Willen. Die Schleimhaut des Afters (Anus) ist kutane Schleimhaut und stellt den Übergang der Darmschleimhaut zur äußeren Haut dar. Als Besonderheit beim Fleischfresser sind die zahlreichen Zirkumanaldrüsen im Bereich des Afters zu nennen und die zwei große Analbeutel, die breiiges Sekret und spezielle Duftstoffe produzieren. Beim Kotabsatz wird dieses Analbeutelsekret in kleinen Mengen abgegeben und dient speziell der Markierung des jeweiligen Terrains. Der Kotabsatz (Defäkation) erfolgt reflektorisch über einen Dehnungsreiz im Mastdarm und ist willentlich steuerbar.

Verdauungstrakt

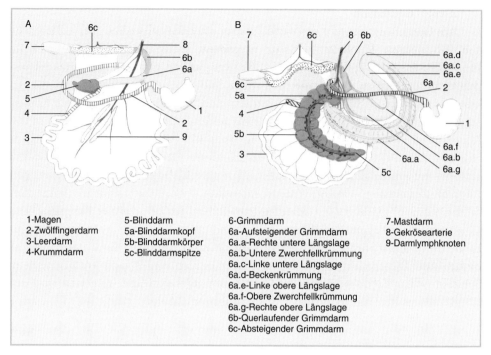

Abb. 3-4 Vergleichende Darstellung des Darms von Hund (A) und Pferd (B), schematisch. Modifiziert nach Ghetie 1958

3.5 Ausgewählte Krankheitsbilder mit Therapievorschlägen

3.5.1 Analbeutelentzündung

Die Analbeuteldrüsen der Fleischfresser sitzen im Bereich des Afters und sind modifizierte Talg- und Duftdrüsen. Sie werden durch passiven Druck beim Absetzen des Kotes entleert. Kommt es über längere Zeit zu übermäßiger Sekretbildung oder zu längeren Entleerungsstörungen, so dickt das Drüsensekret ein und verändert sich von einer wässrig-trüben Flüssigkeit zu einer pastösen oder eitrig-schleimigen Masse. Es kommt zur Entzündung der Analbeutelschleimhaut, zu bakteriellen Zersetzungsprozessen des Drüsensekrets, zur Eintrocknung und zur Verlegung der Ausführungsgänge. Das Krankheitsbild kommt hauptsächlich beim Hund vor. Typische Symptome sind Belecken des Afters, Juckreiz, Schmerzhaftigkeit, „Schlittenfahren" der Hunde, beständiger Kotdrang und pralle Füllung der Analbeutel. Im chronischen Fall können sich Abszesse oder Fisteln entwickeln.

Behandlungsstrategie

Entleeren und Reinigen der Analbeutel und Afterregion, entzündungshemmende, desinfizierende Maßnahmen.

Allopathie
- Manuelles Entleeren der Analbeutel und Spülung mit desinfizierenden Lösungen (z. B. Rivanol, Wasserstoffperoxid 3 %) und antibiotischen Suspensionen
- Bei chronisch veränderten Drüsen – Verödung der Schleimhäute mit Lugol' Lösung oder operative Entfernung der Analbeutel.

Homöopathie
- Monopräparate, je nach Arzneimittelbild: **Hepar sulfuris** D4, D6, D30, **Silicea** D12, D30, Calcium sulfuricum D6, D12, Causticum D6, D12, Myristica sebifera D4, Sulfur D6, D12, Acidum nitricum D6, D12, Antimonum crudum D6, Graphites D6, D30
- Kombinationspräparate: **Staphylosal** (Biokanol), Traumeel (Heel), Mercurius Heel, Echinacea compositum (Heel).

Phytotherapie
- Pflanzen: Kamille, Calendula, Hamamelis, Salbei
- Lokale entzündungshemmende Maßnahmen: Spülung der Analbeutel mit Calendula-, Salbei- oder Kamille-Lösungen, lokale Anwendungen mit Salben aus Kamille, Calendula, Hamamelis
- Fertigpräparate: z. B. **PhlogAsept** (Plantavet), Kamillosan (Asta Medica), Vulno-Plant (Plantavet).

3.5.2 Durchfall

Durchfall (Diarrhoe) ist ein Symptom und keine spezifische Erkrankung. Häufiges Absetzen von dünnbreiigem bis flüssigem Kot führt zu einem **Wasser- und Elektrolytverlust** und zur **Austrocknung** des Organismus. Besonders gefährlich ist diese Situation für sehr junge Tiere, da deren Organismus nicht sehr viele Reserven zur Verfügung hat, um diese Mängel kurzfristig auszugleichen. Unmittelbare Auswirkungen hat dieser Elektrolyt- und Flüssigkeitsverlust vor allem auf die Herz-Kreislaufsituation, die sehr stark in Mitleidenschaft gezogen werden kann. Weitere Symptome beim Durchfall sind eine herabgesetzte Hautspannung (Turgor), ein gestörtes Allgemeinbefinden mit Müdigkeit, Teilnahmslosigkeit, Appetitlosigkeit und Entkräftung. Verdauungsstörungen mit abnormer Darmbakterienflora, Blähungen und Koliksymptomen können sich entwickeln. Beim Durchfall kommt es zu mehr oder weniger starken Veränderungen an der Darmschleimhaut mit verminderter Nährstoffresorption. Die Schleimhautdurchlässigkeit ist gestört, was zu einer erhöhten Resorption von Bakterien und Giftstoffen führt, die Herz-Kreislauf und andere Organe zusätzlich belasten. Bei chronischen Durchfällen magern die Tiere ab, das Fell wird struppig und sie kümmern vor sich hin. Ursachen für Durchfälle sind Infektionen, Fütterungsfehler sowie psychische und nicht infektiöse Faktoren. Bei den infektiösen Erregern sind vor allem Viren (z. B. Rota-, Corona-, Parvoviren) und Bakterien (z. B. E. coli, Salmonellen) zu nennen, aber auch Pilze, Protozoen (Kokzidien) und

Würmer können Durchfall bewirken. Nicht infektiöse Ursachen sind beispielsweise Stress, Haltungs- und Hygienefehler, ungenügende Versorgung mit mütterlichen Abwehrstoffen (Kolostrum), Medikamente, eine gestörte Darmbakterienflora und Wettereinflüsse. Ein sehr wichtiger Faktor ist die Fütterung. Zu schnelle Futterumstellungen, verschmutztes, unverträgliches und verdorbenes Futter und ungenügende Fütterungstechnik (zu schnell, zu viel, zu kalt, zu heiß) können sehr schnell einen Durchfall herbeiführen. Schließlich sei noch die psychisch bedingte Diarrhoe genannt, die besonders bei sehr sensiblen Tieren in Stresssituationen auftreten kann.

Behandlungsstrategie

Beseitigung der Ursache, Entlastung des Magen-Darmtrakts, Flüssigkeits- und Elektrolytzufuhr, krampflösende und schmerzlindernde Maßnahmen, Stabilisierung der Darmschleimhaut, Bindung und Ausscheidung von Giftstoffen, Regulierung der Darmflora, Stützung von Herz und Kreislauf, Stressabbau.

Allopathie

- Beseitigung der Ursache: Antibiotika zur Bekämpfung bakterieller Infektionen oder Vorbeugung gegen bakterielle Sekundärinfektionen. Bei Parasitenbefall: Breitbandanthelmintika gegen Würmer (z. B. Banminth/Pfizer, Flubenol/Janssen, Droncit/Bayer) und Ivermectin, 0,2 mg/kg (z. B. Ivomec). Absetzen ungeeigneter Futtermittel. Verbesserung der Hygiene, besonders der Fütterungshygiene.
- Entlastung des Magen-Darmtrakts: Fasten, 1 Tag Futterentzug, anschließend Magerkost: Pferd, Heu, Weich- und Schlappfutter; Fleischfresser, reizarme, schleimhautschonende Diät, Weich- und Schlappfutter, Haferschleim, Reisschleim. Wasser zur freien Verfügung
- Flüssigkeits- und Elektrolytzufuhr: Physiologische Kochsalzlösung (0,9 % NaCl-Lösung) oder Elektrolytlösungen über das Trinkwasser (z. B. Oralpädon, Elotrans) verabreichen oder nach Bedarf über Infusionen
- Krampflösende, schmerzlindernde Maßnahmen: z. B. Metamizol, Hund, Katze 20–50 mg/kg, Pferd 20–50 mg/kg (z. B. Buscopan comp., Novaminsulfon)
- Antiperistaltika zur Ruhigstellung des Darms: z. B. Loperamid (z. B. Imodium), Hund 0,04–0,08 (–0,16) mg/kg, p.o., Pferd 0,1–0,2 mg/kg, p.o., Katze 0,08–0,16 mg/kg p.o.
- Vorbeugend: Impfungen (Schutzimpfung, Mutterschutzimpfung, Serumprophylaxe), rechtzeitige und ausreichende Versorgung der Neugeborenen mit Kolostralmilch.

Homöopathie

- Monopräparate: je nach Arzneimittelbild: **Arsenicum album** D6, D12, D30, **Nux vomica** D6, D30, **Okoubaka** D3, **Podophyllum** D6, D30, Carbo vegetabilis D6, D12, D30, Veratrum album D6, D30, Tormentilla D4, D6, Rheum D4, D6, D30, Antimonum crudum D4, D6, D30

- Kombinationspräparate: **Nux vomica comp. PLV** (Plantavet), **Dysenteral** (Biokanol), **Nux vomica Homaccord** (Heel), **Diarrheel** S (Heel), Okoubaka-logoplex (Ziegler), Veratrum Homaccord (Heel), Podophyllum compositum (Heel), Infi Tormentilla (Infirmarius Rovit), Rheum Tropfen (Infirmarius Rovit), Mucosa compositum (Heel),
- Krampflösende Mittel: z. B. Spascupreel (Heel), Spasmovetsan N (DHU).

Phytotherapie
- Pflanzen/Substanzen: Kamille, Schwarztee, Fenchel, Tormentill, Heidelbeere, Eichenrinde, Leinsamen, Apfelpektin, Tonminerale, medizinische Kohle, Hefekulturen
- Krampflösende, entzündungshemmende, schleimhautstabilisierende Maßnahmen: Tee aus Schwarztee, Kamille und Fenchel
- Schutz und Stabilisierung der Darmschleimhaut: Gerbstoffdrogen (Adstringenzien), Tee oder Abkochungen von Tormentillwurzel, Heidelbeeren, Schwarztee, Eichenrinde. Schleimstoffe: Leinsamen geschrotet, Reisschleim (Schleimsuppe). Apfelpektin. Tonminerale: Bentonite, Smektite, 3–10 g täglich pro Tier (Katze, Hund), Bolus alba, Heilerde, 0,5–3 Teelöffel pro Hund, Katze, Großtier ca. 500 g täglich
- Bindung von Giftstoffen: Adsorbenzien, medizinische Kohle, Tonminerale (Heilerde, Bentonite, Smektite), 3 g/Katze, 300–500 g/Rind, Pferd, 1–3 Teelöffel/Hund
- Regulierung der Darmflora: Bäcker- oder Bierhefe, getrocknete Bakterienkulturen, Milchsäurebildner (Sauermilch, 1–5 Liter/Pferd)
- Fertigpräparate: **PlantaFerm-KT/P/K** (Plantavet), Durchfallpulver N (Schätte), Stullmisan S (Essex), Rurex (Schätte), Colosan (Plantavet/Schätte), Diarrhoesan (Loges), Omniflora N (Novartis), Hylak plus (Merckle).

3.5.3 Dysbakterie

Unter Dysbakterie (Dysbiose) versteht man eine Verschiebung der physiologischen Keimverhältnisse im Darm (Darmflora) oder in den Vormägen der Wiederkäuer (Pansenflora) zu Gunsten von unphysiologischen Keimen. Dadurch kommt es zu **Verdauungsstörungen** mit unterschiedlichen Symptomen wie Durchfall, Blähung, Kolik, Appetitlosigkeit und Fehlgärungsprozessen. Beim Wiederkäuer ist vor allem der Pansen und Netzmagen von diesen Fehlgärungsprozessen betroffen, mit typischen Krankheitsbildern wie akuter Pansenblähung oder Pansensäuerung. Beim Pferd ist besonders der Dickdarm gefährdet. Eine Dysbakterie im Blinddarm beispielsweise kann zur Kolik führen. Die Hauptursachen für Fehlgärungen sind Fütterungsfehler: Verdorbenes Futter, nicht artgerechte Fütterung, Futterunverträglichkeiten, falsche Rationszusammenstellungen, ein Futterüberangebot mit Überlastung der Verdauungskapazitäten und zu schnelle Futterumstellungen. Die Milieubedingungen verschieben sich teilweise sehr schnell und sehr stark zum Nachteil der physiologischen Keimflora. Unsachgemäße und zu lange Verabreichung von Antibiotika und Sulfonamiden können ebenfalls eine Dysbakterie herbeiführen.

Behandlungsstrategie

Regulierung des bakteriellen Gleichgewichts in Darm und Vormägen, Futterumstellung. Therapieziel bei einer Dysbakterie muss die Umstimmung des Milieus sein!

Allopathie
- Regulierung der Keimverhältnisse: Getrocknete Bakterienkulturen, Bierhefe und Bäckerhefe. Rind, Schaf, Ziege z. B. Pansenstimulans/WDT, Intervet. Bei Wiederkäuern in akuten Fällen – Pansensaftübertragung mit der Nasenschlundsonde
- Futterumstellung und diätetische Maßnahmen: Bei Pflanzenfressern, einige Tage nur Raufutter, bei Fleischfressern 1–2 Tage Fasten. Sauermilcherzeugnisse: Quark, Dickmilch, Buttermilch, Sanoghurt.

Homöopathie

Monopräparate, je nach Arzneimittelbild: **Nux vomica** D6, **Arsenicum album** D6, Podophyllum D6, Veratrum album D6, Carbo vegetabilis D6, Rheum D6.

Phytotherapie
- Pflanzen: Kümmel, Anis, Fenchel, Koriander, Kamille
- Verdauungsregulierende Maßnahmen: Tee aus Anis, Fenchel, Kümmel, Koriander und Kamille. Verfütterung von Pulver oder gequetschten Früchten von Kümmel, Anis, Fenchel, Rind/Pferd 10–50 g, Hund 0,5–5 g, Katze eine Prise – 2 Finger. Öl von Kümmel, Anis, Fenchel – auf das Futter, Hund, Katze 1–3 Tropfen, Großtier 10–30 Tropfen
- Hefekulturen: Bäckerhefe, Bierhefe
- Fertigarzneimittel: Colosan (Plantavet/Schätte), Stullmisan S (Essex), Bykodigest S (Essex), Pansenstimulans (WdT/Intervet)
- Bakterienkulturen: **CaniBac** (Albrecht), Omniflora N (Novatis), Hylak plus (Merckle).

3.5.4 Enteritis

Unter Enteritis versteht man die Entzündung der Darmschleimhäute. Hauptsymptom ist in der Regel der **Durchfall**, der wässrig, schleimig oder auch blutig sein kann. Austrocknung, Elektrolytverlust, Aufnahme von Giftstoffen aus dem Darm, eine gestörte Darmmotorik und mangelhafte Nährstoffresorption sind die Folge. Das klinische Bild kann wie folgt aussehen: Durchfall, Teilnahmslosigkeit, Müdigkeit, Leistungsabfall, Fieber, Blähungen, Koliksymptome, Erbrechen, gespannte Bauchdecke, beständiger Kotdrang. Im chronischen Fall kann der Durchfall auch phasenweise auftreten, das Haarkleid wird stumpf, die Tiere magern ab und trocknen aus. Die wichtigsten Ursachen sind infektiöse Erreger (Bakterien, Viren, Pilze), Parasiten (Würmer, Kokzidien), Giftstoffe und allergisch wirkende Substanzen.

Behandlungsstrategie
Beseitigung der Ursache und Behandlung des Durchfalls. Eine ausführliche Beschreibung finden Sie unter dem Kapitel 3.5.2 Durchfall.

3.5.5 Gastritis

Die Entzündung der Magenschleimhaut ist eine Erkrankung, die vor allem beim Fleischfresser auftritt – beim Pferd ist sie eher selten zu finden. Man unterscheidet eine akute und eine chronische Form der Gastritis. Die akute Gastritis ist gekennzeichnet durch eine Verdauungsstörung mit Appetitlosigkeit, Teilnahmslosigkeit und Brechreiz. Eventuell tritt Fieber hinzu. Erbrechen ist vor allem nach Futter- oder Wasseraufnahme zu beobachten. Beim Fleischfresser beobachtet man vermehrt Grasfressen und Gähnen. Schmerzreaktionen und Krämpfe sind nicht immer deutlich. Im chronischen Fall kommt es zu unregelmäßigem Erbrechen, wechselhaftem Appetit, Abmagerung und gestörtem Allgemeinbefinden. Die Ursachen für eine Gastritis sind vielfältig. Vergiftungen, Infektionen, Parasiten, abgeschluckte Fremdkörper und Fütterungsfehler (zu heißes, zu kaltes und verdorbenes Futter). Bestimmte Infektionserkrankungen, wie beispielsweise Staupe, Leptospirose, Parvovirose oder Leukose können Gastritis als Symptom entwickeln. Ein wichtiger Aspekt in der Krankheitsentstehung ist auch die Psyche. Permanenter Stress kann eine Gastritis auslösen.

Behandlungsstrategie
Ursache beseitigen, entzündungshemmende und krampflösende Maßnahmen, Erbrechen beseitigen, Futterumstellung, Regulierung der Magensaftproduktion, Regeneration der Magenschleimhaut, Ruhe und Stressabbau.

Allopathie
- Beseitigung der Ursache: Absetzen von ungeeigneten Futtermitteln. Abgeschluckte Fremdkörper müssen operativ beseitigt werden. Bei Parasitenbefall: Breitbandanthelmintika gegen Würmer (z. B. Banminth/Pfizer, Flubenol/Janssen, Droncit/Bayer) und Ivermectin, 0,2 mg/kg, auch gegen Magendasseln (z. B. Ivomec). Bei akuten Vergiftungen: Beim Hund, Brechmittel (z. B. Apomorphin, 0,04–0,08 mg/kg s.c.), ansonsten Magenspülungen mit physiologischer Kochsalzlösung (0,9 %) und milde Abführmittel. Zur Abbindung der Giftstoffe kann man Medizinalkohle, in Wasser aufgelöst, verabreichen, 5–20 g beim Kleintier und 250–500 g beim Großtier.
- Krampflösende, schmerzlindernde Maßnahmen: z. B. Metamizol, Hund, Katze 20–50 mg/kg, Pferd 20–50 mg/kg (z. B. Buscopan comp., Novaminsulfon)
- Erbrechen beseitigen: z. B. Dimenhydrinat (z. B. Vomex A), Hund 4–8 mg/kg i.v., i.m., s.c., p.o. 3 x tgl, Katze 10–20 mg/Tier i.v., i.m., s.c., p.o., 3 x tgl. oder Metoclopramid (z. B. Paspertin, Hund, Katze 0,2–0,5 (–1,0) mg/kg). Bei wiederholtem Erbrechen muß der Elektrolyt- und Flüssigkeitshaushalt ausgeglichen werden mit Infusionen von isotonischer Kochsalzlösung (0,9 %) oder Ringer-Lösung.

- Bei Magenübersäuerung: Antacida, Aluminiumhydroxid, Hund, Katze 10–20 mg/kg p.o. 3–6 × täglich (z. B. Aludrox) oder Milch
- Futterumstellung, diätetische Maßnahmen: Fasten, in akuten Fällen 1–2 Tage Futterentzug, später Schlapp- und Weichfutter.

Homöopathie

- Monopräparate, je nach Arzneimittelbild: **Nux vomica** D6, D30, **Arsenicum album** D6, D12, **Argentum nitricum** D6, D12, D30, Ignatia D6, D30, Pulsatilla D4, Phosphor D6, D12, D30, Antimonum crudum D6, D30, Ipecacuanha D6, Robinia D6, Natrium phosphoricum D6, Bryonia D6, D30, Carbo vegetabilis D6
- Kombinationspräparate: **Nux vomica comp. PLV** (Plantavet), **Vomisal** (Biokanol), **Nux vomica Homaccord** (Heel), **Regugastrin** (Biokanol), Rumisal (Biokanol), Vomitusheel, Gastri L90 N (Loges), Infi Rheum (Infirmarius Rovit), Momordica (Infirmarius Rovit), Gastricumeel (Heel)
- Krampflösende Mittel: z. B. Spascupreel (Heel), Spasmovetsan N (DHU).

Phytotherapie

- Pflanzen: Kamille, Pfefferminze, Melisse, Süßholz, Gänsefingerkraut, Ringelblume
- Krampflösende, entzündungshemmende Mittel: Tee aus Kamille, Pfefferminze, Melisse, Süßholz, Gänsefingerkraut, Ringelblume
- Schutz und Regeneration der Magenschleimhaut: Schleime (Leinsamen, Haferflocken, Reis), Kaolin, Bolus alba, Pektin oder Heilerde (0,5–3 Teelöffel täglich pro Hund, Katze)
- Regulation der Verdauung: Tee aus Kamille, Pfefferminze, Melisse, Anis, Fenchel, Kümmel
- Fertigpräparate: z. B. **Stullmisan** S (Essex), Cefagastrin (Cefak), Gastritol (Dr. Klein).

Physikalische und sonstige Verfahren
Prießnitz-Wickel.

3.5.6 Hernie

Unter Hernie versteht man einen Eingeweidebruch mit sackartiger Ausstülpung des Bauchfells durch anatomisch vorgeformte Schwachstellen oder Lücken der Bauchwand. Darmteile oder Organe treten aus der Bauchhöhle hervor – in den Bruchsack hinein. Man unterscheidet den vom Bauchfell gebildeten **Bruchsack**, die **Bruchpforte** und den **Bruchinhalt**. Brüche können beweglich, unbeweglich (verwachsen) oder eingeklemmt sein. Je nach Lokalisation unterscheidet man beispielsweise den Nabelbruch, den Bauchbruch, den Leistenbruch, den Hodensackbruch und den Zwerchfellbruch.

Behandlungsstrategie
Ein Bruch bedarf der chirurgischen Behandlung durch den Tierarzt.

3.5.7 Kolik

Kolik bedeutet ganz allgemein einen schmerzhaften Zustand im Bauchraum. Kolik kommt bei allen Tierarten vor, besonders betroffen unter unseren Haustieren ist jedoch das Pferd. Die anatomischen Verhältnisse im Magen-Darmtrakt des Pferdes, zusammen mit den unphysiologischen Haltungs-, Gebrauchs- und Fütterungsweisen, begünstigen in besonderem Maße diese Erkrankung. Hauptsächlich unterscheidet man eine **Krampfkolik** von einer **Blähungskolik** und einer **Verstopfungskolik**. Auslöser für Kolikerscheinungen sind Fütterungsfehler, Giftstoffe, Parasiten (Würmer), Bewegungsmangel, psychische und klimatische Stressfaktoren und Fehlfunktionen des vegetativen Nervensystems. Typische Symptome bei einer Kolik sind Unruhe, Schwitzen, Scharren, Wälzen, Hinwerfen, Auf- und Niedergehen, zur Flanke schauen, unter den Bauch treten, Futterverweigerung, Verstopfung oder Durchfall. Puls- und Atemfrequenz sind erhöht. Jede Kolik muß als potenzieller Notfall angesehen werden. Es ist wichtig, frühzeitig über eine konservative oder chirurgische Behandlung zu entscheiden, da mit zunehmender Dauer sich die Kreislaufsituation und die Erfolgsaussichten für eine Heilung verschlechtern.

Behandlungsstrategie

Ursachen beseitigen, Entlastung des Magen-Darmtrakts, schmerzlindernde, krampflösende Maßnahmen, Aufweichen und Entfernen von angeschoppten Futter- und Kotmassen, Stützung von Herz und Kreislauf, Regulation der Darmmotorik.

Allopathie
- Beseitigung der Ursachen: Absetzen ungeeigneter Futtermittel. Bei Verwurmung: Breitbandanthelmintika, z. B. Ivermectin, 0,2 mg/kg Pferd (z. B. Ivomec) oder Banminth/Pfizer oder Flubenol/Janssen. Stressabbau. Regelmäßiges Bewegen des Pferdes.
- Entlastung des Magen-Darmtrakts: Mit einer Magensonde (Nasenschlundsonde) wird eine mögliche Magenüberladung oder Aufgasung des Magens überprüft. Bei Bedarf kann Mageninhalt sofort abgehebert oder eine Magenspülung mit circa 5–8 Liter Wasser durchgeführt werden. Gegebenenfalls einen Tag Futterentzug, anschließend Magerkost, nur Heu und Stroh.
- Krampflösende, schmerzlindernde Maßnahmen: Metamizol, Pferd 20–50 mg/kg intravenös (z. B. Novaminsulfon, Buscopan compositum), gegebenenfalls Injektion wiederholen!
- Aufweichen und Entfernen angeschoppter Futter- und Kotmassen: Bei Verstopfungskolik, Paraffinöl, 2–4 Liter per Magensonde eingeben, Glauber- oder Bittersalz, 250–500 g/500 kg Pferd in einer 5%igen Lösung per Magensonde eingeben (500 g/10 Liter Wasser)
- Stützung von Herz und Kreislauf: Infusionen von Elektrolyt- und Glucoselösungen oder von physiologischer Kochsalzlösung (0,9 % NaCl-Lösung), sowie bei Bedarf von Bicarbonatlösungen zur Stabilisierung des Säure-Basehaushalts. Masseninfusio-

Verdauungstrakt

nen von Ringerlösung (30–50 Liter pro Tag im Dauertropf) werden bei härtnäckigen Verstopfungen erfolgreich eingesetzt
- Zur Abbindung von Giftstoffen kann Medizinalkohle (500 g/Pferd) in den Darm eingebracht werden
- Bei Darmträgheit: Bewegung/Führen zur Anregung der Darmmotorik
- Chirurgische Maßnahmen: Je nach Indikation, z. B. bei Darmverschluss.

Homöopathie
- Monopräparate, je nach Arzneimittelbild: **Nux vomica** D6, D30, **Colocynthis** D6, D30, **Chamomilla** D6, D30, Aconitum D6, D30, Belladonna D4, D6, D30, Hyoscyamus D6, D30, Plumbum aceticum D6, Alumina D6, D12, Opium D6, D12, D30, Magnesium phosphoricum D6, D12
- Kombinationspräparate: **Spasmovetsan** N (DHU), **Rumisal** (Biokanol), **Nux vomica compositum** (Plantavet), **Nux vomica Homaccord** (Heel), Atropinum compositum (Heel), Belladonna Homaccord (Heel), Spascupreel (Heel), Nux vomica-logoplex (Ziegler), Infi-Colocynthis (Infirmarius Rovit)
- Stützung von Herz und Kreislauf: z. B. **Crataegutt** (DHU), Cralonin (Heel), Regucoronar (Biokanol), Crataegus-logoplex (Ziegler).

Phytotherapie
- Pflanzen: Kümmel, Anis, Fenchel, Kamille
- Blähungstreibende Mittel (Karminativa): Kümmel, Anis, Fenchel-Tee/Öle
- Krampflösende Mittel: Kamille-Tee/Tinktur
- Fertigpräparate: z. B. **Colosan** (Schätte, Plantavet).

Physikalische und sonstige Verfahren
Abreibungen, Bauchmassage, warme Einhüllungen der Bauchregion.

3.5.8 Magendrehung

Die Magendrehung (Torsio ventriculi) ist eine Erkrankung des Hundes. Bevorzugt betroffen sind große Rassen (Bernhardiner, Dogge, Deutscher Schäferhund, Setter) und ältere Tiere. Rüden sind doppelt so oft betroffen wie Hündinnen. Voraussetzung für die Entstehung einer Magendrehung scheint eine Gewebeschwäche der Aufhängebänder des Magens zu sein. Starke Magenfüllungen zusammen mit heftigen Bewegungen (Springen, Wälzen) werden als Auslöser diskutiert, genauso wie wenig gefüllte Mägen, bei gleichzeitiger Erschlaffung des Magens und Gasbildung. Durch die Drehung des Magens werden Speiseröhre und Milz mit ihren zuführenden Blutgefäßen spiralig abgedreht. In der Folge kommt es zu einer schnellen, starken Aufgasung des Magens. Das klinische Bild ist charakterisiert durch eine plötzliche, starke Aufblähung, durch Kreislaufbeschwerden bis hin zum Schock, durch Unruhe, Schmerzäußerungen und Würgebewegungen. Dauert dieser Zustand länger, kommt es zum Absterben von Magengewebe mit Tod durch Kreislaufversagen.

Behandlungsstrategie

Die Magendrehung muss umgehend vom Tierarzt behoben werden. In der Regel muss der Magen operativ in seine ursprüngliche Position zurückverlagert werden. Schockprophylaxe und Stützung von Herz und Kreislauf sind sofort einzuleiten.

Homöopathie

- Vor- und Nachsorge: Stärkung des Bindegewebes und der Bänder
- Monopräparate: **Calcium fluoratum** D6, D12, D30, D200, **Silicea** D12, D30, D200

Als vorbeugende Maßnahmen kann man die Tiere mehrmals am Tage mit kleineren Portionen füttern und dem Hund nach Futteraufnahme zwei Stunden lang Ruhe (wenig Bewegung) verordnen.

3.5.9 Pansensäuerung

Die Pansenübersäuerung (Pansenazidose) ist eine fütterungsbedingte Störung der Vormagenverdauung beim Wiederkäuer. Durch eine zu reichliche Aufnahme von Futtermitteln mit hohem Gehalt an leicht verdaulichen Kohlenhydraten (Getreideschrote, Kartoffeln) kommt es zu einer Verschiebung der Pansenflora mit einer starken Vermehrung von Milchsäurebakterien und einer massiven Milchsäurebildung. Dies hat zur Folge, dass der pH-Wert im Pansen auf unter pH 6–4 absinkt. Die klinischen Symptome in leichten Fällen sind Appetitlosigkeit, herabgesetzte Pansenmotorik, Durchfall und Milchrückgang. In schwereren Fällen kommt es zu Kolikerscheinungen, Stöhnen, Pansenstillstand, starkem Durchfall, reheartigen Lahmheitssymptomen und Vergiftungserscheinungen mit Teilnahmslosigkeit, Schwanken, Kreislaufstörungen, Festliegen und Bewusstlosigkeit. Die pH-Werte von Blut und Urin werden sauer.

Behandlungsstrategie

Beseitigung der Ursache, Neutralisation des sauren Panseninhalts, Regulation des Säure-Basen-Haushalts, entzündungshemmende Maßnahmen, Regulation der Pansenflora, Futterumstellung.

Allopathie

- Beseitigung der Ursache: Absetzen der schädlichen Futtermittel
- Neutralisation des sauren Panseninhalts: Abhebern des sauren Panseninhalts mit einer Magensonde. Einbringen von neutralisierenden Puffersubstanzen in den Pansen, z. B. Natriumbicarbonat 250 g/Dosis (oder z. B. Bykodigest N-Antacid, Essex). Einbringen von 5–10 g Tetracyclin, in 10–20 l Wasser gelöst, in den Pansen. Operative Eröffnung des Pansens (Rumentomie) und vollständige Entleerung von Haube und Pansen, anschließend Spülung der beiden Mägen und Einbringen von 10 l Leinsamenschleim
- Regulation des Säure-Base-Haushalts: Infusion von Pufferlösungen (Natriumbicarbonat, 250–1000 ml i.v.)

- Entzündungshemmende Maßnahmen: Antihistaminika und Kortikosteroide, z. B. Prednisolon 1 %, 10–20 ml/Tier
- Regulation der Pansenflora: Einbringen von Bäckerhefe, Bierhefe (1–2 kg) und frischem Pansensaft (3–5 Liter) in den Pansen über eine Magensonde
- Futterumstellung: Rohfaserreiche Fütterung, mehrere Tage Heu und Stroh.

Homöopathie

- Monopräparate, je nach Arzneimittelbild: **Nux vomica** D6, D30, **Arsenicum album** D6, D12, Natrium phosphoricum D6, Robinia D6, Carbo vegetabilis D6, D12, Plumbum aceticum D6, Veratrum D6, D30
- Kombinationspräparate: z. B. **Nux vomica Homaccord** (Heel), Chelidonium Homaccord (Heel) Flor de piedra-logoplex (Ziegler), Nux vomica comp. PLV (Plantavet).

Phytotherapie

- Pflanzen/Substanzen: Tonminerale, Kohle, Leinsamen
- Neutralisation von Giftstoffen und Regulation des pH-Werts im Pansen: Verabreichung von Kohle und Tonmineralen, z. B. Carbo medicinalis 500 g, Bentonit 500 g
- Leinsamenschleim (ca. 10 Liter) schützt die Pansenschleimhaut vor dem sauren Panseninhalt.

3.5.10 Tympanie

Die Tympanie (akutes Aufblähen) ist eine Erkrankung der Wiederkäuer. Durch eine rasche und übermäßige Ansammlung von Gärgasen in Pansen und Haube kommt es zum akuten Aufblähen. Man unterscheidet zwei Formen: Die **Gas-Tympanie** (akute Tympanie mit dorsaler Gasblase) und die **schaumige Gärung**. Bei der Gas-Tympanie befinden sich die angesammelten Gasmassen oberhalb des festen Futterbreis der Vormägen. Durch eine Verlegung von Schlund, Speiseröhre oder Mageneingangsmuskel, oder einer Hemmung des Rülpsreflexes werden die laufend produzierten Pansengase nicht mehr ausgestoßen und es kommt zur akuten Blähung. Die schaumige Gärung tritt nach Aufnahme von leicht gärenden Futtermitteln (Klee, Luzerne) auf. Die Gärgase vermischen sich hierbei mit dem Futterbrei zu einem feinblasigen, stabilen Schaum, der nicht abgerülpst werden kann. Der aufgeblähte Pansen drückt bei der akuten Tympanie auf das Zwerchfell und die Brustorgane Herz und Lunge. Dadurch kommt es in zunehmendem Maße zu Atembeschwerden und Kreislaufstörungen. Das klinische Bild ist gekennzeichnet durch ein deutliches Aufblähen des Bauchraums – gut sichtbar vor allem im Bereich der Hungergrube – durch Appetitlosigkeit, Unruhe, gestreckten Kopf und Hals, ängstlichen Blick, aufgekrümmten Rücken, Atemnot und Kolikerscheinungen wie Umsehen nach dem Bauch, Schlagen gegen den Bauch oder Stöhnen. Die akute Tympanie bedarf der sofortigen Behandlung, da die Gefahr der Erstickung, des Kreislaufversagens und der Zwerchfell- oder Pansenzerreißung besteht.

Behandlungsstrategie
Entfernung der Gase, Entschäumung des Panseninhalts, Regulation der Vormagenflora, Stützung von Herz und Kreislauf, Anpassung der Fütterung.

Allopathie
- Entfernung der Gase: Bei Gas-Tympanie, Entfernung der Gase mittels einer Magensonde, im Extremfall – Pansenstich mit einem Trokar
- Entschäumung des Panseninhalts: Bei schaumiger Gärung; Einbringung von schaumbrechenden Arzneien in den Pansen über eine Magensonde, z. B. Silikon-Präparate (z. B. Sab simplex/Repopharm)
- Regulation der Vormagenflora: Absetzen von leicht gärenden Futtermitteln und Erhöhung des Rohfaseranteils der Ration. Ein Tag „Magerkost" – nur Heu und Stroh.

Homöopathie
Bei diesem akuten Krankheitsgeschehen steht die sofortige Entfernung von Gas oder Schaum aus dem Pansen im Vordergrund! Die homöopathische Behandlung kann sekundär zur Regulation der Vormagenverdauung und Stützung von Herz und Kreislauf eingesetzt werden.
- Monopräparate, je nach Arzneimittelbild: **Nux vomica** D6, **Carbo vegetabilis** D6, D12, D30, **Colocynthis** D6, D30, **Chamomilla** D6, D30, Plumbum aceticum D6, Lycopodium D6,
- Kombinationspräparate: z. B. **Rumisal** (Biokanol), **Nux vomica Homaccord** (Heel), Chelidonium Homaccord (Heel), Nux vomica comp. PLV (Plantavet), Nux vomica-logoplex (Ziegler)
- Krampflösende Mittel: z. B. **Spasmovetsan** N (DHU), Spascupreel (Heel)
- Stützung von Herz und Kreislauf: z. B. **Crataegutt** (DHU), Cralonin (Heel), Crataegus-logoplex (Ziegler).

Phytotherapie
Phytotherapeutische Präparate können sehr effektiv zur Behandlung der schaumigen Gärung verwendet werden.
- Pflanzen: Kamille, Kümmel, Anis, Fenchel, Pflanzenöle
- Schaumniederschlagende Stoffe: Pflanzenöle, z. B. Olivenöl, Sonnenblumenöl, Leinsamenöl – etwa 1 Liter per Magensonde in den Pansen zu verabreichen
- Blähungstreibende Mittel (Karminativa): Kümmel-, Fenchel-, Anis-Tee, Öle
- Krampflösende Mittel: Kamillen-Tee, Tinktur
- Fertigpräparate: z. B. Colosan (Schätte/Plantavet).

3.5.11 Verstopfung
Unter Verstopfung (Obstipation) versteht man eine verzögerte Kotentleerung oder Stuhlverhalt. Die Verstopfung betrifft einzelne Dickdarmabschnitte oder den Enddarm. Aufgrund der längeren Verweildauer im Dickdarm wird dem Darminhalt zuviel Wasser

entzogen und er wird trocken und hart. Verstopfungen sind entweder auf eine verzögerte Darmpassage oder auf einen gestörten Entleerungsreflex zurückzuführen. Als auslösende Ursachen sind mechanische Verlegungen, die zur Einengung des Dickdarmlumens führen (Prostatahypertrophie, Tumoren), falsche Fütterung (übermäßige Knochenfütterung, unverdauliche Substanzen), Bewegungsmangel und neurogene Störungen zu nennen. Schmerzhafte Prozesse im Bereich des Anus und der Wirbelsäule können zu Kotverhalten führen. Das klinische Bild der Obstipation ist gekennzeichnet durch: Vergebliche Versuche Kot abzusetzen, Beschwerden und Schmerzen beim Absetzen des Kots, beständigen, schmerzhaften Stuhldrang, Appetitlosigkeit, Erbrechen, Blähungen und Kolikerscheinungen. Beim Pferd sind bestimmte Engstellen des Dickdarms für eine obstipationsähnliche Anschoppung prädestiniert. Stress, Darmlähmung, Darmkrämpfe und Fütterungsfehler sind auch hier meist die Auslöser für die Verstopfung.

Behandlungsstrategie

Ursachen abstellen, angeschoppte Kotmassen beseitigen, Regulation des Flüssigkeitshaushalts, Futterumstellung, Darmflora aufbauen, Stress abbauen.

Allopathie

- Beseitigung der Ursache: Keine Verfütterung von Knochen, unverdaulichen Substanzen oder ungeeigneten Futtermitteln. Viel Bewegung. Grundleiden beheben – z.B. Prostatahypertrophie, schmerzhafte Prozesse im Bereich Anus oder Wirbelsäule. Gegebenenfalls operative Entfernung von einengenden Tumoren.
- Entfernung angeschoppter Kotmassen: Aufweichen und Verflüssigen des Kotes mit Paraffinöl. Hund/Katze, per os mehrmals täglich 0,5–1 ml/kg, und rektal als Klistier ebenfalls mehrmals 10–50 ml, je nach Fall. Pferd, 2–4 Liter Paraffinöl per Magensonde eingeben, plus Abführmittel: Beim Kleintier geeignet sind Milch, Speiseöl, Rizinusöl beim Hund (2–3 Teelöffel), Glaubersalz (Natrium sulfuricum), Hund, Katze, 0,5–1g /kg (5 %ige Lösung), in warmem Wasser gelöst. Pferd: Glauber- oder Bittersalz, 250–500 g/500 kg Pferd in einer 5 %igen Lösung per Magensonde eingeben (500 g/10 Liter Wasser). Einläufe: Zum Freispülen geeignet sind warme, physiologische Kochsalzlösungen (0,9 %). Hund/Katze: Manuelle Entfernung des harten Kotes mit speziellen Zangen von rektal, im Notfall – operative Entfernung.
- Regulation des Flüssigkeitshaushalts: Infusion mit physiologischer Kochsalzlösung und ausreichende Flüssigkeitszufuhr über die Tränke. Beim Pferd werden Masseninfusionen von Ringerlösung (30–50 Liter pro Tag im Dauertropf) bei härtnäckigen Verstopfungen erfolgreich eingesetzt.
- Futterumstellung: Ballaststoffreiche Fütterung erhöht das Kotvolumen, aktiviert dadurch die Darmperistaltik und beschleunigt die Darmpassage: Weizenkleie, Getreideflocken, Vollkornbrot. Bei allen Ballast- und Volumenstoffen ist auf eine reichliche Flüssigkeitszufuhr zu achten.
- Viel Bewegung zur Anregung der Darmmotorik.

Homöopathie

- Monopräparate, je nach Arzneimittelbild: **Nux vomica** D6, **Alumina** D6, D12, **Bryonia** D4, D6, D30, **Plumbum aceticum** D6, D12, Opium D6, D30, Magnesium phosphoricum D6, Paraffinum D6, Lycopodium D6, Graphites D6
- Kombinationspräparate: z. B. **Nux vomica Homaccord** (Heel), **Rumisal** (Biokanol), Nux vomica comp. PLV (Plantavet), Nux vomica-logoplex (Ziegler), Heparsal (Biokanol)
- Krampflösende Mittel: z. B. **Spasmovetsan N** (DHU), Spascupreel (Heel).

Phytotherapie

- Pflanzen: Leinsamen, Flohsamen, Weizenkleie, Agar-Agar, Ricinus, Senna, Rhabarber, Aloe
- Quellmittel: Leinsamen, nicht geschrotet – 1 Teelöffel bis 2–3 Esslöffel je nach Größe bei Hund, Katze, Pferd. Flohsamen, Agar-Agar, Weizenkleie (je 2–3 Esslöffel)
- Anthrachinondrogen avtivieren die glatte Muskulatur des Dickdarms: Senna – Tee, Sirup (Tee – esslöffelweise), Urtinktur. Rhabarber – Tabletten – Sirup (Tee – esslöffelweise), Urtinktur. Aloe – Tinktur (20–40 Tropfen – 1 Teelöffel)
- Rizinusöl, beim Hund 1–3 Teelöffel, je nach Größe
- Fertigpräparate: **Colosan** (Schätte/Plantavet), Legapas (Pascoe).

Aufbau der Darmflora/Symbioselenkung: Sanierung und Umstimmung der Darmflora durch getrocknete Bakterienkulturen, Bierhefe, und Bäckerhefe und durch Verfütterung von Quark, Sauermilch, Buttermilch und Sanoghurt.

Fertigpräparate: z. B. **PlantaFerm-P** (Plantavet), **CaniBac** (Albrecht), Omniflora N (Novatis), Hylak plus (Merckle), Bene-Bac Pulver (Albrecht).

4 Leber

4.1 Lage und Aufbau der Leber

Die Leber (Hepar) ist das zentrale Stoffwechselorgan des Organismus. Leber und Pankreas werden auch als Anhangsdrüsen des Darms bezeichnet – durch ihre Verdauungssekrete stehen sie in enger funktioneller Verbindung zum Darm. Die Leber liegt im vorderen Bauchraum (Abdomen) direkt kaudal des Zwerchfells. Beim Wiederkäuer ist das Organ durch die voluminösen Vormägen nach rechts verlagert, während sie bei den anderen Tierarten mehr zur Medianen hin lokalisiert ist. Das rötlich-braune Lebergewebe ist von derber, weicher Konsistenz. Es ist in Läppchen (Lobuli) gegliedert, die durch Bindegewebe deutlich gegeneinander abgegrenzt sind (sehr ausgeprägt beim Schwein). Makroskopisch unterscheidet man in der Regel drei Leberlappen: **Rechter Leberlappen** (Lobus dexter), **viereckiger Leberlappen** (Lobus quadratus), **linker Leberlappen** (Lobus sinister). Auf dem rechten Leberlappen sitzt außerdem noch der **geschwänzte Leberlappen** (Processus caudatus). Die Anzahl der Leberlappen ist bei den einzelnen Tierarten unterschiedlich ausgebildet: Schwein – 4, Hund – 5, Pferd – 3, Rind – 2. Der zentrale Leberlappen (Lobus quadratus) beherbergt die **Gallenblase**. Eine Ausnahme hiervon macht das Pferd (Equiden), das keine Gallenblase besitzt, ebenso wie Reh, Hirsch, Kamel, Elefant, Hamster und Ratte. Leberparenchym und Bindegewebe sind von einer derben Leberkapsel und vom Bauchfell (Peritoneum) umgeben. Auf der konkaven Eingeweidefläche befindet sich die **Leberpforte** (Hilus), durch die Leberarterie und Vene, Pfortader, Gallengänge, Lymphgefäße und Nerven passieren. Am dorsalen Rand der Leber befinden sich zwei Einziehungen für die **Speiseröhre** (Ösophagus) und die **hintere Hohlvene**.

4.2 Feinbau der Leber

Das Lebergewebe besteht aus einer Vielzahl von **Leberläppchen**, die im Querschnitt sechseckig erscheinen. Diese bestehen aus rädiär angeordneten Zellsträngen (**Leberzellbälkchen**), zwischen denen sinusartig erweiterte Kapillaren (**Lebersinusoide**) verlaufen. In diesen Bluträumen mischt sich venöses Pfortaderblut mit arteriellem Leberblut und fließt von der Peripherie der Leberläppchen zum Zentrum, vorbei an den Leberzellen, mit denen der Stoffaustausch stattfindet, hin zur **Zentralvene**. In den Sinusoiden lokalisiert sind die Kupffer'schen Sternzellen, die zu den Phagozyten zählen. Die einzelnen Leberläppchen mit ihren jeweiligen Zentralvenen werden durch Bindegewebe voneinan-

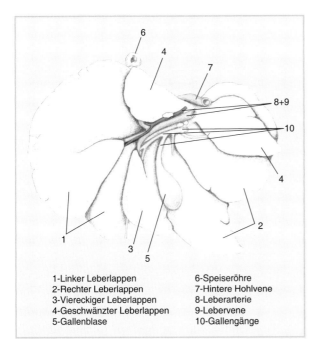

1-Linker Leberlappen	6-Speiseröhre
2-Rechter Leberlappen	7-Hintere Hohlvene
3-Viereckiger Leberlappen	8-Leberarterie
4-Geschwänzter Leberlappen	9-Lebervene
5-Gallenblase	10-Gallengänge

Abb. 4-1 Schematische Darstellung der Leber des Hundes. Modifiziert nach Nickel, Schumner, Seiferle 1995

der abgegrenzt. In dieser bindegewebigen Grenzschicht verlaufen Äste der Leberarterie, der Pfortader und Gallenkapillaren (**Lebertrias**) für die Ver- und Entsorgung der jeweiligen Läppchen. Die Gallenkapillaren, die sich zu Gallengängen vereinigen, bilden den großen **Gallengang** (Ductus hepaticus), der die Leber durch die Leberpforte verlässt und nach der Gallenblase als **Ductus choledochus** auf der **Papilla duodeni/Papilla Vateri** in das Duodenum mündet.

4.3 Pfortaderkreislauf

Die Pfortader (Vena portae) transportiert venöses Blut von Magen, Darm, Milz und Pankreas zur Leber. Ihr Blut enthält vor allem die im Verdauungstrakt aufgenommenen Nährstoffe (Kohlenhydrate, Aminosäuren, kurzkettige Fettsäuren) und mischt sich in den Sinusoiden der Leberläppchen mit dem arteriellen Leberblut und fließt zur Zentralvene ab. Das Pfortaderblut durchläuft also in den Lebersinusoiden ein zweites Kapillarsystem, bevor es in das eigentliche venöse System einmündet. Das Blut der Zentralvenen fließt in die Lebervenen, die wiederum in die hintere Hohlvene münden.

4.4 Galle

Die Galle ist das Sekret der Leber. Sie wird kontinuierlich gebildet und in der Gallenblase gespeichert. Die Gallenblase dient zur Eindickung, Aufbewahrung und Bereitstellung von Galle für die Verdauung. Galle wird ständig produziert, auch bei den Tieren, die keine Gallenblase besitzen. Die wichtigsten physiologischen Funktionen der Galle sind: Ausscheidung von Stoffwechselendprodukten, Alkalisierung des Nahrungsbreis, Hemmung der Magensaftsekretion, Aktivierung von Pankreasenzymen, Lösungsvermittlung für Fette (Emulgierung).

4.5 Stoffwechselfunktionen der Leber

Die Leber hat in funktioneller Hinsicht eine zentrale Stellung im Gesamtstoffwechsel inne. Die wichtigsten Funktionen sind folgende: **Eiweißstoffwechsel:** 95 % aller Eiweiße werden in der Leber aus Aminosäuren hergestellt, z. B. Gerinnungsfaktoren und Plasmaeiweiße. Beim Abbau der Proteine in der Leber entstehen Harnstoff und Harnsäure, als ausscheidungsfähige Endprodukte des Stickstoff-Stoffwechsels. **Kohlenhydratstoffwechsel:** Die Leber speichert die aus der Nahrung aufgenommenen Kohlenhydrate in Form von Glykogen, das bei Bedarf wieder in Glucose umgewandelt und dem Körper zur Verfügung gestellt werden kann (Blutzucker-Homöostase). **Fettstoffwechsel:** Der Aufbau von körpereigenem Fett und der Um- und Abbau von Fettsäuren findet hauptsächlich in der Leber statt. **Galleproduktion:** Aus dem Abbau von Erythrozyten und Fetten wird kontinuierlich Galleflüssigkeit gebildet, die sowohl als Ausscheidungsmedium von Schlacken, als auch zur Optimierung der Fettverdauung dient. **Entgiftungsfunktion:** Verschiedene Stoffwechselendprodukte, sowie körperfremde Substanzen (Medikamente, Farbstoffe, etc.) werden in der Leber so umgebaut, daß sie ausgeschieden werden können (Glucuronidierung). **Speicherfunktion:** In der Leber werden Glykogen, fettlösliche Vitamine, Eisen und andere Spurenelemente gespeichert.

4.6 Ausgewählte Krankheitsbilder mit Therapievorschlägen

4.6.1 Acetonämie

Die Acetonämie (Ketose) der Rinder ist eine Störung des Kohlenhydrat- und Fettstoffwechsels, die vorzugsweise in der Hochlaktation auftritt. Häufig sind die besten Milchkühe betroffen. Die Krankheit ist charakterisiert durch einen extremen Anfall von Ketonkörpern (Fettabbauprodukte) im Blut, mit Auswirkung auf den Verdauungstrakt und/oder das zentrale Nervensystem. Die Ursache der Erkrankung liegt in einer fehlerhaften Fütterung und einer erblich bedingten Stoffwechselschwäche. Eine unzureichende Energieversorgung der laktierenden Kuh in Verbindung mit einer relativ zu hohen Milchleistung führt typischerweise wenige Wochen nach der Abkalbung zu den charakteristischen Symptomen: Appetitlosigkeit, Verdauungsstörungen, verminderte Milchleistung, Abmagerung, Ausscheidung der Ketonkörper über Atemluft, Haut, Harn und Milch (typischer, süßlicher, obstartiger Geruch), teilweise zentralnervöse Erscheinungen, wie Lecksucht, Leerkauen und Knirschen mit den Zähnen, schwankender Gang, Schläfrigkeit, Erregungszustände und Bewusstlosigkeit.

Behandlungsstrategie
Regulation des Kohlenhydratstoffwechsels, Anpassung der Futterration an die individuelle Leistung, Regulation des Leberstoffwechsels.

Allopathie
- Regulation des Kohlenhydratstoffwechsels: Förderung und Anregung des Zuckerstoffwechsels durch Infusion von Glucose-Lösungen (100–200 g Glucose, 10–20%ige Lösung). Injektionen von Glucocorticoiden, z. B. Prednisolon (1%ig) 10–20 ml/Rind. Gaben von Natrium- oder Calciumpropionat, täglich 50 g–100 g p.o., eine Woche lang
- Anpassung der Futterration: Leistungsgerechte Anpassung der Futterration – Eiweiß, Kohlenhydrate, Rohfaser.

Homöopathie
- Monopräparate, je nach Arzneimittelbild: **Flor de Piedra** D4, Chelidonium D6, Carduus marianus D4, D6, Lycopodium D6, D12, D30, Nux vomica D6, D30, Phosphor D6, D30
- Kombinationspräparate: **Flor de piedra D4** (DHU), **Flor de piedra-logoplex** (Ziegler), Carduus compositum (Heel), Heparsal (Biokanol), Hepar comp. PLV (Plantavet).

Phytotherapie
- Pflanzen/Substanzen: Carduus marianus, Artischocke, Süßholzwurzel, Löwenzahn
- Zuckerrübe – Rübenverfütterung
- Löwenzahn – Verfütterung frischer Pflanzen
- Süßholzwurzel.

4.6.2 Hepatitis, Leberentzündung
Entzündungen des Lebergewebes treten häufiger bei Hund und Katze auf als beim Pferd. Als Ursachen sind vor allem Infektionen mit Viren, Bakterien, Pilzen, sowie Parasiten und Giftstoffe zu nennen. Die Erkrankung hat außer der Gelbsucht kein typisches Erscheinungsbild und kann deshalb auch leicht verwechselt werden. Oft bleiben Lebererkrankungen über längere Zeit symptomlos und daher unbemerkt. Im akuten Fall kommt es zu einer Störung des Allgemeinbefindens, zu Mattigkeit, Appetitlosigkeit, Leistungsminderung, Bewegungsscheu, rheumatischen Beschwerden, zu Magen-Darm-Störungen wie

Erbrechen, Durchfall, Blähungen, Verstopfung, zu Abmagerung, Übererregbarkeit, Unruhe und Fieber. Der Urin ist spärlich, dunkel und verfärbt, der Kot hell, weich und lehmfarbig. Der Leberbereich ist druckschmerzhaft. Die Gelbsucht als klassisches Zeichen der Lebererkrankung muss nicht immer vorhanden sein. Im chronischen Fall kann es zu Hauterkrankungen, zu Ohrentzündungen, Haarkleidveränderungen, Ödemen, Bauchwassersucht, Blutungen und Gelbsucht kommen. Beim Wiederkäuer und Pferd spielen vor allen Parasiten eine ursächliche Rolle. So können Leberegel oder Würmer (Askariden, Strongyliden), auf ihrer Wanderung durchs Lebergewebe, zu derartigen Entzündungen führen.

Behandlungsstrategie
Beseitigung der Ursachen, Entlastung der Leber, Regeneration des Lebergewebes, Ruhe und Schonung.

Allopathie
- Beseitigung der Ursachen: Aufnahme von Giftstoffen unterbinden (z. B. giftige Pflanzen, verschimmeltes Futter). Antibiotika zur Bekämpfung bakterieller Infektionen (z. B. Leptospirose). Bei Parasitenbefall: Breitbandanthelmintika gegen Würmer (z. B. Banminth/Pfizer, Flubenol/Janssen, Droncit/Bayer) und Ivermectin, 0,2 mg/kg (z. B. Ivomec). Leberegel-Behandlung: Fasciolose z. B. Triclabendazol (z. B. Fasinex/Novartis), Rind 12 mg/kg – Schaf 10 mg/kg, Pferd 12 mg/kg. Dikrozöliose, Rind, Schaf, z. B. Thiabendazol, 150 mg–200 mg/kg, Netobimin 20 mg/kg
- Entlastung der Leber: Leberschonkost, beim Fleischfresser, wenig Fleisch und Fett – mehr Kohlenhydrate, beim Pferd, gutes Heu und Grünfutter – wenig Kraftfutter. Die so genannte Leberschutztherapie in der Schulmedizin ist sehr umstritten und wird derzeit als wenig fundiert angesehen. Am ehesten wird noch die intravenöse Verabreichung von Zuckerlösungen (5–10 %ig) und Gaben von B-Vitaminen und bestimmten Aminosäuren (Arginin, Ornithin) befürwortet.

Homöopathie
- Monopräparate, je nach Arzneimittelbild: **Carduus marianus** D4, D6, **Chelidonium** D4, D6, D30, **Lycopodium** D6, D12, D30, Taraxacum D4, D6, Flor de Piedra D4, Natrium sulfuricum D6, Phosphor D6, D30, Leptandra D6, Quassia D6, Mercurius dulcis D6, Belladonna D4, D30, Bryonia D6, D30, Chionanthus virginica D6
- Kombinationspräparate: **Carduus compositum** (Heel), **Hepar comp. PLV** (Plantavet), **Heparsal** (Biokanol), Hepar compositum (Heel), Chelidonium Homaccord (Heel), Hepar 202 (Staufen), Infihepan (Infirmarius Rovit), Flor de piedra-logoplex (Ziegler).

Phytotherapie
- Pflanzen/Substanzen: Carduus marianus, Artischocke, Süßholzwurzel, Löwenzahn, Tonminerale

- Carduus marianus – Legalon (Madaus), Cefasilymarin (Cefak), Hepa loges (Loges)
- Echinacea – Echinacin (Madaus)
- Artischocke – Verfütterung der ganzen Pflanze, Presssaft, Hepar SL Forte (Sertürner)
- Zuckerrübe – Rübenverfütterung, Flacar-Granulat (Schwabe)
- Löwenzahn – Verfütterung frischer Pflanzen, Presssaft, Tee
- Süßholzwurzel
- Bindung von Giftstoffen: Adsorbenzien, medizinische Kohle, Tonminerale (Heilerde, Bentonite, Smektite), 3 g/Katze, 300–500 g/Rind, Pferd, 1–3 Teelöffel/Hund. Tonminerale binden in erheblichen Maßen Ammoniak im Darm und entlasten dadurch sehr stark die Leber.

Physikalische und sonstige Verfahren
Prießnitz-Umschläge – feuchtwarme Leberwickel.

4.6.3 Hepatitis contagiosa canis, ansteckende Leberentzündung des Hundes

Die Hepatitis contagiosa canis (H.c.c.) ist eine fieberhafte Allgemeinerkrankung der Hunde, die zur Leberentzündung führt. Sie ist weltweit verbreitet und befällt vornehmlich Junghunde bis zu einem Jahr. Sie kommt derzeit selten vor, jedoch gibt es viele symptomlose Erkrankungen. Die Krankheit wird durch ein Adenovirus hervorgerufen. Die Ansteckung erfolgt direkt durch Kontakt und indirekt über Futter oder Gegenstände. Von der Ansteckung bis zum Ausbruch der Erkrankung vergehen etwa 2–6 Tage. Der akute Krankheitsverlauf ist gekennzeichnet durch hohes Fieber, Mattigkeit, Appetitlosigkeit, Schmerzen im Bauchbereich, einer Mandelentzündung, gelegentlich Brechdurchfälle (auch blutig) und Entzündungen der Kopfschleimhäute. Hochakute Verläufe führen zum Tod innerhalb von 2–3 Tagen. Chronische Fälle sind charakterisiert durch Entzündungen der Schleimhäute, Ödeme an Kopf und Unterbrust, sowie zentralnervöse Erscheinungen. Ein typisches Zeichen in fast allen Fällen ist eine vorübergehende Hornhauttrübung.

Behandlungsstrategie
Vorbeugende Maßnahmen: Impfung!
Ansonsten, siehe unter dem Kapitel Hepatitis (4.6.2).

4.6.4 Hepatose, Leberdegeneration

Nicht entzündliche, degenerative Lebererkrankungen werden hauptsächlich durch Giftstoffe verursacht. Diese Giftstoffe können von Futterpflanzen, Bakterien oder Pilzen stammen, aber auch Arzneimittel sind hier zu nennen. Die Symptome der degenerativen Lebererkrankungen sind ähnlich untypisch wie bei der Leberentzündung. Ein gestörtes Allgemeinempfinden, Leistungsminderung, Appetitlosigkeit, Magen-Darm-Störungen, Gewichtsverlust und Gelbsucht können auftreten, ebenso wie Hauterkrankungen, Fellveränderungen, Ödeme und Blutungen. In fortgeschrittenen Fällen kann es zu Schläfrigkeit, Koordinationsstörungen und Bewusstseinstrübungen kommen. Die nicht entzündlichen Lebererkrankungen verlaufen über lange Zeit ohne jegliche Symptomatik. Für die Diagnose können die spezifischen Blutwerte der Leber sehr hilfreich sein.

Behandlungsstrategie
Beseitigung der Krankheitsursachen, Entlastung der Leber, Regeneration des Lebergewebes.

Allopathie
- Beseitigung der Ursachen: Aufnahme von Giftstoffen unterbinden (z. B. giftige Pflanzen, verdorbenes und verschimmeltes Futter) und von leberbelastenden Medikamenten.
- Entlastung der Leber: Leberschonkost, beim Fleischfresser, wenig Fleisch und Fett – mehr Kohlenhydrate, beim Pferd, gutes Heu und Grünfutter – wenig Kraftfutter. Die so genannte Leberschutztherapie in der Schulmedizin ist sehr umstritten und wird derzeit als wenig fundiert angesehen. Am ehesten wird noch die intravenöse Verabreichung von Zuckerlösungen (Glucose 5–10 %ig) und Gaben von B-Vitaminen und bestimmten Aminosäuren (Arginin, Ornithin) befürwortet

Homöopathie
- Monopräparate, je nach Arzneimittelbild: **Carduus marianus** D4, D6, **Lycopodium** D6, D12, D30, **Chelidonium** D4, D6, D30, Flor de Piedra D4, Taraxacum D4, D6, Nux vomica D6, D30, Phosphor D6, D30, Leptandra D6, Quassia D6, Natrium sulfuricum D6
- Kombinationspräparate: **Heparsal** (Biokanol), **Carduus compositum** (Heel), **Hepar comp. PLV** (Plantavet), Chelidonium Homaccord (Heel), Hepar compositum (Heel), Hepeel (Heel), Hepar 202 (Staufen), Infihepan (Infirmarius Rovit), Flor de piedralogoplex (Ziegler).

Phytotherapie
- Pflanzen/Substanzen: Carduus marianus, Artischocke, Süßholzwurzel, Löwenzahn, Tonminerale
- Carduus marianus – Legalon (Madaus), Cefasilymarin (Cefak), Hepa loges (Loges)
- Artischocke – Verfütterung der ganzen Pflanze, Presssaft, Hepar SL Forte (Sertürner)
- Zuckerrübe – Rübenverfütterung, Flacar-Granulat (Schwabe)
- Schafgarbe – Tee, Pflanzensaft, Tropfen
- Löwenzahn – Verfütterung frischer Pflanzen, Presssaft, Tee
- Süßholzwurzel

- Bindung von Giftstoffen: Adsorbenzien, medizinische Kohle, Tonminerale (Heilerde, Bentonite, Smektite), 3 g/Katze, 300–500 g/Rind, Pferd, 1–3 Teelöffel/Hund. Tonminerale binden in erheblichen Maßen Ammoniak im Darm und entlasten dadurch sehr stark die Leber.

Physikalische und sonstige Verfahren
Prießnitz-Umschläge – feuchtwarme Leberwickel

4.6.5 Leberegelerkrankungen
Fasciolose
Die Fasciolose ist eine vornehmlich bei Wiederkäuern vorkommende meist chronische Erkrankung durch Fasciola hepatica, den großen Leberegel. Sie kommt weltweit vor und ist auf spezielle Feuchtgebiete begrenzt. Voraussetzung für die Fasciolose ist das Vorhandensein bestimmter Schlammschnecken, die Zwischenwirte des Leberegels sind. Die Tiere infizieren sich auf der Weide über ansteckungsfähige Larvenstadien des Egels. Für eine akute Erkrankung muss eine Masseninvasion von Larven vorausgehen. Diese bohren sich durch die Darmwand des Dünndarms, wandern durch die Bauchhöhle zur Leber und dringen in das Lebergewebe und in die Gallengänge ein. Sie erzeugen Fieber, Verdauungsstörungen, eine Bauchfellentzündung, schmerzhafte Zustände der Leber und gelegentlich Gelbsucht. Die chronische Fasciolose wird durch Leberegel in den Gallengängen unterhalten. Entzündungen der Gallengänge, **Entwicklungs- und Leistungsdepression**, Abmagerung, raues Haarkleid, verminderte Futteraufnahme und teilweise Durchfall sind die Folgen.

Dikrozöliose
Der kleine Leberegel (Dicrocoelium dendriticum/lanceolatum) ist vorwiegend eine Erkrankung des Schafs und des Rinds. Er kommt weltweit in speziellen Leberegelgebieten vor, wo auch der Zwischenwirt heimisch ist (1. Zwischenwirt ist eine Landlungenschnecke, 2. Zwischenwirt ist die Ameise). Die Ansteckung erfolgt auf der Weide über Gras, an dem sich infizierte Ameisen festgebissen haben. Die Invasion der kleinen Leberegel erfolgt vom Dünndarm über die Gallengänge in die Leber. Bei Massenbefall, vor allem bei Jungtieren, kommt es zu mehr oder weniger schweren **Entwicklungsstörungen und Leistungsminderung**.

Behandlungsstrategie
Eine wirksame Bekämpfung der Leberegelerkrankungen muss neben der Entwurmung auch eine Weidesanierung beinhalten.

Allopathie

- Leberegel-Behandlung: Fasciolose: z. B. Triclabendazol (z. B. Fasinex/Novartis), Rind 12 mg/kg – Schaf 10 mg/kg, Pferd 12 mg/kg. Dikrozöliose: Rind, Schaf, z. B. Thiabendazol, 150 mg–200 mg/kg, Netobimin, 20 mg/kg
- Weidesanierung, Schneckenbekämpfung.

Neben der gezielten Bekämpfung der Leberegel kann auch die Regeneration des Lebergewebes unterstützt werden. Siehe dazu Kapitel 4.6.2 und 4.6.4 Hepatitis und Hepatose.

5 Bauchspeicheldrüse

5.1 Aufbau und Funktion der Bauchspeicheldrüse

Die Bauchspeicheldrüse (Pankreas) ist ein längliches, gelapptes, blassrotes Organ, an dem man drei Anteile unterscheidet: **Körper** (Corpus), **rechter Lappen** (Lobus dexter), **linker Lappen** (Lobus sinister). Das Organ liegt im vorderen Bauchraum (Abdomen) in enger Beziehung zum Duodenum (Zwölffingerdarm). Das Pankreas ist eine **exokrine** und **endokrine Drüse**. Zwischen dem exokrinen Drüsenparenchym liegen inselartig die **endokrinen Zellverbände (Langerhans'schen Inseln)** eingestreut. Das Pankreas hat tierartlich unterschiedlich 1–2 Ausführungsgänge in das Duodenum. Der Hauptausführungsgang (**Ductus pancreaticus**) mündet zusammen mit dem Gallengang auf der **Papilla duodeni (Vater'sche Papille)**. Haupt- und Nebengang sind bei Pferd und Hund ausgebildet, nur der Hauptgang bei den kleinen Wiederkäuern und bei der Katze, nur der Nebengang (**Ductus pancreaticus accessorius**) bei Rind und Schwein.

Exkretorischer Drüsenabschnitt: Der Pankreassaft ist das Sekret des exokrinen Drüsenanteils und enthält die wichtigsten Verdauungsenzyme für Eiweiß-, Fett- und Kohlenhydratverdauung. Die eiweißspaltenden Enzyme (Peptidasen) werden in inaktiver Form gebildet und erst im Dünndarm durch das Enzym Enterokinase aktiviert. Durch diesen Schutzmechanismus wird eine Selbstverdauung des Organs verhindert. Die **Pankreaslipasen**, die wichtigsten Enzyme der Fettverdauung, werden im Darm erst durch die Gallensäuren voll aktiviert. Sie spalten Fett in Fettsäuren und Monoglyceride. Die **Pankreasamylasen** schließlich sind für die Kohlenhydratverdauung zuständig. Puffersubstanzen von Galle und Pankreas (vor allem Bicarbonat) sorgen für die Alkalisierung des Nahrungsbreis (**Chymus**) im Duodenum und gewährleisten einen optimalen Wirkungsgrad der Enzyme. Die Menge des produzierten Pankreassekrets hängt ab von der Menge und Art des aufgenommenen Futters. Das Rind produziert täglich circa 6 Liter, das Pferd durchschnittlich etwa 7 Liter pro Tag. Die Produktion der Verdauungssäfte wird im Zusammenhang mit der Nahrungsaufnahme auf nervalem und hormonalem Weg aktiviert. Schon Geruchs- und Geschmacksreize und der Anblick von Futter stimulieren über den Nervus vagus die Sekretion („kephale" Phase). Gelangt das Futter in den Magen und ebenfalls beim Übertritt des Nahrungsbreis in den Dünndarm wird die Ausschüttung des Pankreassaftes erneut angeregt (gastrische und intestinale Phase). Bei Schwein, Pferd und Rind ist der Magen praktisch niemals leer und Chymus wird ständig in den Dünndarm transportiert, sodass mehr oder weniger eine Dauersekretion der Pankreasenzyme stattfindet. Beim Fleischfresser findet Sekretion nur nach Nahrungsaufnahme statt.

Endokriner Drüsenanteil: Die Langerhansschen Inseln produzieren zwei Hormone: **Insulin** und **Glukagon**. Beide Hormone sind essenziell für die Regulation des Blutzuckerspiegels. Glukagon wird in den A-Zellen des Inselapparates produziert. Es mobilisiert Glycogen, die Speicherform von Glucose in der Leber, transformiert es zurück in Glucose und erhöht so den Blutzuckerspiegel. Insulin, sein funktioneller Antagonist, wird in den B-Zellen gebildet. Es senkt den Blutzuckerspiegel, indem es beispielsweise die Aufnahme von Glucose aus dem Blut in die Zellen erhöht und die Glykogenbildung stimuliert.

5.2 Ausgewählte Krankheitsbilder mit Therapievorschlägen

5.2.1 Diabetes mellitus, Zuckerkrankheit

Die Zuckerkrankheit ist bei allen Tierarten beschrieben. Sie ist eine chronisch verlaufende Stoffwechselerkrankung, die durch unzureichende Bildung, Freisetzung oder Wirkung des Hormons Insulin bedingt ist. Als Folge kommt es zu einer Entgleisung des Kohlenhydrat-, Fett- und Eiweißstoffwechsels. Praktische Bedeutung kommt der Zuckerkrankheit hauptsächlich beim Hund zu. Die Hündin im mittleren bis fortgeschrittenen Alter ist schwerpunktmäßig betroffen. Oft besteht ein Zusammenhang mit Läufigkeit, Scheinträchtigkeit, Trächtigkeit und Hormonverabreichungen. Über die genaue Ursache weiß man wenig, jedoch spielen hormonelle und konstitutionelle Faktoren eine große Rolle. Ein Versagen der Langerhansschen Inselzellen (B-Zellen), Über- und Fehlernährung, altersbedingter Diabetes oder das Überwiegen von Insulin-Gegenspielern sind mögliche Faktoren für die Erkrankung. Auch überstandene Entzündungen der Bauchspeicheldrüse kommen als Ursache in Frage. Mittlere und kleine Rassen sind bevorzugt betroffen (Dackel, Pudel, Spaniel, Samoyiden). Das gehäufte familiäre Auftreten spricht für eine genetische Veranlagung. Die Hündin ist häufiger betroffen als der Rüde. Die auffälligsten Symptome bei der Zuckerkrankheit sind: Gesteigerter Appetit bis hin zum Heißhunger, vermehrter Durst, Ausscheidung großer Harnmengen und Zucker im Urin. Anfängliches Übergewicht geht zunehmend in Abmagerung über. Muskelschwäche, Leistungsabfall, vermehrte Ermüdbarkeit sind typisch. Innerhalb kurzer Zeit kann sich eine Linsentrübung entwickeln. Abwehrschwäche, Flüssigkeitsverlust und Austrocknung, Haut und Fellveränderungen sind mögliche Symptome im fortgeschrittenen Stadium.

Behandlungsstrategie

Regulierung des Körpergewichts, Insulinverabreichung, Aktivierung und Regulierung der noch intakten hormonproduzierenden Zellen.

Allopathie

- Regulierung des Gewichts: Ein normales Körpergewicht ist anzustreben, gegebenenfalls Gewichtsreduktion.

- Insulinverabreichung: Die Insulindosierung ist individuell vom Tierarzt anhand von Blutzucker- und Harnzuckerbestimmungen einzustellen. Die Fütterung muss zeitlich mit dem Wirkungsbeginn und Wirkungsmaximum des verabreichten Insulins abgestimmt werden.
- Fütterung: Eine normale, ausgewogene Diät ist ausreichend.
- Bei weiblichen Tieren kann eine Kastration Besserung bringen.

Homöopathie
- Monopräparate, je nach Arzneimittelbild: **Syzygium jambolanum** D2, D4, Okoubaka D3, Datisca D2, D4, D6
- Kombinationspräparate: **Syzygium compositum** (Heel), Pankreas suis Injeel (Heel), Pancreas comp. PLV (Plantavet).

Phytotherapie
- Pflanzen: Heidelbeerblätter, Bohnenhülsen, Geißraute
  Tee zu gleichen Teilen aus Heidelbeerblätter (Myrtilli folium), Bohnenhülsen (Legumina phaseoli), Geißraute (Galega herba et semen), 2 Esslöffel auf 1 Liter Wasser, brühen, 20 Minuten ziehen lassen, mehrmals täglich verabreichen
- Fertigpräparate: Phaseolus Similiaplex (Pascoe), Myrtillus Similiaplex (Pascoe).

5.2.2 Chronisches Pankreasversagen

Das chronische Pankreasversagen (chronische exokrine Pankreasinsuffizienz/CPI) ist vor allem eine Erkrankung des Deutschen Schäferhundes. In seltenen Fällen sind auch andere Rassen betroffen. Die Erkrankung ist Folge einer Rückbildung von Bauchspeicheldrüsengewebe und tritt meist im Alter von 1–4 Jahren auf. Dem Leiden liegt eine genetische Veranlagung zugrunde. Das Versagen der Bauchspeicheldrüse führt zu einer mangelnden Verdauung und gestörten Resorption von Nährstoffen und schließlich zur Mangelernährung. Folgende drei Symptome sind typisch: **Heißhunger, Abmagerung, typische Kotbeschaffenheit.** Der Kot ist charakterisiert durch Massenstuhl, schaumige Beschaffenheit, graugelbe bis bleifarbene Verfärbung, säuerlichen Geruch und durch unverdaute Futterbestandteile. Das Allgemeinbefinden ist meist gut. Längerfristig treten oft Haar und Hautveränderungen auf.

Behandlungsstrategie
Verabreichung von Pankreasenzymen, Futterumstellung, Aktivierung und Regulierung der noch intakten enzymproduzierenden Zellen.

Allopathie
- Verabreichung von Pankreasenzymen: z. B. Pankreatin (z. B. Kreon, Pankreon) 1–3 Dragees/Tier mit jeder Fütterung

- Futterumstellung: Fettarme, kohlenhydratreiche Fütterung mit mehreren kleinen Mahlzeiten am Tag.

Homöopathie
- Monopräparate, je nach Arzneimittelbild: **Haronga** D3, D4, Eichhornia D2, Natrium sulfuricum D6
- Kombinationspräparate: **Pancreas comp. PLV** (Plantavet), **Pankreas suis** (Heel), Leptandra compositum (Heel), Momordica compositum (Heel).

Phytotherapie
- Pflanzen: Harungana, Papaya
- Fertigpräparate: Harongan (Schwabe), Enzym-Harongan (Schwabe), metaharonga (meta Fackler), Pascopankreat (Pascoe).

6 Respirationstrakt

6.1 Aufbau und Aufgaben des Atmungstrakts

Der Atmungstrakt besteht aus den **oberen Atemwegen** (Nase, Nasennebenhöhlen, Nasenrachen und Kehlkopf), den **unteren Atemwegen** (Luftröhre, Bronchien) und dem **Lungengewebe**. Die Aufgabe der Atmungsorgane ist es, den Gasaustausch zwischen Blut und Luft zu ermöglichen, das heißt, Sauerstoff aus der Luft aufzunehmen und Kohlendioxid abzugeben. Der Gasaustausch erfolgt in den **Alveolen** (Lungenbläschen) der Lunge. Den Gastransport von und zu den Lungenalveolen und die Diffusionsprozesse von den Alveolen in das Lungenkapillarblut bezeichnet man als **äußere Atmung** oder Lungenatmung. Der Blutkreislauf besorgt anschließend den Transport von und zu den Geweben. Als **innere Atmung** oder Gewebeatmung bezeichnet man die Gasdiffusion von den Gewebekapillaren in die Zellen, den anschließenden Oxidationsprozess in den Mitochondrien der Zelle und die Abgabe von Kohlendioxid und Wasser durch die Zelle. Atmung ist also Gasaustausch zwischen Zellen und Umgebung. Die tierische Zelle benötigt zur Gewinnung ihrer Energie (ATP) Glucose und Sauerstoff. Sie ist somit auf eine ständige Sauerstoffzufuhr angewiesen. Der Sauerstoff dient der Verbrennung (Oxidation) der mit der Nahrung aufgenommenen Nährstoffe (Glucose), das Kohlendioxid fällt dabei als Endprodukt des Stoffwechsels an. Ebenso wichtig ist der laufende Abtransport der Endprodukte aus diesen Stoffwechselprozessen – vor allem von Kohlendioxid.

6.2 Zuleitende Atemwege

Die luftzuführenden Wege des Atmungstrakts haben die Aufgabe, die Außenluft zu erwärmen, zu befeuchten, zu reinigen und bis in die Lungenbläschen zu leiten. Die Schleimhaut des respiratorischen Systems besitzt für diese Aufgaben entsprechende Strukturen. Drüsen befeuchten die Luft und ein weit verzweigtes Blutgefäßnetz dient ihrer Erwärmung. Für die Reinigung der Luft von Schwebeteilchen sorgt ein spezielles Flimmerepithel, dessen feinste Härchen in einem ständigen Flimmerstrom Staubpartikel binden und abtransportieren. Das Flimmerepithel befördert die so gebundenen Fremdkörper entgegen dem Luftstrom wieder nach außen. Zu den luftzuführenden Wegen gehören Nasenhöhle, Rachen, Kehlkopf, Luftröhre und Bronchien. Eine Besonderheit des Hundes ist das sogenannte **Hecheln**. Frequente Mundatmung wird hierbei zur Thermoregulation genutzt (Wärmeabgabe über Flüssigkeitsverdunstung).

6.2.1 Nase

An der Nase (Nasus) unterscheiden wir äußerlich den Nasenrücken und die Nasenspitze mit den beiden Nasenlöchern (Nares). Die Nasenscheidewand (Septum nasi) trennt die Nasenhöhle (Cavum nasi) in eine rechte und linke Nasenhöhle. Die Basis der Nasenhöhle wird vom Siebbein gebildet, durch das die Riechfäden des Riechnervs (Nervus olfaktorius) in die Riechschleimhaut ziehen. Diese besitzt Sinneszellen, die auf Duftstoffe reagieren. Die Nasenhöhle wird durch schneckenförmig aufgerollte **Siebbeinmuscheln** und **Nasenmuscheln** (Conchae) vielfältig gegliedert. Die Conchae bewirken eine erhebliche Oberflächenvergrößerung der Riechgegend und der Nasenschleimhaut. Die Nasenmuscheln bilden in der Nasenhöhle drei Nasengänge. Der **obere Nasengang** oder **Riechgang** mit dem Riechorgan liegt zwischen Nasendach und oberer Nasenmuschel. Der **mittlere Nasengang** oder **Sinusgang** mit den Verbindungsgängen zu den Nasennebenhöhlen liegt zwischen oberer und unterer Nasenmuschel. Der **untere Nasengang** oder **Atmungsgang** liegt zwischen unterer Nasenmuschel und dem Nasenhöhlenboden – ihn durchströmt die Hauptmasse der Atmungsluft. Den Nasenhöhlen sind die **Nasennebenhöhlen** angeschlossen – beide sind mit respiratorischer Schleimhaut ausgekleidet. Die Nasenwand besteht aus der äußeren Hautschicht, einer knöchernen, beziehungsweise knorpeligen Mittelschicht und einer inneren Schleimhautschicht. Im Bereich des Naseneingangs regulieren Muskeln die Weite der Nasenlöcher. Bei unseren Haustieren prägt die Nase ganz entscheidend das Gesicht. Die Nasenspitze ist tierartlich sehr unterschiedlich ausgeprägt. Beim Rind bildet sie das **Flotzmaul**, das, von haarloser Haut bedeckt, ein individuelles Oberflächenrelief ausformt, das zur Identifikation der Tiere („Fingerabdruck") verwendet werden kann. Beim kleinen Wiederkäuer und beim Fleischfresser greift die gespaltene Oberlippe (**Philtrum**) auch auf den **Nasenspiegel** über. Das Schwein hat als Charakteristikum die **Rüsselscheibe** und beim Pferd bestimmen die **Nüstern** das Erscheinungsbild der Nase.

6.2.2 Nasenrachen

Aus der Nasenhöhle führt der Luftweg in den Nasenrachen (Atmungsrachen, Nasopharynx), der das Dach des Schlundkopfes (Pharynx) bildet. Durch das Gaumensegel (Velum palatinum) ist er vom Schlingrachen (unterer Anteil des Pharynx) getrennt. Im Nasenrachenraum finden sich die lymphatischen Strukturen des **Waldeyerschen Rachenrings** – z. B. die Rachenmandel (Tonsilla palatina) oder die Tubenmandel (Tonsilla tubaria). Außerdem mündet hier die **Eustachische Röhre**, die das Mittelohr mit dem Rachen verbindet. Sie dient vor allem dem Druckausgleich zwischen Mittelohr und der Außenwelt. Eine Besonderheit bei den Pferden ist der **Luftsack**, der eine Aussackung der Eustachischen Röhre darstellt.

6.2.3 Kehlkopf

Der Kehlkopf (Larynx) ist ein röhrenartiges Organ, dessen Eingang durch den **Kehldeckel** (Epiglottis) verschließbar ist. Dies ist vor allem beim Schlucken wichtig, um die nachfolgenden Atmungswege vor einer Futter-Aspiration (Eindringen von festen Stoffen in die Atemwege) zu schützen. Der Kehlkopf erstreckt sich vom Zungengrund bis zur Luftröhre. Er ist aus einem Knorpelgerüst aufgebaut – **Schildknorpel, Ringknorpel, Stellknorpel** und **Epiglottis**. Die einzelnen Knorpel sind durch Bänder und Muskeln miteinander verbunden. Innen ist dieses Knorpelgerüst mit respiratorischer Schleimhaut ausgekleidet und enthält den Stimmapparat – die beiden **Stimmbänder**. Die Stellknorpel, die mit den Stimmbändern verbunden sind, können „verstellt" werden und so die Stimmbänder straffen und spannen. Durch den Luftstrom bei der Ausatmung geraten die Stimmlippen in Schwingungen und erzeugen Laute. Der erzeugte Ton ist umso höher, je höher die Spannung und je kürzer die Stimmlippen sind (vergleichbar einer Gitarrensaite). Der Kehlkopf hat zwei Hauptfunktionen: Er verschließt beim Schluckakt die Luftwege, um ein Verschlucken zu verhindern, zum anderen ist er an der Lautbildung beteiligt.

6.2.4 Luftröhre

Die Luftröhre (Trachea) schließt sich direkt an den Kehlkopf an und setzt den Atmungsweg fort bis hin zur Lungenwurzel. Dort gabelt sie sich in die zwei Hauptbronchien auf. Die Trachea ist ein Rohr, das aus zahlreichen hufeisenförmigen Knorpelspangen besteht, die durch Ringbänder miteinander verbunden sind. Das Knorpelgerüst versteift die Luftröhre und garantiert so ihre ständige Durchgängigkeit. Die Innenauskleidung besteht aus Atemwegsschleimhaut, die durch Flimmerepithel und Becherzellen charakterisiert ist. Mit ihrer Umgebung ist die Trachea durch lockeres Bindegewebe verbunden. Die Luftröhre verläuft am Hals in der Medianen (Mittellinie) unterhalb der Halswirbelsäule.

6.2.5 Bronchien

Aus der Luftröhrengabelung gehen die beiden Hauptbronchien hervor. Diese verzweigen sich wie die Äste eines Baumes bei ihrem Eintritt in die Lunge immer weiter auf (**Bronchialbaum**). Am Ende der Verzweigung sitzen die **Alveolengänge** und unzählige endständige **Alveolensäckchen (Lungenbläschen)**. Die Alveolen sind dicht mit Blutkapillaren umsponnen. Ihre Oberfläche ist mit einem dünnen Film bedeckt, dem sogenannten Oberflächenfaktor. Dieser verhindert, daß die Alveolen in sich zusammenfallen. Man unterscheidet zwischen dem luftleitenden Bronchialsystem und dem Alveolarsystem, in welchem sich der Gasaustausch vollzieht. Die Bronchien sind ähnlich aufgebaut wie die Trachea. Größere Bronchien sind durch Knorpelspangen versteift, kleinere durch Knorpelschollen. Zwischen den Knorpelstrukturen finden sich glatte Muskelfasern, die das Lumen der Bronchien verändern können. Die Endbronchien besitzen keine knorpeligen Versteifungen mehr. Innen sind die Bronchien mit Flimmerepithel ausgekleidet.

6.3 Lunge

Die Lunge (Pulmo) besteht aus zwei Lungenflügeln, die rechte und die linke Lunge. Sie ist vom **Lungenfell** (Pleura pulmonalis), einer dünnen, durchsichtigen Membran, bekleidet und füllt die seitlichen Hälften des Brustraumes aus. Ihre Außenflächen liegen der Brustwand und dem Zwerchfell an. Zwischen den beiden Lungenflügel befindet sich der Mittelfellspalt, das **Mediastinum**. Dieser Raum beherbergt das Herz, die Luftröhre, die Speiseröhre und die großen Gefäße. Die Brusthöhle ist ebenfalls mit einer dünnen, durchsichtigen Membran, dem **Brustfell**, ausgekleidet. Beide Pleurablätter – Lungenfell und Brustfell – sind nur durch einen engen Flüssigkeitsspalt getrennt und gegeneinander verschieblich. Dies ermöglicht der Lunge eine reibungslose Bewegung bei der Atmung. Durch Einschnitte wird die Lunge in **Lappen** (Lobi pulmonales) eingeteilt. Diese sind tierartlich sehr unterschiedlich entwickelt. Im Prinzip unterscheidet man zwischen Spitzenlappen, Mittellappen, Herzlappen, Zwerchfellappen und Anhangslappen. Die Lunge des Pferdes ist kaum gelappt, die des Fleischfressers hingegen besonders deutlich.

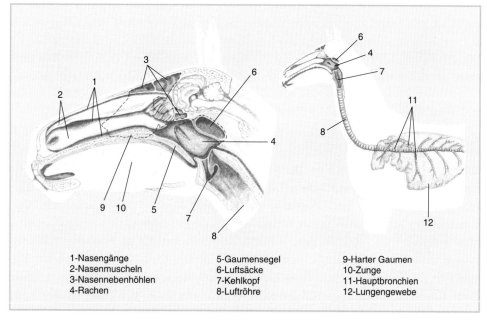

1-Nasengänge
2-Nasenmuscheln
3-Nasennebenhöhlen
4-Rachen
5-Gaumensegel
6-Luftsäcke
7-Kehlkopf
8-Luftröhre
9-Harter Gaumen
10-Zunge
11-Hauptbronchien
12-Lungengewebe

Abb. 6-1 Übersicht über den Atmungsapparat des Pferdes (schematisch).
Modifiziert aus Böhringer Ingelheim (1999):
Broschüre: Diagnostik der Atemwegserkrankungen des Pferdes

6.4 Ausgewählte Krankheitsbilder mit Therapievorschlägen

6.4.1 Bronchitis

Die Entzündung der Bronchialschleimhäute kommt selten isoliert vor. Meist tritt sie im Zusammenhang mit Entzündungen der oberen Luftwege und/oder der Lunge auf. Neben Viren und Bakterien spielen allergische Prozesse, Parasiten, reizende Gase und Erkältungen als Ursache eine Rolle. Infektionen erfolgen meist auf dem Luftweg über eine Tröpfcheninfektion. Das klinische Bild ist gekennzeichnet durch Husten, Nasenausfluss, Atemnot, verschärfte Atemgeräusche und durch ein mehr oder weniger gestörtes Allgemeinbefinden mit erhöhter Temperatur.

Behandlungsstrategie

Ursachen beseitigen, entzündungshemmende, hustenlindernde Maßnahmen, Optimierung der Umweltbedingungen, Stärkung des Immunsystems, Arbeitsruhe.

Allopathie

- Beseitigung der Ursachen: Verhindern von Durchnässung und Zugluft. Antibiotika zur Bekämpfung bakterieller Infektionen (eitriger Ausfluss, längere Fieberperioden) oder zur Vorbeugung gegen bakterielle Sekundärinfektionen. Vermeidung des Kontakts mit allergenen Substanzen (z. B. Futtermittel, Einstreu).
- Entzündungshemmende Maßnahmen: Bei allergischen Prozessen, kurzfristig Corticosteroide, z. B. Prednisolon, Hund, Katze 0,5–2 mg/kg, Pferd 0,2–1 mg/kg
- Hustenreiz lindern: Bei trockenem, quälenden Husten, Antitussiva (zentrale Hustendämpfung), z. B. Codein, Noscapin, z. B. Capval/Dreluso, Hund 0,5–1 mg/kg p.o. 3 × täglich. Bei chronischen Entzündungen mit Husten, ungenügendem Auswurf und zähem Schleim, der festsitzt: Expektoranzien (Hustenmittel, die dickflüssigen Schleim verflüssigen und Abhusten erleichtern), Dembrexin, Bromhexin, ACC/Acetylcystein, z. B. Sputolysin (Boehringer) Pferd 0,6 mg Dembrexin/kg/Tag p.o. auf 2× gegeben, z. B. Bisolvon (Boehringer) Hund, Katze Bromhexin 0,5 mg/kg/Tag i.m./s.c. oder 0,2–0,5 mg/kg p.o. 2–3 × täglich, Pferd Bromhexin 0,3 mg/kg p.o. 1 × täglich, Rind 0,5 mg/kg i.m./p.o. Bei Atemnot und asthmaartigen Beschwerden: Bronchospasmolytika (Hustenmittel, welche die Bronchien weitstellen, Krämpfe lösen), Clenbuterol, Theophyllin, Aminophyllin, z. B. Ventipulmin (Boehringer) Pferd Clenbuterol 0,8 μg/kg – 2× täglich p.o.
- Optimierung der Umweltbedingungen: Verbesserung der Stall- und Lufthygiene (Ammoniak, Staub, schlechte Belüftung, zu trockene Luft)
- Stärkung des Immunsystems: Paramunitätsinducer, z. B. Baypamune (Pfizer), Dosis pro Injektion: 1,0 ml/Hund, Katze, 2,0 ml/Pferd. Eigenbluttherapie.

Homöopathie

- Monopräparate, je nach Arzneimittelbild: **Aconitum** D6, D30, **Belladonna** D4, D6, D30, **Bryonia** D4, D6, D30, Cuprum aceticum D6, D30, Drosera D6, Echinacea D4, D6, Lachesis D8, D12, D30, Phosphor D6, D30, Sticta D6, D30, Spongia D6, D30, Tartarus stibiatus/emeticus D6, D12, D30
- Kombinationspräparate: **Belladonna Homaccord** (Heel), **Febrisal** (Biokanol), **Quentakehl** D6 (Mastavit), Vetokehl Not D5 (Mastavit), Vetokehl Sub D4 (Mastavit), Bronchalis Heel, Droperteel (Heel), Tartephedreel (Heel), Echinacea compositum (Heel), Bronchi compositum PLV (Plantavet), Strumisal (Biokanol), Vomisal (Biokanol), Pulmo/Bryonia comp. PLV (Plantavet), B-Vetsan Pulver (DHU).

Phytotherapie

- Hustenreiz lindern: Bei trockenem, quälenden Husten: Antitussiva (zentrale Hustendämpfung), z. B. Ephedra, Drosera (z. B. Makatussin Saft Drosera/Makatussin Tropfen Drosera). Bei Reizhusten, Muzilaginosa (Schleimdrogen beruhigen gereizte Schleimhäute und dämpfen Hustenreiz), Eibisch, Malve, Spitzwegerich, Huflattich, Königskerze, isländisch Moos, Süßholz – Tee, Sirup, Hustensaft, Frischpflanze (z. B. Kneipp Spitzwegerich-Pflanzensaft Hustentrost, Eres N von Müller Göppingen). Bei chronischem Husten mit ungenügendem Auswurf und zähem Schleim, der festsitzt: Expektoranzien, Mukolytika, (Hustenmittel, die dickflüssigen Schleim verflüssigen und Abhusten erleichtern), Schlüsselblume, wohlriechendes Veilchen, Bibernelle, Anis, Seifenkraut – Tee, Inhalation, Tinktur, Tropfen, Tabletten, Hustensaft (z. B. Cefabronchin/Cefak, Cefapulmon mono/Cefak, Tussiflorin/Pascoe). Bei Husten mit feuchtem Auswurf: Sekretomotorika (verdünnen Schleim, aktivieren das Flimmerepithel der Bronchialschleimhaut) – Inhalationen mit ätherischen Ölen von Thymol, Anis, Fenchel, Menthol, Eukalyptus (Vorsicht bei Katzen mit ätherischen Ölen! Näheres siehe unter dem Kapitel Inhalation [20.1])
- Atemnot lindern: Bronchospasmolytika (Pflanzen/Substanzen, welche die Bronchien weitstellen, Krämpfe lösen) – bei asthmaartigen Zuständen mit starker Atemnot: Drosera, Thymian, Efeu, Pestwurz, Khella, Ephedra
- Entzündungshemmende, krampflösende und desinfizierende Maßnahmen: Inhalationen mit Salzwasser (z. B. Meersalz, Emser Sole) oder ätherischen Ölen von Kamille, Pfefferminze, Salbei, Thymian, Eukalyptus (Vorsicht bei Katzen mit ätherischen Ölen!! – Näheres siehe unter dem Kapitel 20.1 Inhalation).

Physikalische und sonstige Verfahren
Prießnitz-Umschläge.

6.4.2 Druse

Die Druse ist eine infektiöse Erkrankung der Pferde, die charakterisiert ist durch Fieber, einer Entzündung des oberen Atmungstrakts und einer eitrigen Entzündung der Lymphknoten, die oft zur Abszessbildung führt. Sie kommt weltweit vor. Früher war die Druse eine typische Jungtiererkrankung, die jedoch heute bei Tieren aller Altersstufen zu finden ist. Der Erreger der Krankheit ist das Bakterium *Streptococcus equi*. Die Übertragung erfolgt über Tröpfcheninfektion oder über Kontakt. Stressfaktoren wie Transporte, Erkältungen und Überanstrengung begünstigen das Geschehen. Typische Symptome sind: Fieber, gestörtes Allgemeinbefinden, Husten, Nasenausfluss und geschwollene Lymphknoten in der Kopf-Rachenregion. Die Lymphknoten sind verdickt, schmerzhaft, nicht mehr verschieblich und können Abszesse bilden. Kommt es zum Durchbruch und Eiterentleerung in den Luftsack, kann es zu schubweiser Entleerung des Eiters durch die Nase nach außen kommen. Die Abszessbildung der Lymphknoten im Kopf-Rachenbereich gilt fast schon als sicheres Diagnosezeichen. Eine Verschleppung der Erreger über das Blut kann zu eitrigen Metastasen (Absiedelungen) im gesamten Organismus führen. Zurückbleibende Eiterherde werden zur Belastung im Sinne eines Focus (Herd).

Behandlungsstrategie

Entzündungshemmende, fiebersenkende Maßnahmen, Abszessbehandlung, Anpassung der Fütterung, Arbeitsruhe, Isolation.

Allopathie

- Entzündungshemmende, fiebersenkende Maßnahmen: Antibiotikabehandlungen (**Penicillin**) sind umstritten – einige Autoren lehnen sie vor Abschluss der Abszessreifung ab, da die Gefahr der Keimabsiedelung (Metastasen) besteht, andere Autoren fordern sofortige hochdosierte Penicillingaben über mehrere Tage.
- Abszessbehandlung: Abszessreifung unterstützen, z.B. Campher-, Ichthyolsalben (10%ig). Reife Abszesse spalten, spülen und drainieren, z.B. mit Wasserstoffsuperoxid (2%ig) oder Acridinfarbstoff (Rivanol)
- Anpassung der Fütterung: Bei Schluckbeschwerden, Weich- und Schlappfutter
- Isolierung kranker Tiere.

Homöopathie

- Monopräparate, je nach Arzneimittelbild: **Belladonna** D4, D6, D30, **Hepar sulfuris** D4, D6, D12, D30, **Lachesis** D8, D12, D30, Aconitum D6, D30, Phytolacca D4, D6, D12, D30, Pulsatilla D4, D6, D30, Mercurius solubilis D6, D12
- Kombinationsmittel: **Tonsillusal** (Biokanol), **Vetokehl Not** D5 (Mastavit), **Belladonna Homaccord** (Heel), Sanukehl Strep D6 (Mastavit), Lachesis/Argentum compositum PLV (Plantavet), Lachesis compositum (Heel), Echinacea compositum (Heel), Staphylosal (Biokanol), Laseptal (DHU), Echinacea S-logoplex (Ziegler)

- Abszessreifung: Homöopathika: Myristica sebifera D3, D4, Hepar sulfuris D3, D4, D6
- Stärkung des Immunsystems: z. B. **Engystol** (Heel), Schwörotox A (Schwörer), Viruvetsan (DHU), EquiMun PLV (Plantavet), Vetokehl-Sub D4 (Mastavit).

Phytotherapie
- Pflanzen: Leinsamen, Heublumen, Kartoffel
- Heiße, warme Kompressen oder Packungen mit Kartoffelbrei, Leinsamen oder Heublumen auf die betroffenen Lymphknoten

6.4.3 Katzenschnupfenkomplex

Unter Katzenschnupfenkomplex versteht man Erkrankungen der oberen Atemwege der Katze, die alle eine ähnliche Symptomatik entwickeln, jedoch unterschiedliche Ursachen haben. Die Verursacher sind Caliciviren und Herpesviren, die über direkten Kontakt oder Tröpfcheninfektion übertragen werden. Die Symptome reichen von einem milden Schnupfensyndrom mit Niesen, Nasenausfluss, Schniefen, Bindehautentzündung, verklebten Augen und Nasenlöchern, bis zu schwereren Formen mit eitriger Nasenschleimhautentzündung, Mundschleimhautentzündung, Zungengeschwüren, Speicheln, Husten, Hornhautentzündung, Fieber, Bronchitis und Lungenentzündung. Bakterielle Sekundärinfekte können eine Komplizierung des Krankheitsbildes bewirken.

Behandlungsstrategie

Da es sich hier um eine virale Erkrankung handelt, steht schulmedizinisch die symptomatische Therapie im Vordergrund.

Entzündungshemmende, schleimhautabschwellende Maßnahmen, Stärkung des Immunsystems, Bekämpfung und Vorbeugung gegen bakterielle Infektionen, Freihalten der Atemwege, Anpassung der Fütterung, optimale Haltung und Pflege.

Allopathie
- Entzündungshemmende, schleimhautabschwellende Maßnahmen, Anfeuchten der Nasenschleimhaut mit Wasser (Luftbefeuchter), physiologischer Kochsalzlösung oder Nasenölen. Spülungen der Mundhöhle mit Acridinfarbstoffen (z. B. Rivanol)
- Stärkung des Immunsystems: Paramunitätsinducer zur Stärkung des Immunsystems und Bekämpfung der viralen Infektion: z. B. Baypamune (Pfizer), Dosis pro Injektion: 1,0 ml/Katze.
- Bekämpfung von bakteriellen Infektionen: Antibiotika zur Bekämpfung und Vorbeugung gegen bakterielle Infektionen.
- Freihalten der Luftwege: Regelmäßige Reinigung von Augen und Nasenöffnungen. Aufweichen und Entfernen von Verkrustungen an den Nasenöffnungen und Einfetten des Nasenspiegels mit Vaseline, ölhaltigen Nasentropfen oder Babyöl
- Anpassung der Fütterung: Weich- und Schlappfutter, Flüssignahrung

- Bei Austrocknungserscheinungen: Injektion (s.c.) oder Infusion von physiologischer Kochsalzlösung oder Ringer-Lösung
- Optimale Haltung und Pflege
- Vorbeugemaßnahmen: Impfung.

Homöopathie
- Monopräparate, je nach Arzneimittelbild: **Lachesis** D8, D12, **Pulsatilla** D4, D6, D12, D30, Euphrasia D3 (Augentropfen), Aconitum D6, Allium cepa D6, Baptisia D6, Belladonna D4, D6, D30, Hepar sulfuris D6, D30, Kalium bichromicum D6, D30, D200, Luffa D6, Katzenschnupfen-Nosode D30 (Therapie und Prophylaxe)
- Kombinationspräparate: **Echinacea compositum** (Heel), **Quentakehl** D6 (Mastavit), **Febrisal** (Biokanol), Membrana nasalinum comp. PLV (Plantavet), Naso Heel, Mucosa compositum (Heel), Euphorbium (Heel), Schwörosin A (Schwörer), Apis comp. PLV (Plantavet), Vetokehl Not D5 (Mastavit)
- Stärkung des Immunsystems: z. B. Engystol (Heel), Schwörtotox A (Schwörer), Pet-Mun PLV (Plantavet), Vetokehl-Sub D4 (Mastavit).

Phytotherapie
- Pflanzen/Substanzen: Kamille, Calendula, Salz
- Spülungen der Mundhöhle mit Kamille- und Calendulalösung
- Inhalation (Box) mit Salzwasser oder Kamille.

6.4.4 Kehlkopfentzündung

Die Kehlkopfentzündung (Laryngitis) tritt meist als Teilerscheinung entzündlicher Krankheiten des oberen Atmungstrakts oder spezifischer Infektionskrankheiten (z. B. Zwingerhusten, Katzenschnupfen, Staupe) auf. Ursächlich ist an virale und bakterielle Infektionen zu denken, sowie an Fremdkörper, Allergene, reizende Gase, Erkältung und exzessives Bellen und Brüllen. Die lokale Entzündung führt zu Heiserkeit oder Stimmlosigkeit, Kitzel- und Reizhusten (trocken, kräftig), Würgereiz und zu geschwollenen Halslymphknoten. Das Abtasten ist schmerzhaft und der Husten in der Regel leicht auslösbar. Bei stärkerer Ödembildung im Kehlkopfbereich kommt es zu Atemnot. Fieber ist möglich.

Behandlungsstrategie

Beseitigung der Ursache, entzündungshemmende Maßnahmen, Hustenreiz lindern, Stärkung des Immunsystems, Anpassung der Fütterung, Arbeitsruhe.

Allopathie

- Beseitigung der Ursache: Verhindern von Durchnässung und Zugluft. Antibiotika zur Bekämpfung bakterieller Infektionen oder Vorbeugung gegen bakterielle Sekundärinfektionen. Entfernen eventueller Fremdkörper aus dem Rachenbereich. Vermeidung des Kontakts mit allergenen Substanzen (z. B. Futtermittel, Einstreu). Verbesserung der Stall- und Lufthygiene (Ammoniak, Staub, schlechte Belüftung, zu trockene Luft)
- Entzündungshemmende Maßnahmen: Touchieren (Betupfen, Pinselung) der Rachenregion mit desinfizierenden Lösungen (z. B. Lugolsche Lösung, Jodglycerin). Bei Kehlkopfödem: Corticosteroide, z. B. Prednisolon, Hund, Katze 0,5–2 mg/kg, Pferd 0,2–1 mg/kg
- Hustenreiz lindern: Bei trockenem, quälendem Husten, Antitussiva (zentrale Hustendämpfung), Codein, Noscapin, z. B. Capval/Dreluso, Hund 0,5–1 mg/kg p.o. 3 × täglich
- Stärkung des Immunsystems: Paramunitätsinducer, z. B. Baypamune (Pfizer), Dosis pro Injektion: Hund, Katze 1,0 ml, Pferd 2,0 ml. Eigenbluttherapie
- Anpassung der Fütterung: Bei Schluckbeschwerden, Weich- und Schlappfutter.

Homöopathie

- Monopräparate, je nach Arzneimittelbild: **Apis** D6, D30, **Belladonna** D4, D6, D30, **Spongia** D6, D30, Argentum nitricum D6, D30, Bryonia D4, D6, D30, Causticum D6, D12, D30, Jodum D6, D12, D30, Lachesis D8
- Kombinationspräparate: **Belladonna Homaccord** (Heel), **Larynx-Apis comp. PLV** (Plantavet), **Strumisal** (Biokanol), **Vetokehl Not D5** (Mastavit), Quentakehl D5 (Mastavit), Phosphor Homaccord (Heel), Tartephedreel (Heel), Bronchi comp. PLV (Plantavet),
- Steigerung der unspezifischen Abwehr: z. B. Engystol (Heel), Viruvetsan (DHU), Schwörtotox A (Schwörer), EquiMun/PetMun (Plantavet).

Phytotherapie

- Hustenmittel: Bei Reizhusten, Mucilaginosa (Schleimdrogen beruhigen gereizte Schleimhäute und dämpfen Hustenreiz), Malve, Spitzwegerich, Huflattich, Königskerze, isländisch Moos, Süßholz – Tee, Sirup, Hustensaft (z. B. Kneipp Spitzwegerich-Pflanzensaft Hustentrost)
  Bei trockenem, quälenden Husten: Antitussiva (zentrale Hustendämpfung), z. B. Ephedra, Drosera (Makatussin Saft Drosera/Makatussin Tropfen Drosera)
- Inhalationen mit Salzwasser (z. B. Meersalz, Emser Sole) oder ätherischen Ölen von Kamille, Pfefferminze, Salbei, Thymian, Eukalyptus haben eine entzündungshemmende, krampflösende und desinfizierende Wirkung auf die Schleimhäute der oberen Atemwege (Vorsicht bei Katzen mit ätherischen Ölen!! – Näheres siehe unter dem Kapitel 20.1 Inhalation).

Physikalische und sonstige Verfahren
- Halswickel – Prießnitz-Umschläge
- Rotlicht, UV-Bestrahlung.

6.4.5 Lungenentzündung

Die Lungenentzündung (Pneumonie) tritt selten allein auf, meist sind die Bronchialschleimhäute mitbetroffen (Bronchopneumonie). Es finden sich alle Symptome der Bronchitis wieder, nur in einem verstärktem Maße: Appetitlosigkeit, Teilnahmslosigkeit, Fieber, Husten, Atemnot, erhöhte Atemfrequenz, Auswurf (Nasenausfluss) und verstärkte Atemgeräusche, die zum Teil als Rasseln, Giemen oder Reibegeräusche diagnostiziert werden können. Das Allgemeinbefinden ist stark gestört. Als Konsequenz kommt es zu einer Behinderung der Lungenfunktion und einer möglichen Ausschwemmung von Erregern und/oder Giftstoffen in den Organismus mit Folgeschäden für Herz und Nieren. Die Ursachen sind im Wesentlichen dieselben wie bei der Bronchitis: Viren, Bakterien, Parasiten, allergische Prozesse, reizende Gase und Erkältungen. Infektionen erfolgen meist auf dem Luftweg über Tröpfcheninfektion.

Behandlungsstrategie
Die Therapie der Lungenentzündung gehört in die Hände des Tierarztes!
Ursache beseitigen, entzündungshemmende Maßnahmen, Atemnot lindern, Hustenreiz lindern, Optimierung der Haltungsbedingungen, Kreislauf stützen, Arbeitsruhe.

Allopathie
- Beseitigung der Ursachen: Verhindern von Durchnässung und Zugluft. Antibiotika zur Bekämpfung bakterieller Infektionen (eitriger Ausfluss, längere Fieberperioden) oder zur Vorbeugung gegen bakterielle Sekundärinfektionen. Bei viralen Infekten und chronischen Fällen: Paramunitätsinducer, z. B. Baypamune (Pfizer), Dosis pro Injektion: Hund, Katze 1,0 ml, Pferd 2,0 ml. Vermeidung des Kontakts mit allergenen Substanzen (z. B. Futtermittel, Einstreu).
- Entzündungshemmende Maßnahmen: Bei allergischen Prozessen, kurzfristig Corticosteroide, z. B. Prednisolon, Hund, Katze 0,5–2 mg/kg, Pferd 0,2–1 mg/kg
- Atemnot lindern: Bei Atemnot und asthmaartigen Beschwerden, Bronchospasmolytika, z. B. Clenbuterol, Theophyllin, Aminophyllin, z. B. Ventipulmin (Boehringer) Pferd Clenbuterol 0,8 µg/kg – 2× täglich p.o.
- Hustenreiz lindern: Bei trockenem, quälendem Husten, Antitussiva (zentrale Hustendämpfung), z. B. Codein, Noscapin, z. B. Capval/Dreluso, Hund 0,5–1 mg/kg p.o. 3× täglich. Bei chronischen Entzündungen mit Husten, ungenügendem Auswurf und zähem Schleim, der festsitzt: Expektoranzien, z. B. Dembrexin, Bromhexin, ACC/Acetylcystein, z. B. Sputolysin (Boehringer) Pferd, 0,6 mg Dembrexin/kg/Tag p.o. auf 2× gegeben, z. B. Bisolvon (Boehringer) Hund, Katze Bromhexin

0,5 mg/kg/Tier i.m./s.c. oder 0,2–0,5 mg/kg p.o. 2–3× täglich, Pferd Bromhexin 0,3 mg/kg p.o. 1× täglich, Rind 0,5 mg/kg i.m./p.o.
- Optimierung der Haltungsbedingungen: Verbesserung der Stall- und Lufthygiene, saubere, zugfreie, staubfreie Haltung mit guter Pflege und Fütterung.

Homöopathie
- Monopräparate, je nach Arzneimittelbild: **Belladonna** D4, D6, D30, **Phosphor** D6, D30, Aconitum D6, D30, Bryonia D4, D6, D30, Ferrum phosphoricum D6, D12, Lachesis D8, D12, D30, Tartarus stibiatus/emeticus D6, D30
- Kombinationspräparate: **Belladonna Homaccord** (Heel), **Febrisal** (Biokanol), **Quentakehl** D6 (Mastavit), Vetokehl Not D5 (Mastavit), Aconitum Homaccord (Heel), Echinacea compositum (Heel), Pulmo/Bryonia comp. PLV (Plantavet), Pyrogenium compositum PLV (Plantavet), Lachesis/Argentum compositum (Plantavet), Laseptal (DHU).

Phytotherapie
- Hustenreiz lindern: Bei trockenem, quälenden Husten: Antitussiva (zentrale Hustendämpfung), Ephedra, Drosera (z. B. Makatussin Saft Drosera/Makatussin Tropfen Drosera). Bei Reizhusten, Mucilaginosa (Schleimdrogen beruhigen gereizte Schleimhäute und dämpfen Hustenreiz), Eibisch, Malve, Spitzwegerich, Huflattich, Königskerze, isländisch Moos, Süßholz – Tee, Sirup, Hustensaft, Frischpflanze (z. B. Kneipp Spitzwegerich-Pflanzensaft Hustentrost, Eres N von Müller Göppingen). Bei chronischem Husten mit ungenügendem Auswurf und zähem Schleim, der festsitzt: Expektoranzien, Mukolytika, (Hustenmittel, die dickflüssigen Schleim verflüssigen und Abhusten erleichtern), Schlüsselblume, wohlriechendes Veilchen, Bibernelle, Anis, Seifenkraut – Tee, Inhalation, Tinktur, Tropfen, Tabletten, Hustensaft (z. B. Cefabronchin/Cefak, Cefapulmon mono/Cefak, Tussiflorin/Pascoe). Bei Husten mit feuchtem Auswurf: Sekretomotorika (verdünnen Schleim, aktivieren das Flimmerepithel der Bronchialschleimhaut) – Inhalationen mit ätherischen Ölen von Thymol, Anis, Fenchel, Menthol, Eukalyptus (Vorsicht bei Katzen mit ätherischen Ölen! Näheres siehe unter dem Kapitel 20.1 Inhalation)
- Atemnot lindern: Bronchospasmolytika (Pflanzen/Substanzen, welche die Bronchien weitstellen, Krämpfe lösen) – bei asthmaartigen Zuständen mit starker Atemnot: Drosera, Thymian, Efeu, Pestwurz, Khella, Ephedra
- Entzündungshemmende, krampflösende und desinfizierende Maßnahmen: Inhalationen mit Salzwasser (z. B. Meersalz, Emser Sole) oder ätherischen Ölen von Kamille, Pfefferminze, Salbei, Thymian, Eukalyptus (Vorsicht bei Katzen mit ätherischen Ölen!! – Näheres siehe unter dem Kapitel 20.1 Inhalation).

Physikalische und sonstige Verfahren
Brustwickel – Prießnitz-Umschläge

6.4.6 Lungenemphysem

Beim Lungenemphysem kommt es durch eine zu starke Luftfüllung des Lungengewebes zu einer Überdehnung der Lungenbläschen. Die Folgen sind Elastizitätsverlust und Zerstörung von Lungengewebe. Ursachen hierfür sind Verengungen, Verstopfungen und Verschlüsse von kleinen Bronchien und Bronchiolen, meist durch Schleim oder entzündliches Sekret, vor allem bei der chronischen Bronchitis oder Lungenentzündung. Die gestörte Luftpassage in den verengten und verstopften Bronchien kann zwar in der Einatemphase durch verstärkte Anstrengung überwunden werden, in der passiven Ausatemphase jedoch verbleibt ein größerer Rest an Luft als normal im Lungengewebe zurück. Im Laufe der Zeit summiert sich dieser Mehrgehalt an Luft im Lungengewebe und führt zur Aufblähung und Überdehnung des Lungengewebes. Bronchiale Krämpfe (Asthma) oder das Einatmen von Fremdmaterial können ebenfalls dieses Krankheitsbild bewirken. Es kommt zu einer Beeinträchtigung des Gasaustausches – die Atemnot beherrscht das klinische Bild. Ein- und Ausatembeschwerden, ausgeprägte Nüsternatmung und eine verstärkte Bauchatmung treten auf. Leistungsabfall, Nasenausfluss, häufiger, schwacher Husten, verschärfte Atemgeräusche, tympanischer Lungenschall (hell, paukenotähnlich) mit erweiterten Lungengrenzen und die Ausbildung der klassischen Dampfrinne vervollständigen das klinische Bild. Abmagerung und Rechtsherzschwäche stehen am Ende des Krankheitsverlaufes.

Behandlungsstrategie

Die Erweiterung von Lungenbläschen ist nicht mehr rückgängig zu machen. Da das Lungenemphysem eine Folgeerscheinung anderer Erkrankungen des Atmungsapparats ist, muss das Grundleiden behandelt werden.

Ursache beseitigen, Atemnot lindern, zähes Sekret verflüssigen, Optimierung der Haltungsbedingungen, Herz-Kreislauf stützen, Arbeitsruhe.

Allopathie

- Beseitigung der Ursachen: Bei allergisch bedingtem Emphysem: Allergiearme Haltung, Vermeidung des Kontakts mit allergenen Substanzen (z. B. Einstreu, Futter, Staub, Schimmel), Corticosteroide, z. B. Dexamethason, Pferd 0,02–0,08 (–0,2) mg/kg i.m., Hund, Katze 0,025–0,1 mg/kg i.m./s.c./p.o., Triamcinolon (z. B. Volon A), Pferd 0,02–0,04 mg/kg i.m., Hund, Katze 0,1–0,2 mg/kg i.m., Antihistamin, Diphenhydramin, z. B. Benadryl parenteral, Pferd 15–30 ml (1 %ige Lösung)/Tier i.m./i.v., Hund, Katze, z. B. Benadryl (Warner Lambert) 0,2–2 mg/kg p.o.
- Atemnot lindern: Bei Atemnot und asthmaartigen Beschwerden: Bronchospasmolytika, Clenbuterol, Theophyllin, Aminophyllin, z. B. Ventipulmin (Boehringer) Pferd Clenbuterol 0,8 µg/kg – 2× täglich p.o.

- Zähes Sekret verflüssigen: Bei chronischer Bronchitis mit Husten, ungenügendem Auswurf und zähem Schleim, der festsitzt: Expektoranzien − Dembrexin, Bromhexin, ACC/Acetylcystein, z. B. Sputolysin (Boehringer), Pferd 0,6 mg Dembrexin/kg/Tag p.o. auf 2× gegeben, z. B. Bisolvon (Boehringer), Hund, Katze Bromhexin 0,5 mg/kg/Tag i.m./s.c. oder 0,2−0,5 mg/kg p.o. 2−3× täglich, Pferd Bromhexin 0,3 mg/kg p.o. 1× täglich, Rind 0,5 mg/kg i.m./p.o.
- Optimierung der Haltungsbedingungen: Verbesserung der Stall- und Lufthygiene, saubere, staubfreie Haltung mit guter Pflege.

Homöopathie

- Monopräparate, je nach Arzneimittelbild: Acidum formicicum D6, D12, Antimonium arsenicosum D6, Antimonium sulfuratum aurantiacum D8, Cuprum aceticum D6, D30, Drosera D6, Grindelia D6, D12, D30, Ipecacuanha D6, Lobelia inflata D6
- Kombinationspräparate: **Pulmo/Stibium compositum** (Plantavet), Droperteel (Heel), Tartephedreel (Heel), Drosera Homaccord (Heel), Pulmonaria Spezial 110 (Nestmann), Broncho-logoplex (Ziegler), Mucosa compositum (Heel)
- Lymphdrainage: z. B. Lymphomyosot (Heel), Infi Myositis (Infirmarius Rovit), Mesenchym comp. PLV (Plantavet)
- Stützung von Herz und Kreislauf: z. B. Cralonin (Heel), Crataegutt (DHU), Crataegus-logoplex (Ziegler).

Phytotherapie

- Hustenreiz lindern: Bei chronischem Husten mit ungenügender Auswurf und zähem Schleim, der festsitzt: Expektoranzien, Mukolytika, (Hustenmittel, die dickflüssigen Schleim verflüssigen und Abhusten erleichtern), Schlüsselblume, wohlriechendes Veilchen, Bibernelle, Anis, Seifenkraut − Tee, Inhalation, Tinktur, Tropfen, Tabletten, Hustensaft (z. B. Cefabronchin/Cefak, Cefapulmon mono/Cefak, Tussiflorin/Pascoe). Bei Husten mit feuchtem Auswurf: Sekretomotorika (verdünnen Schleim, aktivieren das Flimmerepithel der Bronchialschleimhaut) − Inhalationen mit ätherischen Ölen von Thymol, Anis, Fenchel, Menthol, Eukalyptus (Vorsicht bei Katzen mit ätherischen Ölen! Näheres siehe unter dem Kapitel 20.1 Inhalation).
- Atemnot lindern: Bronchospasmolytika (Pflanzen/Substanzen, welche die Bronchien weitstellen, Krämpfe lösen) − bei asthmaartigen Zuständen mit starker Atemnot: Drosera, Thymian, Efeu, Pestwurz, Khella, Ephedra
- Entzündungshemmende, krampflösende und desinfizierende Maßnahmen: Inhalationen mit Salzwasser (z. B. Meersalz, Emser Sole) oder ätherischen Ölen von Kamille, Pfefferminze, Salbei, Thymian, Eukalyptus (Vorsicht bei Katzen mit ätherischen Ölen!! − Näheres siehe unter dem Kapitel 20.1 Inhalation).

6.4.7 Lungenödem

Das Lungenödem entsteht durch Austritt von Flüssigkeit aus den Blutgefäßen in das Lungengewebe. Durch die Vermischung mit Luft wird die eiweißreiche Flüssigkeit schaumig und kann bis in die oberen Luftwege vordringen. Innerhalb kurzer Zeit kann es zu erheblicher Behinderung des Gasaustausches kommen, die zum Tod führen kann. Für die Entstehung sind vor allem eine erhöhte Durchlässigkeit der Blutgefäße bei entzündlichen und allergischen Lungenerkrankungen und eine Steigerung des hydrostatischen Druckes in der Lunge – meist durch das Herz bedingt – verantwortlich.

Behandlungsstrategie

Die Behandlung des Lungenödems gehört in die Hände des Tierarztes!
Beseitigung der Ursache, Ausschwemmung von Flüssigkeit, Atemnot lindern, Sauerstoffbehandlung, Ruhe, Brustkorb hochlagern (z. B. Sitzposition).

Allopathie

- Beseitigung der Ursachen: Bei allergischen Prozessen, Vermeidung des Kontakts mit allergenen Substanzen. Corticosteroide z. B. Dexamethason, Pferd 0,02–0,08 (–0,2) mg/kg i.m., Hund, Katze, 0,025–0,1 mg/kg i.m./s.c./p.o., Antihistamin, Diphenhydramin, z. B. Benadryl parenteral, Pferd 15–30 ml (1 %ige Lösung)/Tier i.m./i.v., Hund, Katze Benadryl (Warner Lambert) 0,2–2 mg/kg p.o.. Injektionen oder Infusionen von Calciumgluconat zur „Abdichtung" der Kapillarwände, Hund, Katze 50–150 mg/kg = 0,5–1,5 ml/kg (10 %ig) langsam i.v./s.c., Großtiere 200 ml. Bei Herzschwäche: Herzglykoside, Strophanthin, Digoxin, Digitoxin, z. B. Metildigoxin (z. B. Lanitop), Hund, 5 µg/kg p.o. 2× täglich (kleine Hunde – 10 µg/kg), Katze 3,5 µg/kg p.o. 2× täglich, Pferd 0,01–0,02 mg/kg/Tag p.o. auf 2 Gaben verteilt
- Ausschwemmung von Flüssigkeit: Diuretika, Furosemid (z. B. Dimazon), Hund, Katze, 1–2 (–5) mg/kg i.m./s.c./i.v./p.o., Pferd 0,5–1 (–2) mg/kg i.m./i.v.
- Atemnot lindern: Bronchospasmolytika, Theophyllin, Aminophyllin, z. B. Theophyllin, Pferd 5 mg/kg p.o. (10 mg/kg initial)
- Sauerstoffbehandlung: Sauerstoffzelt, Intubation und Sauerstoffversorgung.

6.4.8 Mandelentzündung

Mandelentzündungen (Tonsilliden) können als isolierte Erkrankung oder als Teilsymptom von Infektionskrankheiten auftreten. Viren und Bakterien sind für die Erkrankung verantwortlich, ebenso klimatische Faktoren wie Durchnässung oder Erkältung, beispielsweise durch Schneefressen oder Zugluft. Die Art der Entzündung variiert sehr stark je nach Erregerspektrum und Entzündungsverlauf. Die akute Tonsillitis zeigt neben den lokalen Entzündungssymptomen geschwollene, schmerzhafte Halslymphknoten, Speicheln, Schluckbeschwerden, Würgebewegungen, Hustenreiz, Fieber und ein gestörtes Allgemeinbefinden. Rachen und Mandeln sind rot, geschwollen und zum Teil mit Belägen bedeckt. Bei Staupe, Zwingerhusten, Leptospirose und der ansteckenden Leberentzündung der Hunde (H.c.c.) kann eine Mandelentzündung als Teilsymptom auftreten.

Behandlungsstrategie
Beseitigung der Ursache, entzündungshemmende Maßnahmen, Stärkung des Immunsystems, Anpassung der Fütterung.

Allopathie
- Beseitigung der Ursache: Verhindern von Schneefressen, Durchnässung und Zugluft. Antibiotika zur Bekämpfung bakterieller Infektionen oder Vorbeugung gegen bakterielle Sekundärinfektionen
- Entzündungshemmende Maßnahmen: Touchieren (Betupfen, Pinselung) der Mandel-Rachenregion mit desinfizierenden Lösungen (z. B. Lugolsche Lösung, Jodglycerin)
- Stärkung des Immunsystems: Paramunitätsinducer, z. B. Baypamune (Pfizer), Dosis pro Injektion: 1,0 ml (Hund, Katze). Eigenbluttherapie
- Anpassung der Fütterung: Bei Schluckbeschwerden, Weich- und Schlappfutter
- Chirurgische Maßnahmen: Die Entfernung der Mandeln (Tonsillektomie) ist bei chronischen und immer wiederkehrenden Fällen angezeigt.

Homöopathie
- Monopräparate, je nach Arzneimittelbild: **Apis** D6, D30, **Belladonna** D4, D6, D30, **Mercurius solubilis** D6, D12, D30, Cinnabaris D6, Hepar sulfuris D6, D12, D30, Lachesis D8, D30, Mercurius bijodatus D6, Phytolacca D6, D12, D30
- Kombinationspräparate: **Tonsillusal** (Biokanol), **Vetokehl Not** D5 (Mastavit), **Belladonna Homaccord** (Heel), Sanukehl Strep D6 (Mastavit), Angin Heel SD, Mercurius Heel S, Echinacea compositum (Heel), Tonsilla compositum (Heel), Apis comp. PLV (Plantavet), Echina S-logoplex (Ziegler), Staphylosal (Biokanol)
- Umstimmung des lymphatischen Systems bei chronischen Mandelentzündungen: z. B. Lymphomyosot (Heel), Infi Myosotis (Infirmarius Rovit), Mesenchym comp. PLV (Plantavet).

Phytotherapie
- Pflanzen: Salbei, Myrrhe, Kamille
- Touchieren (Betupfen) der Mandeln oder Mundspülungen mit Kamille-, Myrrhe- oder Salbeilösungen.

Physikalische und sonstige Verfahren
- Feuchtkalte Halswickel – Prießnitz-Umschläge
- Rotlicht, UV-Bestrahlung.

6.4.9 Nasennebenhöhlenentzündung

Nasennebenhöhlenentzündungen (Sinusitiden) entstehen häufig im Anschluss an entzündliche Prozesse der Nasenschleimhaut. Auch Verletzungen, wie z. B. Hornzapfenbrüche, unsachgemäße Enthornungen beim Rind und Zahnfachentzündungen können zur Sinusitis führen. Es kommt zu entzündlichen Schwellungen der Schleimhäute und zu vermehrter Sekretbildung, welche die Ausführungsgänge der Nebenhöhlen verlegen kann. Der gestörte Sekretabfluss führt dann zur Eindickung des Sekrets und bietet Bakterien beste Wachstumsbedingungen. Die Folge ist eine Eiteransammlung. Die Sinusitis zeigt klinisch meist folgende Symptome: Einseitiger Nasenausfluss (wässrig-eitrig), eventuell geschwollene Lymphknoten, Fieber, ein gestörtes Allgemeinbefinden und gegebenenfalls Tränenfluss und geschwollene Lider der betroffenen Seite. Lokales Abtasten/Drücken kann schmerzhaft sein. Im chronischen Fall kann es zu Schleimhautschwund und zur Zerstörung von Knochengewebe kommen.

Behandlungsstrategie

Beseitigung der Ursache, entzündungshemmende, schleimhautabschwellende Maßnahmen, Erleichterung des Sekretabflusses, Stärkung des Immunsystems.

Allopathie
- Beseitigung der Ursache: Antibiotika zur Bekämpfung bakterieller Infektionen oder Vorbeugung gegen bakterielle Sekundärinfektionen. Bei Zahnfachentzündungen: Zahnextraktion und lokale antibiotische Behandlung. Behandlung einer eventuellen Nasenschleimhautentzündung, siehe unter Kapitel 6.4.10 Rhinitis.
- Entzündungshemmende, schleimhautabschwellende Maßnahmen: Ephedrinhaltige Nasentropfen, Anfeuchten der Schleimhäute mit Wasser oder physiologischer Kochsalzlösung (Luftbefeuchter, Nasenspülungen)
- Stärkung des Immunsystems: Paramunitätsinducer, z. B. Baypamune (Pfizer), Dosis pro Injektion: Hund, Katze 1,0 ml, Pferd 2,0 ml. Eigenbluttherapie
- Die operative Eröffnung der betroffenen Nebenhöhle (Trepanation) mit Drainage und täglichen Spülungen (Salzwasser, milde desinfizierende Lösungen, z. B. Acridinfarbstoffe) als letzte Möglichkeit.

Homöopathie
- Monopräparate, je nach Arzneimittelbild: **Cinnabaris** D6, D12, **Kalium bichromicum** D6, **Hepar sulfuris** D6, D12, D30, Allium cepa D6, Kalium chloratum D6, Luffa D6, Pulsatilla D4, D6, D30
- Kombinationspräparate: **Euphorbium compositum** (Heel), **Sinuselect** (Dreluso), Sinfrontal (Müller Göppingen), Schwörosin A (Schwörer), Mucosa compositum (Heel), Membrana nasalium comp. PLV (Plantavet), Staphylosal (Biokanol)
- Lymphdrainage: z. B. Lymphomyosot (Heel), Infi Myosotis (Infirmarius Rovit), Mesenchym comp. PLV (Plantavet).

Phytotherapie
- Pflanzen/Substanzen: Kamille, Eukalyptus, Pfefferminze, Lavendel, Latschenkiefer, Salz
- Entzündungshemmende, sekretionsfördernde und desinfizierende Maßnahmen: Inhalationen mit Salzwasser (z. B. Meersalz, Emser Sole), Kamille oder ätherischen Ölen von Latschenkiefer, Eukalyptus, Pfefferminze, Lavendel, Myrrhe (Vorsicht bei Katzen mit ätherischen Ölen! Näheres siehe unter dem Kapitel 20.1 Inhalation).

Physikalische und sonstige Verfahren
Wärmeapplikation, Rotlicht, UV-Bestrahlung.

6.4.10 Nasenschleimhautentzündung

Die Entzündung der Nasenschleimhäute (Rhinitis) ist eine häufige Erkrankung bei unseren Haustieren. Als Ursachen kommen Viren, Bakterien, Parasiten, reizende Gase, Allergene und Fremdkörper in Betracht. Die Nasenschleimhäute reagieren vor allem mit einer verstärkten Sekretion, die sich als Nasenausfluss zeigt. Das anfänglich meist wässrige Sekret kann sich in schleimigen oder eitrigen Ausfluss wandeln. Eine Behinderung der Nasenatmung, Niesen und verkrustete Nasenlöcher sind die Folge. Fieber und ein gestörtes Allgemeinbefinden können auftreten. Die akute Rhinitis kann als selbständige Erkrankung auftreten oder sehr häufig am Beginn verschiedener Infektionskrankheiten stehen – z. B. bei Rindergrippe, Zwingerhusten, Staupe, Katzenschnupfenkomplex, Druse und IBR (infektiöse bovine Rhinotracheitis). Häufig sind virale Infekte Wegbereiter für bakterielle Sekundärinfektionen. Die chronische Rhinitis kann auch Wucherungen oder Schwund (Rhinitis atrophicans) der Schleimhäute bewirken.

Behandlungsstrategie
Beseitigung der Ursache, Freihalten der Luftwege, entzündungshemmende, schleimhautabschwellende Maßnahmen, Stärkung des Immunsystems.

Allopathie
- Beseitigung der Ursachen: Antibiotika zur Bekämpfung bakterieller Infektionen oder Vorbeugung gegen bakterielle Sekundärinfektionen. Entfernen eventueller Fremdkörper aus dem Nasenbereich, Beseitigung reizender Gase (z. B. Ammoniak), Verhinderung des Kontakts mit allergenen Substanzen (z. B. Futtermittel, Pollen, Einstreu)
- Freihalten der Luftwege: Aufweichen und Entfernen von Verkrustungen an den Nasenöffnungen und Einfetten des Nasenspiegels mit Vaseline, ölhaltigen Nasentropfen oder Babyöl
- Entzündungshemmende, schleimhautabschwellende Maßnahmen: Ephedrinhaltige Nasentropfen, Anfeuchten der Nasenschleimhaut mit Wasser (Luftbefeuchter), physiologischer Kochsalzlösung oder Nasenölen

- Stärkung des Immunsystems: Paramunitätsinducer, z. B. Baypamune (Pfizer), Dosis pro Injektion: Hund, Katze 1,0 ml, Pferd 2,0 ml. Eigenbluttherapie.

Homöopathie
- Monopräparate, je nach Arzneimittelbild: **Pulsatilla** D4, D6, D30, **Lachesis** D8, D12, D30, Allium cepa D6, Luffa D6, Cinnabaris D6, D12, Kalium bichromicum D6, D30
- Kombinationspräparate: **Euphorbium compositum** (Heel), **Membrana nasalium comp.** (Plantavet), **Staphylosal** (Biokanol), Naso Heel S, Engystol (Heel), Mucosa compositum (Heel), Lachesis S-logoplex (Ziegler), Febrisal (Biokanol), Laseptal (DHU).

Phytotherapie
- Pflanzen/Substanzen: Kamille, Eukalyptus, Pfefferminze, Thymian, Latschenkiefer, Salz
- Entzündungshemmende, sekretionsfördernde und desinfizierende Maßnahmen: Inhalationen mit Salzwasser (z. B. Meersalz, Emser Sole), Kamille oder ätherischen Ölen von Latschenkiefer, Eukalyptus, Pfefferminze, Thymian (Vorsicht bei Katzen mit ätherischen Ölen! Näheres siehe unter dem Kapitel 20.1 Inhalation).

Physikalische und sonstige Verfahren
Rotlicht, UV-Bestrahlung.

6.4.11 Rachenentzündung
Bei der Entzündung der Rachenschleimhäute (Pharyngitis) finden wir eine Rötung und Schwellung der Schleimhaut im Rachenraum, die vermehrtes Speicheln, Schluckbeschwerden und verminderte Futter- und Tränkeaufnahme zur Folge haben kann. Schwellungen im Halsbereich, einschließlich der Halslymphknoten, können zu gestreckter „Kopf-Hals-Haltung" führen. Ein zentrales Symptom ist der Husten. Typisch beim Hund ist ein trockener, fauchender Husten und Würgesymptome. Die Pharyngitis kann als selbständige Erkrankung auftreten oder im Verbund mit einer Allgemeinerkrankung, die meistens den Atmungstrakt betrifft. Als Ursachen kommen Infektionen mit Viren oder Bakterien, Fremdkörper, Verletzungen, Kälte (Schneefressen), Hitze (zu heißes Futter) und reizende Gase (Ammoniak) in Frage.

Behandlungsstrategie

Beseitigung der Ursache, entzündungshemmende Maßnahmen, Hustenreiz lindern, Stärkung des Immunsystems, Anpassung der Fütterung.

Allopathie

- Beseitigung der Ursache: Verhindern von Schneefressen, Durchnässung und Zugluft. Antibiotika zur Bekämpfung bakterieller Infektionen oder Vorbeugung gegen bakterielle Sekundärinfektionen. Entfernen eventueller Fremdkörper aus dem Rachenbereich. Verbesserung der Stall- und Lufthygiene (Ammoniak, Staub, schlechte Belüftung, zu trockene Luft)
- Entzündungshemmende Maßnahmen: Touchieren (Betupfen, Pinselung) der Rachenregion mit desinfizierenden Lösungen (z. B. Lugolsche Lösung, Jodglycerin)
- Hustenreiz lindern: Bei trockenem, quälenden Husten, Antitussiva (zentrale Hustendämpfung), z. B. Noscapin, z. B. Capval/Dreluso, Hund 0,5–1 mg/kg p.o. 3× täglich
- Stärkung des Immunsystems: Paramunitätsinducer, z. B. Baypamune (Pfizer), Dosis pro Injektion: Hund, Katze 1,0 ml, Pferd 2,0 ml. Eigenbluttherapie
- Anpassung der Fütterung: Bei Schluckbeschwerden, Weich- und Schlappfutter.

Homöopathie

- Monopräparate, je nach Arzneimittelbild: **Apis** D6, D30, **Belladonna** D4, D6, D30, **Mercurius solubilis** D6, D12, D30, Bryonia D4, D6, D30, Causticum D6, D12, D30, Drosera D6, Echinacea D4, D6, Lachesis D8, D12, Spongia D6, D30
- Kombinationspräparate: **Tonsillusal** (Biokanol), **Belladonna Homaccord** (Heel), **Apis comp. PLV** (Plantavet), Vetokehl Not D5 (Mastavit), Quentakehl D5 (Mastavit), Phosphor Homaccord (Heel), Tartephedreel (Heel), Staphylosal (Biokanol)
- Steigerung der unspezifischen Abwehr: z. B. Engystol (Heel), Viruvetsan (DHU), Schwörtotox A (Schwörer) EquiMun/PetMun (Plantavet) Regu-Immun (Biokanol).

Phytotherapie

- Hustenreiz lindern: Bei Reizhusten, Mucilaginosa (Schleimdrogen beruhigen gereizte Schleimhäute und dämpfen Hustenreiz), Malve, Spitzwegerich, Huflattich, Königskerze, isländisch Moos, Süßholz – Tee, Sirup, Hustensaft (z. B. Kneipp Spitzwegerich-Pflanzensaft Hustentrost, Eres N von Müller Göppingen). Bei trockenem, quälenden Husten: Antitussiva (zentrale Hustendämpfung), z. B. Ephedra, Drosera (Makatussin Saft Drosera/Makatussin Tropfen Drosera)
- Entzündungshemmende, krampflösende und desinfizierende Maßnahmen: Inhalationen mit Salzwasser (z. B. Meersalz, Emser Sole) oder ätherischen Ölen von Kamille, Pfefferminze, Salbei, Thymian, Eukalyptus (Vorsicht bei Katzen mit ätherischen Ölen!! – Näheres siehe unter dem Kapitel 20.1 Inhalation).

Physikalische und sonstige Verfahren
- Halswickel – Prießnitz-Umschläge
- Rotlicht, UV-Bestrahlung.

6.4.12 Zwingerhusten

Der Zwingerhusten (Infektiöse Tracheobronchitis) ist eine meist milde verlaufende Erkrankung der Luftröhre und der Bronchien beim Hund, die bevorzugt bei Massenhaltung auftritt. Hunde aller Altersstufen können betroffen sein. Bei Welpen und älteren Tieren kann es zu schweren Krankheitsverläufen kommen. Die virale Infektion, die über Tröpfcheninfektion übertragen wird, schädigt die Schleimhäute des oberen Atmungstrakts. Bei Massentierhaltung kann es zu einer schnellen Ausbreitung der Krankheit kommen, wobei Stress, Ammoniakbelastung, Kälte, Zugluft und Feuchtigkeit als begünstigende Faktoren eine große Rolle spielen. Das klinische Bild ist gekennzeichnet durch einen **trockenen, rauen, heiseren Husten,** der bei komplikationslosem Verlauf als einziges Symptom auftreten kann. Hinzutreten können je nach Verlauf: Bindehautentzündung, Rachenentzündung, Kehlkopfentzündung, Bronchitis, Mandelentzündung und eine Entzündung der Luftröhre. Müdigkeit und verminderter Appetit bei normaler Temperatur sind typisch. Bakterielle Sekundärinfekte können die Erkrankung verkomplizieren mit Fieber, eitrigem Nasenausfluss, Bronchitis, Lungenentzündung und stark gestörtem Allgemeinbefinden.

Behandlungsstrategie

Optimierung der Haltungsbedingungen, Stärkung des Immunsystems, Bekämpfung bakterieller Infektionen, entzündungshemmende Maßnahmen, Husten lindern.

Allopathie
- Optimierung der Haltungsbedingungen: Haltung, Pflege und Ernährung optimieren, Verhindern von Durchnässung und Zugluft, Verbesserung der Stall- und Lufthygiene (Ammoniak, Staub, schlechte Belüftung, zu trockene Luft), Stressabbau
- Stärkung des Immunsystems: Paramunitätsinducer zur Stärkung des Immunsystems und Bekämpfung der viralen Infektion: z. B. Baypamune (Pfizer), Dosis pro Injektion: 1,0 ml/Hund. Eigenblutbehandlung
- Bekämpfung von bakteriellen Infektionen: Antibiotika zur Bekämpfung und Vorbeugung gegen bakterielle Infektionen

- Hustenreiz lindern: Bei trockenem, quälenden Husten, Antitussiva (zentrale Hustendämpfung), z. B. Codein, Noscapin, z. B. Capval/Dreluso, Hund 0,5–1 mg/kg p.o. 3× täglich. Bei chronischen Entzündungen mit Husten, ungenügendem Auswurf und zähem Schleim, der festsitzt: Expektoranzien, (Hustenmittel, die dickflüssigen Schleim verflüssigen und Abhusten erleichtern), Dembrexin, Bromhexin, ACC/Acetylcystein, z. B. Bisolvon (Boehringer) Hund Bromhexin 0,5 mg/kg/Tag i.m./s.c. oder 0,2–0,5 mg/kg p.o. 2–3× täglich. Bei Atemnot und asthmaartigen Beschwerden: Bronchospasmolytika (Hustenmittel, welche die Bronchien weitstellen, Krämpfe lösen), Clenbuterol, Theophyllin, Aminophyllin.

Homöopathie

- Monopräparate, je nach Arzneimittelbild: **Antimonium arsenicosum** D6, **Bryonia** D4, D6, D30, **Spongia** D6, D30, Aconitum D6, D30, Belladonna D6, D30, Cuprum aceticum D6, D30, Drosera D6, Echinacea D4, D6, Ferrum phosphoricum D6, D12, Ipecacuanha D6, Phosphor D6, D12, D30
- Kombinationspräparate: **Echinacea compositum** (Heel), **Larynx/Apis comp. PLV** (Plantavet), Vetokehl Not D5 (Mastavit), Quentakehl D6 (Mastavit), Tartephedreel (Heel), Droperteel (Heel), Bronchalis Heel, Apis comp. PLV (Plantavet), Strumisal (Biokanol), Vomisal (Biokanol), Echina S-logoplex (Ziegler), Bronchi comp. PLV (Plantavet)
- Resistenzsteigerung mit Kombinationsmitteln: z. B. Engystol (Heel), Schwörtotox A (Schwörer), Viruvetsan (DHU), Coffea Präparata (Plantavet), Vetokehl Sub D4 (Mastavit).

Phytotherapie

- Hustenreiz lindern: Bei trockenem, quälenden Husten: Antitussiva (zentrale Hustendämpfung), z. B. Ephedra, Drosera (Makatussin Saft Drosera/Makatussin Tropfen Drosera). Bei Reizhusten, Mucilaginosa (Schleimdrogen beruhigen gereizte Schleimhäute und dämpfen Hustenreiz), Eibisch, Malve, Spitzwegerich, Huflattich, Königskerze, isländisch Moos, Süßholz – Tee, Sirup, Hustensaft, Frischpflanze (z. B. Kneipp Spitzwegerich-Pflanzensaft Hustentrost, Eres N von Müller Göppingen). Bei chronischem Husten mit ungenügendem Auswurf und zähem Schleim, der festsitzt: Expektoranzien, Mukolytika, (Hustenmittel, die dickflüssigen Schleim verflüssigen und Abhusten erleichtern), Schlüsselblume, wohlriechendes Veilchen, Bibernelle, Anis, Seifenkraut – Tee, Inhalation, Tinktur, Tropfen, Tabletten, Hustensaft (z. B. Cefabronchin/Cefak, Cefapulmon mono/Cefak, Tussiflorin/Pascoe). Bei Husten mit feuchtem Auswurf: Sekretomotorika (verdünnen Schleim, aktivieren das Flimmerepithel der Bronchialschleimhaut) – Inhalationen mit ätherischen Ölen von Thymol, Anis, Fenchel, Menthol, Eukalyptus

- Atemnot lindern: Bronchospasmolytika (Pflanzen/Substanzen, welche die Bronchien weitstellen, Krämpfe lösen) – bei asthmaartigen Zuständen mit starker Atemnot: Drosera, Thymian, Efeu, Pestwurz, Khella, Ephedra
- Entzündungshemmende, krampflösende und desinfizierende Maßnahmen: Inhalationen mit Salzwasser (z. B. Meersalz, Emser Sole) oder ätherischen Ölen von Kamille, Pfefferminze, Salbei, Thymian, Eukalyptus, Anis, Fenchel.

Physikalische und sonstige Verfahren
Halswickel – Prießnitz-Umschläge.

7 Herz

Das Herz (Cor, Cardia) ist ein „Hohlmuskel". Als Zentralorgan des Kreislaufsystems hat es die Aufgabe, das Blut im Organismus zirkulieren zu lassen. Es hat eine kegelförmige Gestalt und liegt etwa in Höhe der 4.–6. Rippe auf dem Boden des Brustkorbs direkt dem Brustbein auf. Zwischen den beiden Lungenflügeln, im sogenannten Mittelfellspalt (Mediastinum), passt es sich in seiner Stellung den tierartlich unterschiedlichen Formen des Brustkorbs an. Die Herzbasis liegt kopfwärts, die Herzspitze zeigt schwanzwärts und grenzt an das Zwerchfell.

7.1 Herzbeutel

Der Herzbeutel (Perikard) ist ein sackartiges Gebilde aus straffem Bindegewebe, welches das gesamte Herz umgibt. Er schmiegt sich eng an den Herzmuskel an, sodass sich nur ein kleiner Spalt ausbildet, der mit wässriger Flüssigkeit gefüllt ist. Dadurch kann die Herzkontraktion reibungslos vonstatten gehen. Der Herzbeutel ist auf beiden Seiten mit einer dünnen, durchsichtigen Membran (Serosa) überzogen. Außen heißt diese Membran Brustfell, innen ist es die Herzbeutelserosa, die an der Herzbasis auf den Herzmuskel übergeht und dann Epikard genannt wird.

7.2 Aufbau des Herzens

Das Herz hat die Form eines abgestumpften Kegels mit einer Basis und einer Spitze. Es gliedert sich in zwei Abschnitte, das rechte und das linke Herz, mit jeweils einem kleineren **Vorhof** (Atrium) und einer größeren **Kammer** (Ventrikel). Die vier Hohlräume sind von unterschiedlich starken Muskelmassen umschlossen. Der Herzmuskel, das **Myokard**, besteht aus speziellen Herzmuskelzellen. Das Myokard der linken Herzkammer ist besonders kräftig entwickelt, da es auch die größte Pumpleistung vollbringen muss. Das **Epikard** überzieht als glatte, glänzende Membran die Außenseite des Herzens. Das **Endokard** (Herzinnenhaut) kleidet die Herzinnenräume aus. Vorhof und Kammer sind jeweils durch ein Klappensystem getrennt. Die Vorhöfe haben sackartige Ausstülpungen, die sogenannten **Herzohren**.

In den rechten Herzvorhof münden die vordere und hintere **Hohlvene** (Vena cava cranialis/caudalis) und bringen sauerstoffarmes Blut zum rechten Vorhof und weiter in die rechte Herzkammer. Von der rechten Kammer wird das Blut über die **Lungenarterie**

(Truncus pulmonalis) in die Lungen zum Gasaustausch weitertransportiert. Von den Lungen fließt das sauerstoffreiche Blut über die Lungenvenen zurück zum linken Vorhof und weiter über die linke Herzkammer in die **Aorta** (Hauptschlagader). Blutgefäße, die Blut zum Herzen transportieren, werden ungeachtet der Blutqualität als Venen bezeichnet, solche, die Blut vom Herzen wegtransportieren, werden Arterien genannt.

Zwischen den Herzinnenräumen und am Auslass zur Aorta und zur Lungenarterie fungieren Klappen als Ventile, um einen Rückfluss von Blut zu verhindern. Die Klappen bestehen aus straffem Bindegewebe und sind mit der serösen Herzinnenhaut (Endokard) überzogen. Zwischen Vorhof und Kammer ist je eine **Atrioventrikularklappe** eingefügt. Die **Mitralis** (Valva mitralis), eine zweizipflige Klappe, trennt linke Kammer von linkem Vorhof. Die **Trikuspidalis** (Valva tricuspidalis), eine dreizipflige Klappe, liegt zwischen rechtem Vorhof und rechter Kammer. Durch Sehnenfäden werden die freien Enden dieser Segelklappen jeweils an einem Muskelvorsprung der Kammerwand (Papillarmuskel) fixiert. Dies verhindert in der Kontraktionsphase ein Zurückschlagen der Klappen. Am Ursprung von Aorta und Lungenarterie befinden sich die sogenannten **Taschenklappen (Semilunarklappen)**. Die je drei halbmondförmigen Klappen, die mit der Gefäßwand verwachsen sind, verhindern den Rückfluss von Blut aus den großen Gefäßen ins Herz. Die Ernährung des Herzmuskels erfolgt über die Herzkranzgefäße (linke und rechte Koronararterie), die aus der Aorta entspringen.

7.3 Erregungsbildung am Herzen

Bestimmte Herzmuskelzellen haben die Fähigkeit, spontan Erregungen zu bilden. Dies stellt die Grundlage für die Selbststeuerung der Herztätigkeit dar. Der **Sinusknoten**, ein Gebilde aus modifizierten Herzmuskelzellen, ist das autonome Zentrum der Erregungsbildung am Herz („Schrittmacher"). Er ist lokalisiert an der Einmündung der Hohlvene in den rechten Vorhof. Von ihm breitet sich der Kontraktionsreiz über die Vorkammern auf das ganze Herz aus. Der Sinusknoten erzeugt eigenständig (autonom) die Erregungsimpulse. Durch Reize vom vegetativen Nervensystem (Sympathikus und Parasympathikus) kann der Sinusrhythmus beschleunigt oder verlangsamt werden.

7.4 Herzzyklusphasen

Zuerst kontrahieren sich die Vorkammern, wodurch das Blut in die Kammern getrieben wird. Daraufhin erfolgt die Kammerkontraktion, die das Blut in die arteriellen Gefäße presst. Diese zwei Aktionen gehen fließend ineinander über und werden **Systole** (Kontraktionsphase des Herzens) genannt. Die darauf folgende Entspannungsphase wird als **Diastole** bezeichnet.

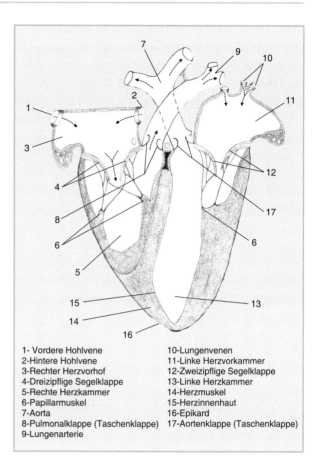

Abb. 7-1 Schematischer Aufbau des Herzens. Modifiziert nach Ackerknecht in Scheunert und Trautmann 1976

1- Vordere Hohlvene
2- Hintere Hohlvene
3- Rechter Herzvorhof
4- Dreizipflige Segelklappe
5- Rechte Herzkammer
6- Papillarmuskel
7- Aorta
8- Pulmonalklappe (Taschenklappe)
9- Lungenarterie
10- Lungenvenen
11- Linke Herzvorkammer
12- Zweizipflige Segelklappe
13- Linke Herzkammer
14- Herzmuskel
15- Herzinnenhaut
16- Epikard
17- Aortenklappe (Taschenklappe)

7.5 Herztöne

Bei jedem Herzschlag werden Töne erzeugt. Man unterscheidet einen ersten und einen zweiten Herzton. Der erste Herzton ist tief und dumpf und kommt durch den Schluss der Segelklappen und der Kontraktur der Kammermuskulatur (**Muskelton**) zustande. Der zweite Ton ist kürzer und heller und entsteht durch den Schluß der Semilunarklappen (**Klappenton**).

7.6 Ausgewählte Krankheitsbilder mit Therapievorschlägen

7.6.1 Plötzlicher Herztod

Unter den Haustieren ist vor allem das Schwein für akute Herz-Kreislauferkrankungen prädestiniert. Zu der konstitutionell bedingten Schwäche dieses Organsystems beim Schwein kommt häufig noch eine erhöhte Stressbelastung bei Haltung, Transport und

Schlachtung, die nicht selten zu akutem Herz-Kreislaufversagen führt. Das Krankheitsbild des **plötzlichen Herztodes** findet man deshalb auch in verschiedenen Variationen vor allem beim Schwein. Beim **PSS (porcine stress syndrome)** sind überwiegend Schlachtschweine betroffen. Vor allem psychischer und physischer Stress führen zu Herzmuskelschäden mit Todesfolge. Die **Maulbeerherzkrankheit** betrifft vorwiegend 8–20 Wochen alte Tiere mit besonders guter Kondition. Mängel an Vitamin E und Selen führen zur Degeneration der Herzmuskelfasern und zum Herztod. Auch beim Komplex der **Weißmuskelkrankheit** kommt es mitunter zu plötzlichen Todesfällen. Betroffen sind stets junge Tiere (Rind, Schaf, Pferd, Schwein, Enten), bei denen es aufgrund von Vitamin E- und Selenmangel zur Muskeldegeneration kommt. Ist der Herzmuskel mitbetroffen, kommt es zu plötzlichen Todesfällen.

Vorbeugende Maßnahmen

In der Schweinezucht ist es wünschenswert, Zuchtziele und Zuchtauswahlkriterien neu zu überdenken. Nicht so sehr die extremen ökonomischen Gesichtspunkte, sondern vor allem das gesunde Schwein sollte im Zentrum der genetischen Überlegungen stehen. Eine tierartgerechte Haltung trägt sehr zum Abbau von Stress bei. Vitamin E/Selen-Gaben über das Futter gleichen Mängel und Mehrbedarf an diesen Vitaminen aus.

7.6.2 Herzinsuffizienz

Unter Herzinsuffizienz versteht man eine Herzmuskelschwäche. Das Herz kann die für die Versorgung des Organismus erforderliche Pumpleistung nicht mehr erbringen. Ursachen für eine Herzinsuffizienz können sein: Herzklappenfehler, angeborene Defekte oder Missbildungen am Herzen, Herzrhythmusstörungen, entzündliche und degenerative Herzmuskelerkrankungen, Herzbeutelerguss und Reizleitungsstörungen. Degenerationserscheinungen am Herzmuskel können durch Giftstoffe, durch Stoffwechselstörungen (Vitamin E/Selenmangel), durch altersbedingte Veränderungen oder durch körperliche Überanstrengung und Überlastung des Herzens entstehen. Die Herzinsuffizienz kann akut auftreten, kann sich aber auch allmählich entwickeln. Je nachdem, welche Teile des Herzens betroffen sind, spricht man von Rechtsherzinsuffizienz oder Linksherzinsuffizienz (oder beidem = Globalinsuffizienz). Leitsymptome der Rechtsherzinsuffizienz sind Stauungserscheinungen (venöse Stauungszeichen), wie periphere Ödeme, Bauchwassersucht, Stauungsleber und Stauungsmilz. Bei der Linksherzinsuffizienz sind folgende Leitsymptome typisch: Atemnot, Hecheln, Stauungsbronchitis oder Lungenödem mit Husten („Herzhusten"), Schwäche, rasche Ermüdbarkeit, eine beschleunigte Atmung und blau-rote Verfärbungen von Haut und Schleimhäuten infolge von Sauerstoffmangel im Blut (Zyanose). Für die exakte Diagnose ist neben Vorbericht, Allgemeinuntersuchung und Röntgenologie, das Abhorchen des Herzens und ein EKG unter Ruhe und Belastung erforderlich.

Behandlungsstrategie

Die stark ausgeprägte Herzschwäche benötigt die tierärztliche Behandlung! Bei Nutztieren sollte man die Schlachtung als mögliche Alternative überdenken!

Herz stärken, Herz und Kreislauf entlasten, Grundleiden behandeln, allgemeine Entlastungsmaßnahmen.

Allopathie

- Herz stärken: Digitalisierung des Patienten – Metildigoxin (z. B. Lanitop), Anfangsdosis (3 Tage) Hund 0,01 mg/kg p.o. 2× täglich – Erhaltungsdosis 0,005 mg/kg 2× täglich, Katze 0,004 mg/kg/Tag p.o. Digitalis-Patienten müssen vom Tierarzt individuell eingestellt und regelmäßig kontrolliert werden (EKG-Kontrollen). Eine Überdosierung führt zu Vergiftungserscheinungen wie Erbrechen, Durchfall, Appetitlosigkeit, sowie unregelmäßigem Herzschlag. Eine Unterdosierung verfehlt das Therapieziel
- Entlastung von Herz und Kreislauf: Ausschwemmen von Ödemen, Furosemid (z. B. Dimazon), Hund, Katze, 1–2 mg/kg i.m./i.v., Pferd 0,5–1 (–2) mg/kg i.m./i.v. (bei längerer Anwendung ist der Kalium-Spiegel im Blut zu kontrollieren und Defizite sind auszugleichen). Senkung der Nachlast des Herzens durch Vasodilatatoren, Hydralazin (z. B. Nepresol/Teofarma), Hund, Katze 0,5–2,0 mg/kg, s.c./p.o. – 2× täglich
- Grundleiden behandeln: z. B. Herzrhythmusstörungen: Antiarrhythmika: z. B. Metildigoxin (Dosierung siehe oben) oder Betablocker, z. B. Propranolol, Katze 0,5–1,0 mg/kg p.o. 2× täglich, Hund 0,2–1,0 mg/kg p.o. 3× täglich. Herzinnenhautentzündung (Endokarditis) oder Herzmuskelentzündung: Bei bakteriellen Infektionen, Breitbandantibiotika. Bei viralen Infekten, Paramunitätsinducer, z. B. Baypamune (Pfizer) Hund/Katze, 1,0 ml/Tier s.c., Pferd, 2,0 ml/Tier s.c. plus zusätzlich Antibiotika. Herzmuskeldegeneration: Bei Vitamin E/Selen-Mangel, Injektionen und Zufütterung von Vitamin E/Selen
- Allgemeine Entlastungsmaßnahmen: Ruhe und körperliche Schonung, mehrmaliges tägliches Füttern von kleinen Portionen, salzarme Nahrung, Gewichtsreduktion bei Übergewicht
- Vitamin E und Selen-Gaben.

Bei der Therapie der aufgeführten Herzkrankheiten kann man leichte bis mittelschwere Fälle sehr gut mit homöopathischen und phytotherapeutischen Arzneimitteln behandeln. Schwere Fälle gehören in die Hände eines Tierarztes, wobei die schulmedizinische Therapie sehr gut mit naturheilkundlichen Heilmitteln ergänzt werden kann.

Herzinsuffizienz und Altersherz

Homöopathie

- Monopräparate, je nach Arzneimittelbild: **Crataegus** D1, **Digitalis** D4, D6, D12, Adonis vernalis D4, D6, Apocynum D2, D4, D6, Cactus D4, D6, Convallaria D4,

D6, Laurocerasus D3, D6, Strophanthus D4, D6 (Die niedrigen Potenzen D1, D2, D3 von Digitalis und Strophanthus sind verschreibungspflichtig und daher dem Tierarzt vorbehalten!)
- Kombinationspräparate: **Scilla compositum** (Plantavet), **Cactus compositum** (Heel), **Regucoronar** (Biokanol), Infi-Crataegus (Infirmarius Rovit), Infi-Camphora (Infirmarius Rovit), Cralonin (Heel), Cor compositum N (Heel), Habstal-Cor N (Steierl), Crataegus-logoplex (Ziegler).

Phytotherapie
- Pflanzen: Weißdorn (Crataegus), Königin der Nacht (Cactus), Maiglöckchen (Convallaria), Adonisröschen (Adonis vernalis), Meerzwiebel (Scilla)
- Fertigpräparate: **Crataegutt** (DHU), Löwe-Komplex 10 (Infirmarius Rovit), Oxacant mono (Dr. Klein), Convastabil (Dr. Klein).

Herzrhythmusstörungen (Arrhythmien)

Homöopathie
- Monopräparate, je nach Arzneimittelbild: **Cactus** D4, D6, **Digitalis** D4, D6, D12, **Kalmia** D4, D6, Convallaria D4, D6, Lycopus virginicus D4, D6, Valeriana D1, D2
- Kombinationspräparate: **Scilla comp.** (Plantavet), **Cactus compositum** (Heel), **Regucoronar** (Biokanol), Infi-Camphora (Infirmarius Rovit), Löwe Komplex 2 Coffea (Infirmarius Rovit), Cralonin (Heel), Crataegus-logoplex (Ziegler).

Phytotherapie
- Pflanzen: Besenginster (Sarothamnus), Weißdorn (Crataegus), Herzgespann (Leonurus cardiaca), Baldrian (Valeriana)
- Fertigpräparate: **Crataegutt** (DHU), Spartium Tropfen (Infirmarius Rovit), Spartiol (Dr. Klein), Oxacant sedativ (Dr. Klein), Löwe Komplex 10 (Infirmarius Rovit), Tornix (Steierl).

8 Gefäßsystem und Blutkreislauf

8.1 Blutgefäßsystem

Die Blutgefäße in ihrer Gesamtheit bilden ein geschlossenes System, in dem das Blut, angetrieben vom Herzen, kontinuierlich zirkuliert. Man unterscheidet die vom Herzen zur Peripherie ziehenden **Arterien** (Schlagadern) von den zum Herzen hin verlaufenden **Venen**. Beide Gefäßsysteme werden durch die **Kapillaren** (Haargefäße) miteinander verbunden. Die Arterien verzweigen sich zur Peripherie hin in immer kleiner werdende Gefäße, werden zu **Arteriolen** und gehen schließlich in die feinen Haargefäße über. Das venöse Gefäßsystem seinerseits entspringt aus den Kapillaren, erweitert sich zu **Venolen**, die zu immer größeren Venen zusammenfließen und das Blut dem Herzen zuführen. Arteriolen, Kapillaren und Venolen bezeichnet man als **terminale Strombahn**. In ihr vollzieht sich der Austausch von Gasen und Stoffen zwischen Blut und den Geweben.

8.2 Aufbau der Blutgefäße

Arterien sind aus drei Schichten aufgebaut: **Tunica intima** (Intima) – **Tunica media** (Media) – **Tunica externa** (Adventitia). Als **Intima** bezeichnet man die innerste Schicht, welche die Blutgefäße auskleidet. Sie wird von einer einschichtigen Zellformation (**Endothel**) gebildet. Die kräftige mittlere Schicht – die **Media** – besteht vorwiegend aus glatter Muskulatur, die eine Regulation des Gefäßdurchmessers ermöglicht. Dadurch kann die Blutversorgung je nach Bedarf gezielt reguliert werden. Die Steuerung der Gefäßweite erfolgt durch das vegetative Nervensystem. Bei den großen herznahen Arterien enthält diese Schicht viele elastische Elemente. Beim Einströmen des Blutes in die Arterien während der systolischen Phase (Kontraktion des Herzens) werden diese elastischen Fasern stark gedehnt und speichern so einen Teil des Herzschlagvolumens. Bei sinkendem Gefäßinnendruck während der anschließenden Diastole (Erschlaffung des Herzmuskels), wird das gespeicherte Volumen an die peripheren Gefäßabschnitte wieder abgegeben, sodass der Blutdruck zur Peripherie hin langsamer abfällt (Windkesselfunktion). Die äußerste Schicht – **Adventitia** – besteht aus Bindegewebszellen, die das Gefäß in seine Umgebung einbetten. Sie gewährleistet die Verschieblichkeit der Gefäße und gleichzeitig erfolgt von hier die Ernährung der Gefäßwand.

Venen haben eine wesentlich dünnere Wand als entsprechende Arterien. Man unterscheidet ebenfalls drei Schichten: **Intima** – **Media** – **Adventitia**. Ein deutlicher Unterschied zeigt sich vor allem in der viel dünneren Muskelschicht, der Media. Eine Besonderheit stellen die **Venenklappen** dar. Sie ragen segelförmig in das Gefäß hinein und verhindern den Rückfluss des Blutes (Richtungssteuerung des Blutstromes). Sie finden sich vor allem in den Venen der Gliedmaßen.

Kapillaren sind die kleinsten Blutgefäße. Sie sind aus einem einschichtigen Endothel aufgebaut, das einer Basalmembran aufsitzt. Die Aufgabe der Kapillaren ist es, den Stoffaustausch zwischen Blut und umliegenden Zellen zu ermöglichen. Der Stoffaustausch durch die Kapillarwand erfolgt durch Filtration, Diffusion und Osmose, sowie durch aktive Transportmechanismen der Kapillarwandzellen. Im arteriellen Schenkel der Kapillaren spielt vor allem der vom Herz aufgebaute Blutdruck als Filtrationskraft eine Rolle, im venösen Schenkel hingegen ist es der osmotische Druck des Blutes, der als „Saugmotor" den Rückfluss der ausgetretenen Flüssigkeitskomponenten bewirkt.

8.3 Blutkreislauf

Blutgefäßsystem und Lymphgefäßsystem bilden zusammen das Kreislaufsystem. Man unterscheidet den **Körperkreislauf** (großer Kreislauf) vom **Lungenkreislauf** (kleiner Kreislauf). Im Körperkreislauf wird das Blut von der linken Herzkammer über die Aorta, Arterien und Kapillaren in die Peripherie gepumpt und über die Venen wieder dem rechten Herzvorhof zugeleitet. Im Lungenkreislauf nimmt das Blut seinen Ausgang von der rechten Herzkammer über die Lungenarterie zu den Lungenkapillaren, wo es Kohlendioxid abgibt und mit Sauerstoff angereichert wird. Anschließend wird es wieder über die Lungenvenen zum linken Herzvorhof zurücktransportiert. Innerhalb des großen Kreislaufs führen die Arterien sauerstoffreiches, arterielles, die Venen kohlendioxidreiches, venöses Blut. Im Lungenkreislauf ist es umgekehrt.

Eine Besonderheit stellt der **Pfortaderkreislauf** dar. Die Pfortader (Vena portae) verbindet die Verdauungsorgane und die Milz mit der Leber. Sie entsorgt das venöse Blut aus Magen, Darm, Pankreas und Milz. Das vom Darm her mit Nährstoffen (Aminosäuren, Kohlenhydrate, kurzkettige Fettsäuren) angereicherte venöse Blut wird direkt der Leber, dem zentralen Stoffwechselorgan, zugeleitet.

Nicht alle Organe und Körperregionen werden jederzeit mit einer gleichbleibenden Blutmenge versorgt. Der Körper besitzt blutstromregulierende Einrichtungen, zum Beispiel Organe, die Blut speichern können (Leber, Milz), sodass nur jeweils die Blutmenge den Organen und Geweben zugeteilt wird, die sie gerade benötigen. Der Blutkreislauf bildet das wichtigste Transportsystem des Körpers. Seine wesentlichen Funktionen sind: Transport von Atemgasen und Nähr- und Abfallstoffen für und aus dem Zellstoffwechsel, Konstanterhaltung des inneren Milieus (Wasser- und Elektrolythaushalt, Säure- und Basenhaushalt/pH-Wert, Thermoregulation), Transportmedium für hormonale Informationsträger und Abwehrstoffe.

Gefäßsystem und Blutkreislauf

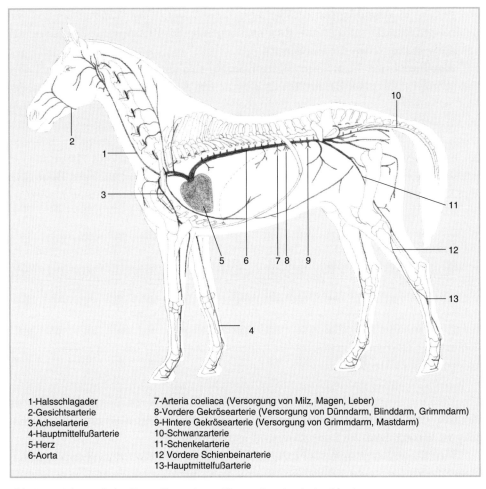

1-Halsschlagader
2-Gesichtsarterie
3-Achselarterie
4-Hauptmittelfußarterie
5-Herz
6-Aorta
7-Arteria coeliaca (Versorgung von Milz, Magen, Leber)
8-Vordere Gekrösearterie (Versorgung von Dünndarm, Blinddarm, Grimmdarm)
9-Hintere Gekrösearterie (Versorgung von Grimmdarm, Mastdarm)
10-Schwanzarterie
11-Schenkelarterie
12 Vordere Schienbeinarterie
13-Hauptmittelfußarterie

Abb. 8-1 Schematische Darstellung der größeren Arterien beim Pferd.
Modifiziert nach König, Liebich 1999

8.4 Puls

Durch die Austreibung des Blutes während der Systole aus dem Herzen wird in den Arterien eine Druckwelle erzeugt, die sich in Richtung Peripherie hin fortsetzt. Diese Druckwelle nennt man Puls. Bei Hund und Katze fühlt man ihn an der Oberschenkelarterie (Innenseite des Oberschenkels) – bei Pferd und Rind an der äußeren Kieferarterie (unterer Rand des Unterkiefers) und an der Schwanzarterie. Die Pulsfrequenz entspricht in der Regel der Herzfrequenz. Beurteilungskriterien für den Puls sind: Frequenz – Rhythmus – Qualität – Füllungszustand des Gefäßes.

8.5 Wichtige Gefäße für Injektionen und Blutentnahme

Drosselvene/V. jugularis (Rind, Pferd, kl. Wiederkäuer), Vorderfußvene/V. cephalica (Hund, Katze), Hinterfußvene/V. saphena (Hund), Eutervene (Rind), Ohrvene (Schwein).

8.6 Ausgewählte Krankheitsbilder mit Therapievorschlägen

8.6.1 Ödemkrankheit der Ferkel

Die Ödemkrankheit der Ferkel (Colienterotoxämie) tritt vor allem bei 4–8 Wochen alten Absatzferkeln oder Einstellferkeln auf. Durch Futterwechsel und/oder Stressfaktoren wie Umstallung, Transport oder Kastration wird die Darmflora der Tiere stark beeinträchtigt. Pathogene Colibakterien nehmen erheblich zu und verursachen durch ihre Giftstoffe das Krankheitsgeschehen. Je nach resorbierter Giftmenge kommt es zu unterschiedlichen Symptomen. 4–10 Tage nach Absetzen, beziehungsweise Stresseinwirkung, kommt es zu plötzlichen Todesfällen oder zur Ödemkrankheit. In der Regel erkranken nie alle Tiere eines Wurfs. Typische Symptome sind: Appetitlosigkeit, Fieber, Durchfall, geschwollene Lider, Ödeme an Ohren, Nasenrücken und Kehlgang (Stimmveränderung), zentralnervöse Symptome, wie Schwanken in der Hinterhand, Inkoordination von Bewegungsabläufen und Krämpfe. Das Allgemeinbefinden ist deutlich gestört, die Haut zum Teil bläulich verfärbt infolge von Sauerstoffmangel im Blut (Zyanose). Je nach Schweregrad beträgt die Krankheitsdauer bis zu 4 Tagen – Selbstheilung ist möglich.

Behandlungsstrategie

Der Schwerpunkt bei der Bekämpfung dieser Krankheit sollte in vorbeugenden Maßnahmen liegen. Vermeidung von Stress, knappe Fütterung, sorgfältige Hygiene und gutes Management, vor allem während der Umstallung, nach Transporten und bei Futterwechsel, verringern das Krankheitsrisiko.

Bekämpfung der Erreger, Behandlung der jeweiligen Symptome, diätetische Maßnahmen, Stressabbau, Stützung von Herz und Kreislauf.

Allopathie

- Bekämpfung der Erreger: Antibiotika zur Bekämpfung der bakteriellen Infektion, z. B. Penicillin-Streptomycin
- Behandlung von Symptomen: Zur Stabilisierung der Gefäßwände: Corticosteroide, z. B. Dexamethason, 1–2 mg/Tier, Calciumgluconat (20 %ig), 5–10 ml s.c. Zum Ausschwemmen von Ödemen: Furosemid (z. B. Dimazon) 1–2 mg/kg s.c.
- Diätetische Maßnahmen: Fasten, 1 Tag Futterentzug, erwärmtes Wasser zur freien Verfügung, anschließend Magerkost, Haferschleim, Reisschleim, allmählicher Übergang zur Normalfütterung.

Gefäßsystem und Blutkreislauf

Homöopathie

- Monopräparate, je nach Arzneimittelbild: **Nux vomica** D6, **Okoubaka** D3, Agaricus D6, D12, D30, Carbo vegetabilis D6, D12, D30, Apis D6, D30, Veratrum album D6, D12, D30
- Kombinationspräparate: **Nux vomica Homaccord** (Heel), **Rumisal** (Biokanol), Veratrum Homaccord (Heel), Vetokehl Not D5 (Mastavit), Dysenteral (Biokanol), Nux vomica-logoplex (Ziegler), Okoubaka-logoplex (Ziegler)

Phytotherapie

- Pflanzen/Substanzen: Gerbstoffdrogen, Schleimstoffe, Tonminerale
- Bindung von Giftstoffen: Adsorbenzien, medizinische Kohle, Tonminerale (Bentonite, Smektite), 0,5–1 g/kg (2–4 % Futterzusatz)
- Schutz und Stabilisierung der Darmschleimhaut: Gerbstoffdrogen, Tee oder Abkochungen von Tormentillwurzel, Heidelbeeren, Schwarztee. Schleimstoffe: Haferschleim, Reisschleim (Schleimsuppe).Tonminerale: Bolus alba, Bentonite, Smektite, 0,5–1 g/kg (2–4 % Futterzusatz)
- Regulierung der Darmflora: Bäcker- oder Bierhefe, Milchsäurebildner (Sauermilch).

8.6.2 Quaddelausschlag

Der Quaddelausschlag (Nesselfieber, Urtikaria) ist charakterisiert durch flüchtige, schubweise auftretende Hautquaddeln von unterschiedlicher Größe und Form, verbunden mit Juckreiz und einer entzündlichen Rötung der Haut. Durch die Freisetzung gefäßaktiver Substanzen, beispielsweise Histamin aus Gewebemastzellen und Blutmastzellen, wird die Durchlässigkeit der Kapillarwände erhöht, die Gefäßdurchmesser werden erweitert und als Folge entsteht eine Hautquaddel. Die Freisetzung von Histamin wird durch allergische oder physikalische Prozesse bewirkt. Medikamente können ebenso wie biologische Gifte, Nahrungsmittel oder Insektenstiche, eine Urtikaria auslösen. Man unterscheidet eine akute Form, die plötzlich entsteht und einzelne Körperstellen oder die gesamte Körperoberfläche betrifft, von einer chronischen Form, die gekennzeichnet ist durch fortwährend neue Quaddelbildung, die nicht so flüchtig ist wie bei der akuten Form und die auch Monate anhalten kann. Bei massiver Urtikaria besteht Schockgefahr!! Besonders betroffen sind Schwein, Hund, Rind und Pferd.

Behandlungsstrategie

Beseitigung der Ursache, antiallergische Maßnahmen, Stabilisierung von Herz und Kreislauf.

Allopathie

- Beseitigung der Ursachen: Vermeidung des Kontakts mit der allergenen Substanz, z. B. Absetzen von Medikamenten oder vorbeugende Maßnahmen gegen Insektenstiche. Bei allergischen Reaktionen auf Futtermittel, Staubbelastung oder andere hal-

tungsbedingte Faktoren, sind Futterumstellung und ein Wechsel der Umgebung notwendig
- Antiallergische Behandlung: Corticosteroide, z. B. Dexamethason, Pferd 0,02–0,08 (–0,2) mg/kg i.m./i.v., Hund, Katze, 0,025–0,1 mg/kg i.m./s.c./i.v./p.o. Antihistamin, Diphenhydramin, z. B. Benadryl parenteral Pferd 15–30 ml (1%ige Lösung)/Tier i.m./i.v., Hund, Katze Benadryl (Warner Lambert) 0,2–2 mg/kg p.o.. Injektionen oder Infusionen von Calciumclukonat zur „Abdichtung" der Kapillarwände, Hund, Katze 50–150 mg/kg = 0,5–1,5 ml/kg (10%ig) langsam i.v./s.c., Großtiere 100–200 ml (40%ig)
- Stabilisierung von Herz-Kreislauf: In schweren Fällen: Adrenalin, Hund/Katze, 0,2–1,0 ml (0,1%ige Lösung) i.v., Rind/Pferd, 2,5–5 ml (0,1%ige Lösung) oder 5–10 µg/kg i.v.
- Lokale Anwendungen: Kühlende Umschläge mit Eiswasser, Essigwasser oder essigsaurer Tonerde.

Homöopathie
- Monopräparate, je nach Arzneimittelbild: **Apis** D6, D30, **Urtica** D6, Acidum formicicum D6, D12, D30, Calcium carbonicum D6, D12, D30, D200, Cardiospermum D4, D30, Dulcamara D6, D12, D30
- Kombinationspräparate: **Alleosal** (Biokanol), **Urtica/Stannum compositum** (Plantavet), **Apis Homaccord** (Heel), Histamin Injeel forte (Heel), Urtica Injeel forte (Heel).

9 Blut

Blut besteht aus den Blutzellen und dem Blutplasma, einer eiweiß- und elektrolytreichen Flüssigkeit. Das Blutvolumen ist abhängig von Alter, Ernährungs- und Gesundheitszustand. Es beträgt bei den Säugetieren etwa 7–8 % des Körpergewichts. Zentraler Ort für die Produktion der Blutzellen ist das rote Knochenmark. Hier werden aus den Blutstammzellen die roten und weißen Blutkörperchen und die Blutplättchen gebildet. Während der Fötalzeit sind außerdem noch Leber und Milz für die Blutbildung zuständig. Die Zusammensetzung des Blutes ist normalerweise nur geringen Schwankungen unterworfen. Das **Blutplasma**, eine klare, gelbe Flüssigkeit, besteht zu 90 % aus Wasser. Darin gelöst sind Eiweiße, Elektrolyte, Nährstoffe, Vitamine, Spurenelemente, Hormone, Atemgase und Abfallstoffe aus dem Stoffwechsel. **Blutserum** ist definiert als Blutplasma ohne den Gerinnungsfaktor **Fibrinogen**. Man erhält es sehr leicht, wenn Blut gerinnt, als flüssigen Überstand neben dem geronnenen Blutkuchen. Blut ist das zentrale Transportmedium des Körpers und an der Aufrechterhaltung eines konstanten inneren Milieus (**Homöostase**) wesentlich beteiligt. Dies betrifft vor allen Dingen die Regulation des Wasserhaushaltes, des pH-Wertes, des osmotischen Drucks und die Thermoregulation. Blut = Blutplasma + Blutzellen, Blutplasma = Blutserum + Fibrinogen.

9.1 Bestandteile des Blutes

9.1.1 Bluteiweiße, Plasmaproteine

Im Plasma gelöst befinden sich verschiedene Proteine, die überwiegend in der Leber produziert werden. Die wichtigsten Vertreter sind Albumine, Globuline, Fibrinogen und Prothrombin. Diese Eiweiße erfüllen wichtige Aufgaben für den Organismus: Nährfunktion – Proteinreservoir für den Körper, Vehikelfunktion – Transportproteine für diverse Stoffe (Hormone, Fette, Eisen, etc.), Abwehrfunktion – Gammaglobuline/Antikörper, Blutgerinnung – Fibrinogen und Prothrombin, osmotischer Druck.

9.1.2 Elektrolyte

Elektrolyte sind in Wasser gelöste Salze, die in Form elektrisch geladener Teilchen (Ionen) im Serum vorkommen. Die wichtigsten Plasmaelektrolyte sind Natrium, Kalium, Calcium Magnesium, Chlorid, Phosphat, Sulfat und Bikarbonat. Sie garantieren den osmotischen Druck (**Isotonie**), regulieren den pH-Wert (**Isohydrie**) und müssen in einem ausgewogenen Verhältnis zueinander (**Isoionie**) stehen.

9.1.3 Erythrozyten

Die roten Blutkörperchen bilden die Hauptmasse der zellulären Bestandteile des Blutes. Sie dienen in erster Linie dem Sauerstoff- und Kohlendioxidtransport zwischen der Lunge und den Geweben. Die runden, bikonkaven, kernlosen (außer beim Geflügel) Scheiben sind elastisch und sehr verformbar. Sie werden im roten Knochenmark aus Blutstammzellen produziert und haben eine Lebensdauer von circa 120 Tagen. Danach werden sie von Milz, Leber und Knochenmark wieder abgebaut. Die zentrale Funktionseinheit der Erythrozyten ist das **Hämoglobin** (roter Blutfarbstoff). Das eisenhaltige Häm, der Farbstoffanteil, ist mit Proteinketten zum Hämoglobin kombiniert. Durch das Hämoglobin können die Erythrozyten in der Lunge Sauerstoff binden, das sie in den Kapillaren wieder ans Gewebe abgeben. Ein Teil des Kohlendioxids (ca. 25 %) wird dann ebenfalls vom Hämoglobin wieder zur Lunge zurücktransportiert, wo es ausgeatmet wird. Die Bildung der Erythrozyten wird durch die Sauerstoffsättigung des Gewebes, sowie durch das Hormon Erythropoetin, das in der Niere gebildet wird, reguliert.

9.1.4 Leukozyten

Die weißen Blutkörperchen stellen keine einheitliche Zellgruppe dar. Sie sind im Gegensatz zu den Erythrozyten kernhaltig. Nur ein kleiner Teil (ca. 5 %) zirkuliert im Blut. Der überwiegende Teil befindet sich im Knochenmark und in den Organen und Geweben. Nach Form, Funktion und Anfärbbarkeit unterscheidet man verschiedene Leukozytenarten: **Granulozyten – Monozyten – Lymphozyten**. Ihre hauptsächliche Aufgabe ist die Phagozytose (Phagozyt = Fresszelle) und die Bildung von Antikörpern. Sie sind die Träger der spezifischen und unspezifischen Abwehr des Körpers.

Granulozyten

Granulozyten haben charakteristische Granula in ihrem Zytoplasma, die sich unterschiedlich anfärben lassen. Hierauf beruht die Unterteilung in **neutrophile – basophile – eosinophile** Granulozyten. Sie sind vor allen Dingen **Phagozyten** und werden nur im Knochenmark produziert. **Phagozytose** ist das Aufnehmen („Fressen") von festen Partikeln in das Zellinnere (Gewebstrümmer, Fremdkörper, Mikroorganismen) mit anschließendem Abbau. Die **neutrophilen Granulozyten** stellen mengenmäßig die größte Gruppe der Leukozyten dar (55–70 %). Ihre Zahl nimmt zu bei Infektionskrankheiten, Eiterungen und Vergiftungen. Die **eosinophilen Granulozyten** machen nur 3–6 % der Leukozyten aus und treten vermehrt (Eosinophilie) bei Allergien, parasitären Erkrankungen (Wurmbefall) und Autoimmunerkrankungen auf. Die **basophilen Granulozyten** schließlich stellen die kleinste Fraktion der Leukozyten (ca. 1 %). Ihre Granula enthalten Heparin, Histamin und andere Stoffe. Vermehrt (Basophilie) findet man sie vor allem bei allergischen Reaktionen. Die Granulozyten haben zum Teil eine ausgeprägte amöboide Beweglichkeit, die es ihnen ermöglicht die Kapillarwände zu passieren (**Diapedese**) und durchs Gewebe zu wandern (**Migration**). Bestimmte chemische Substanzen bewirken eine zielgerichtete Zellbewegung der Phagozyten in Richtung der entsprechenden Substanz (**Chemotaxis**).

Lymphozyten

Lymphozyten werden im Gegensatz zu den Granulozyten nicht nur im Knochenmark gebildet, sondern auch in lymphatischen Organen. Sie sind kugelförmig mit einem runden Kern und einen schmalen Plasmasaum. Sie zirkulieren permanent – das heißt, sie verlassen die Blutbahn, wandern durchs Gewebe und gelangen mit der Lymphe wieder zurück ins Blutgefäßsystem. Funktionell unterscheidet man zwischen T-Lymphozyten und B-Lymphozyten. **B-Lymphozyten** bilden **Antikörper (Immunglobuline)**, **T-Lymphozyten** bilden beispielweise **Gedächtniszellen (Memory cells)**, die Informationen über einen einmal in den Körper eingedrungenen Erreger speichern können, **Killerzellen**, die Zellen zerstören können, **Helferzellen**, die andere Abwehrzellen aktivieren können oder **Unterdrückerzellen (Suppressorzellen)**, die zu heftige Reaktionen des Immunsystems unterdrücken können. Der Anteil der Lymphozyten an der Gesamtleukozytenpopulation beträgt 20–40 %.

Monozyten

Monozyten sind die größten Blutzellen. Sie können sich wie Amöben bewegen und sind in starkem Maße zur Phagozytose befähigt. Teile des „gefressenen" Materials können nach der Aufarbeitung den Lymphozyten zur Erkennung der eingedrungenen Erreger angeboten werden **(Antigenpräsentation)**. Dadurch wird die Antikörperproduktion in Gang gesetzt.

9.1.5 Thrombozyten, Blutplättchen

Thrombozyten sind kleine spindelförmige Gebilde, die im Knochenmark gebildet werden. Ihre Lebensdauer beträgt 8–14 Tage. Ihre Hauptaufgabe liegt in der **Blutstillung** und Blutgerinnung.

9.2 Blutgerinnung

Die Blutgerinnung (Hämostase) ist ein komplexer Vorgang, an dem circa 30 Substanzen beteiligt sind. Neben den Thrombozyten sind dies vor allem Prothrombin – Thrombin, Fibrinogen – Fibrin, Calcium und spezielle Blutgerinnungsfaktoren. Die Blutgerinnung kann sowohl durch äußere, als auch durch innere Faktoren in Gang gesetzt werden. Nach einem bestimmten System werden die einzelnen Gerinnungsfaktoren aktiviert – in einer Art Kettenreaktion **(Gerinnungskaskade)**. Alles läuft darauf hinaus, dass das Plasmaeiweiß Prothrombin sich in Thrombin umwandelt und dies seinerseits die Umwandlung von Fibrinogen in Fibrin katalysiert. Man unterscheidet im gesamten Ablauf der Blutgerinnung 3 Phasen: **Gefäßreaktion – Thrombozytenaggregation – Blutgerinnung**. Bei der Gefäßreaktion ziehen sich die Gefäße nach einer Verletzung reflektorisch zusammen (Vasokonstriktion). Außerdem rollt sich das geschädigte Endothel (Gefäßinnenhaut) zusammen und verklebt, soweit möglich. Im zweiten Schritt lagern sich Thrombozyten an die Wundränder der Gefäßwand an und bilden den Thrombozytenpfropfen. Diese beiden Schritte beenden normalerweise die Blutung (**Blutstillung**). Nach abgelaufener Gerinnungskaskade verschließen schließlich die vernetzten Fibrinfasern die Wunde endgültig (**Blutgerinnung**) und die eigentliche Wundheilung kann beginnen.

9.3 Hemmung der Blutgerinnung

Nach einer Blutentnahme kann die Gerinnung durch Zusatz bestimmter Stoffe gehemmt werden. Die verschiedenen Gerinnungshemmer greifen in verschiedene Phasen der Gerinnungskaskade ein: Natriumcitrat – bindet Calciumionen, EDTA – bindet Calciumionen, Heparin – hemmt die Wirkung von Thrombin auf Fibrinogen, Cumarin – Vitamin K-Antagonist (Vitamin K-abhängige Gerinnungsfaktoren).

9.4 Blutkörperchensenkungsgeschwindigkeit

Die Blutkörperchensenkungsgeschwindigkeit (BKS, BSG) ist eine Untersuchungsmethode, die mit ungerinnbar gemachtem Blut durchgeführt wird. Lässt man die Blutprobe stehen, so sedimentieren die Blutzellen in Abhängigkeit von der Blutzusammensetzung. Bei chronischen Entzündungen, Infektionskrankheiten und Tumoren ist die Senkungsgeschwindigkeit beschleunigt. Bei Lebererkrankungen und Allergien kann sie verlangsamt sein. Allgemein üblich ist die Methode nach Westergren.

9.5 Ausgewählte Krankheitsbilder mit Therapievorschlägen

9.5.1 Eisenmangelanämie

Diese Art der Blutarmut tritt vor allem beim Ferkel auf. Die Ursache liegt in einem diätetischen Eisenmangel, der eine ausreichende Bildung von roten Blutkörperchen verhindert. Genetische Faktoren, große Würfe und eine unausgewogene Fütterung führen dazu, dass die Ferkel über die Muttermilch ihren Eisenbedarf nicht ausreichend decken können. Typisch für das klinische Bild sind Blässe von Haut und Schleimhäuten, Müdigkeit, Lustlosigkeit, vermindertes Wachstum, Atemnot bei Belastung und beschleunigter Herzschlag.

Behandlungsstrategie

Zufuhr von Eisenpräparaten, Anregung der Blutbildung. Bei Freilandhaltung haben die Ferkel die Möglichkeit, ihren Bedarf an Eisen über die Erde zu decken.

Allopathie
- Zufuhr von Eisen: Injektion von Eisen-Dextran-Komplex-Präparaten, z. B. Eisen B12 Komplex 100 (Selectavet), Ferkel 1–2 ml/Tier
- Anregung der Blutbildung: Injektion von Vitamin B12/Folsäure und allgemein B-Vitamine.

Homöopathie
- Monopräparate, je nach Arzneimittelbild: **Ferrum metallicum** D6, D12, **Ferrum phosphoricum** D6, D12, **Ferrum arsenicosum** D6, Arsenicum album D6, D12, D30, Calcium phosphoricum D6, China D4, D6, Chininum arsenicosum D4, D6, Phosphor D6, D12, D30
- Kombinationspräparate: **Ferrosal** (Biokanol), Vitavetsan (DHU).

9.5.2 Infektiöse Anämie der Einhufer

Die ansteckende Blutarmut der Einhufer ist eine akut bis chronisch verlaufende Erkrankung beim Pferd. Sie ist charakterisiert durch immer wieder auftretendes Fieber (intermittierend), Blutarmut, Gelbsucht, Ödeme und Gefäßveränderungen. Blut und blutbildende Organe sind betroffen. Die Erkrankung kommt weltweit vor, in Deutschland findet man sie vor allem in Bayern und Baden-Württemberg. Sie ist bodenständig in ganz bestimmten Gebieten und tritt nur sporadisch auf. Der Erreger ist ein Retrovirus, die Übertragung erfolgt hauptsächlich über blutsaugende Insekten. Auch die Kontaktinfektion ist möglich, sodass bei Neuzukauf darauf geachtet werden sollte. Chronisch erkrankte Tiere, die den Erreger in sich tragen, fungieren als Virusreservoir. Die Inkubationszeit beträgt 5 – 30 Tage. Der akute Anfall dauert in der Regel 3–5 Tage. Typische Symptome sind: Fieber, Mattigkeit, Schleimhautblutungen (typisch – unter der Zunge!) und Gelbverfärbung der Schleimhäute, Ödeme, schwankende Hinterhand. Es kann zu Todesfällen innerhalb weniger Tage kommen. Die Erkrankung ist **anzeigepflichtig!** Die Therapie ist verboten! Charakteristika: Ödeme – Blutarmut – Gelbsucht – anfallsartige Erkrankung – Schleimhautblutungen – Therapieresistenz.

10 Lymphatisches System

Das lymphatische System setzt sich aus den Lymphgefäßen, der Lymphflüssigkeit und dem lymphatischen Gewebe zusammen.

10.1 Lymphe und Lymphgefäße

Das Lymphgefäßsystem ist ein zweites Drainagesystem neben den venösen Gefäßen. Die im Kapillargebiet abgegebene Flüssigkeit wird zum großen Teil vom venösen System wieder aufgenommen. Der Rest der Flüssigkeit, der im Gewebe zurückbleibt, wird über das Lymphsystem abtransportiert. Die Darmlymphe nimmt eine Sonderstellung ein, da sie den Großteil der im Darm verdauten Fette enthält, die über die Lymphgefäße der Darmschleimhaut resorbiert werden. Lymphflüssigkeit wird zunächst von Lymphkapillaren aufgenommen. Die blind im Gewebe endenden Gefäße bestehen aus einer einschichtigen Endothelschicht, die auf einer schwach entwickelten Basalmembran aufsitzt. Die daran anschließenden größeren Lymphgefäße ähneln in ihrem Aufbau den Venen. Glatte Muskelzellen in der Gefäßwand und Klappen regulieren den Lymphfluss hin zum Herz. Große Lymphsammelgänge speisen schließlich die milchig-trübe Lymphe in das venöse System ein. Sie münden alle in die vordere Hohlvene kurz vor dem Herzen. Der **Milchbrustgang** (Ductus thoracicus) ist der größte unter den Lymphsammelgängen. Er entsorgt die Lymphe von Rumpf und Hintergliedmaßen.

10.2 Lymphknoten

In die Lymphgefäße sind an verschiedenen Stellen Lymphknoten eingeschaltet. Sie sind **Filterstationen** und haben die Aufgabe, die Lymphe zu reinigen, Fremdstoffe und Krankheitserreger zu beseitigen, sowie Lymphozyten zu produzieren. Lymphknoten, die bestimmten Organen zugeordnet sind, werden **Organlymphknoten** genannt, solche, die bestimmten Körperregionen zugeordnet sind, **regionäre Lymphknoten**. Veränderungen am Lymphknoten im Sinne von Schwellung, Schmerzhaftigkeit, Verhärtung und eingeschränkte Verschieblichkeit, lassen Rückschlüsse auf krankhafte Prozesse im entsprechenden **Einzugsgebiet** zu – vor allem ist hier die Entzündung zu nennen. Lymphknoten sind bohnenförmige Gebilde, die von einer bindegewebigen Kapsel umgeben sind. Von dieser Kapsel ziehen Bälkchen (Trabekel) ins Innere und strukturieren das Organ. Zwischen den Bindegewebssepten befindet sich lymphatisches Gewebe – Ort der **Lymphopoese** (Neu-

Lymphatisches System

bildung von Lymphozyten). Man unterscheidet am Lymphknoten eine periphere Rindenschicht und eine zentrale Markzone. In der Rinde befindet sich dichtes lymphatisches Gewebe, sogenannte Lymphfollikel. Das Mark setzt sich aus weniger dichten lymphatischen Gewebssträngen zusammen. Die Lymphe gelangt durch mehrere zuführende Lymphgefäße in den Lymphknoten. Dort fließt sie in Hohlräumen, den sogenannten Sinus, von der Rindenschicht über radiär angeordnete Intermediärsinus zum Marksinus. Der Abfluss erfolgt durch ein oder zwei abführende Gefäße, die an der Lymphknotenpforte (Hilus) entspringen. Beim Durchfluss durch die Sinus wird die Lymphe durch Abwehrzellen – Lymphozyten und Makrophagen – gefiltert und gereinigt.

Untersuchungstechnisch relevante Lymphknoten: Unterkieferlymphknoten (Ln. mandibularis) Rind, Pferd, Hund, Katze. Ohrspeicheldrüsenlymphknoten (Ln. parotideus) Rind, Pferd, Hund, Katze. Buglymphknoten (Ln. präscapularis/cervicalis superficialis) Rind, Pferd, Hund, Katze. Kniefaltenlymphknoten (Ln. subiliacus) Rind, Pferd. Euterlymphknoten (Ln. mammarii/inguinalis superficialis) Rind, Hund, Katze. Kniekehllymphknoten (Ln. popliteus) Hund, Katze. Axillarlymphknoten (Ln. axillaris accessorius) Hund, Katze.

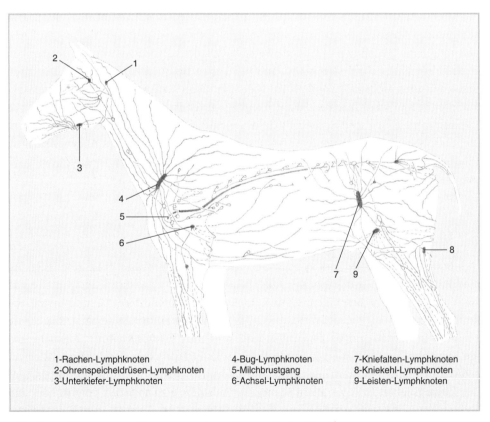

1-Rachen-Lymphknoten
2-Ohrspeicheldrüsen-Lymphknoten
3-Unterkiefer-Lymphknoten
4-Bug-Lymphknoten
5-Milchbrustgang
6-Achsel-Lymphknoten
7-Kniefalten-Lymphknoten
8-Kniekehl-Lymphknoten
9-Leisten-Lymphknoten

Abb. 10-1 Schematische Übersicht der Lymphknoten beim Pferd. Modifiziert nach Wilkens und Münster 1972

10.3 Milz

Die Milz (Lien, Splen) ist ein länglich-ovales, flaches Organ, das in der Bauchhöhle nahe dem Magen liegt. Funktionell ist die Milz eng mit dem Blut und dem Lymphsystem verbunden. Außen ist die Milz von einer derben, bindegewebigen Kapsel überzogen. Von dieser Kapsel ziehen Balken (Trabekel) ins Innere des Organs und bauen so eine netzförmige Innenstruktur auf. In den Zwischenräumen liegt das eigentliche Milzgewebe – die Milzpulpa. Man unterscheidet eine weiße von einer roten Pulpa. Die **weiße Milzpulpa** – kleine, weiße Knötchen – besteht aus konzentriertem Lymphgewebe, so genannte Lymphfollikel. Die **rote Milzpulpa** – blutreiches, schwammiges, rotes Gewebe – besteht aus großen Bluträumen, den **Sinus,** eingebettet in bindegewebiges Maschenwerk. Die Aufgaben der Milz ändern sich im Laufe der Entwicklung. In der Fötalzeit ist die Milz Ort der Blutbildung, nach der Geburt sind folgende Aufgaben von der Milz zu leisten: Blutspeicherfunktion (vor allem bei Hund und Pferd), Abbau von roten Blutkörperchen, Speicherung von Eisen, Abbau und Speicherung von Blutplättchen, Bildung von Lymphozyten und Phagozytoseaktivitäten (Phagozytose ist das Aufnehmen von festen Partikeln in das Zellinnere – z. B. Gewebstrümmer oder Mikroorganismen – mit anschließendem Abbau). Durch Kontraktion der Kapsel und Trabekel, die mit glatten Muskelzellen bestückt sind, kann die Milz bei Bedarf ihren Blutspeicher leeren. Die Milz ist kein absolut lebensnotwendiges Organ.

10.4 Thymus

Der Thymus (Bries) ist ein Organ, das nur beim jungen Tier voll entwickelt ist. Es bildet sich bis zur Geschlechtsreife zurück und ist beim erwachsenen Tier nur noch rudimentär vorhanden. Der Thymus liegt im Brustkorb im Mittelfell (Mediastinum) vor dem Herzen und reicht mit seinem Halsteil bei Wiederkäuer und Schwein bis zum Kehlkopf. Das Organ zeigt eine deutliche Läppchenstruktur, an der man eine dunklere Rindenschicht und ein helleres Mark unterscheidet. Der Thymus zählt zu den lymphatischen Organen. Seine Funktion ist nicht völlig geklärt, jedoch wird ihm eine zentrale Bedeutung bei der **Reifung des Immunsystems** zugesprochen – speziell bei der Differenzierung der **T-Lymphozyten**. Ein dem Thymus äquivalentes Organ ist die **Bursa Fabricii** der Vögel, die eine vergleichbare Funktion für die **B-Lymphozyten** ausübt.

10.5 Ausgewählte Krankheitsbilder mit Therapievorschlägen

10.5.1 Leukose

Leukose (Leukämie) ist eine Erkrankung, die charakterisiert ist durch die tumoröse Entartung von weißen Blutzellen (Leukozyten) oder deren Vorstufen. Unter den Haustieren sind am häufigsten Geflügel, Rind, Hund und Katze betroffen. Die Leukose wird je nach dem betroffenen Zelltyp in eine **lymphathische** (Lymphozyten) und eine **myeloische** (Vorstufen von Leukozyten) **Leukose** eingeteilt. Wenn die neugebildeten Zellen in die Blutbahn ausgeschwemmt werden, spricht man von einer **leukämischen**, wenn nicht, von einer **aleukämischen** Form. Bei den Haussäugetieren kommt in erster Linie die lymphatische Leukose vor. Erreger ist ein Oncornavirus. Die Infektion findet über direkten Kontakt oder indirekt durch verseuchte Gegenstände statt. Die Inkubationszeit kann mehrere Jahre dauern. Tiere aller Altersstufen sind betroffen. Leukotische Tumoren können in jedem Organ auftreten, bevorzugt betroffen sind bei der lymphatischen Form jedoch Lymphknoten, Milz, Thymus, Knochenmark und Leber. Hauptfolgen der Leukose sind: Hochgradige Abwehrschwäche, Unvermögen des Knochenmarks, Blutzellen zu bilden, Blutungen (Mangel an Blutplättchen), Behinderung von Organfunktionen durch Tumoren, die benachbarte Organe verdrängen.

Leukoseformen bei den Haustieren: Rind: Lymphatische Leukose, meist leukämischer Verlauf, tumoröse Stadien. Katze: Lymphatische Leukose, meist leukämischer Verlauf. Hund: Lymphatische Leukose, meist aleukämischer Verlauf.

Behandlungsstrategie

Vorbeugende Maßnahmen: Bei Katzen – Impfung!

Die Leukose des Rindes unterliegt der Anzeigepflicht! Heilversuche und Impfungen sind verboten (Leukose-Verordnung)!

Die Therapie der Leukämieformen bei Hund und Katze ist nicht sehr befriedigend. Die Erfolgsaussichten einer Behandlung gelten als ungünstig. Ziel einer Behandlung ist es, die Überlebenszeit der Tiere zu verlängern.

Allopathie

- Symptomatische Behandlung: Bluttransfusionen, Bekämpfung von Infektionen, stärkende Maßnahmen (Roboranzien)
- Spezielle Behandlung: Operative Entfernung solider Tumoren, Chemotherapie (Zytostatika), Bestrahlungstherapie, Immuntherapie. Genaueres, siehe einschlägige Fachliteratur!

Homöopathie

Wolff gibt (mit allem Vorbehalt!) als mögliches Behandlungsschema bei Hunden an: Lachesis C30 1 Injektion/Woche, plus Naja tripudians C6 – 2× täglich 1 Tablette an den Tagen dazwischen, plus Echinacea D1 plus Okoubaka D2, je 1 Tablette 2× täglich. Zusätzlich empfiehlt er, bei großen Hunden 2–3 Esslöffel/Tag Rote-Beete-Saft dem Futter zuzusetzen.

Macleod empfiehlt bei Katzen, die Katzenleukämie-Nosode D30 einzusetzen.

11 Harnapparat

Der Harnapparat besteht aus den paarig angelegten Nieren, zwei Harnleitern, der Blase und der Harnröhre. Seine Hauptaufgabe ist Urin zu produzieren und auszuscheiden. Damit dient er der Aufrechterhaltung des inneren Milieus (Homöostase) und der Ausscheidung giftiger Stoffwechselendprodukte. Das **harnbildende System** (die beiden Nieren) ist funktionell vom **harnableitenden System** zu trennen (Nierenbecken, Harnleiter, Blase und Harnröhre).

11.1 Niere

11.1.1 Lage und Aufbau der Niere

Die Nieren (Niere = Ren, Nephros) sind bohnenförmige Organe. Eine Ausnahme macht die rechte Niere des Pferdes, die herzförmig ist. Sie liegen beiderseits der Wirbelsäule in Höhe der ersten Lendenwirbel. Die Nieren liegen außerhalb der Bauchhöhle zwischen dem Bauchfell (Peritoneum) und der Bauchwand – man spricht von **retroperitonealer Lage**, da sie nicht vollständig vom Bauchfell umgeben sind. Bei der Katze hängen beide Nieren in die Bauchhöhle hinein und liegen somit **intraperitoneal** – beim Rind gilt das gleiche für die linke Niere, die wegen des Raumbedarfs des Pansens aus ihrer ursprünglichen Position verdrängt wurde. Die Nieren werden durch Fettpolster und Faszien in ihrer Lage fixiert. In der bohnenförmigen Einziehung der Niere liegt der **Hilus**, die **Nierenpforte**, durch die Nierenarterie und Vene, Lymphgefäße, Nerven und Harnleiter passieren. Die Nieren sind von einer derben **Bindegewebskapsel** umgeben. Auf einem Schnitt durch die Niere ist die Gliederung des Nierengewebes in eine äußere **Rindenzone** und eine innere **Markschicht** zu erkennen. Das Markgewebe läuft zum Zentrum hin spitz zu und bildet die sogenannten **Markpyramiden**, deren Spitzen die **Nierenpapillen** bilden. Diese sind von den **Nierenkelchen** überzogen, die den fertigen Harn auffangen und in den Sammelraum des **Nierenbeckens** weiterleiten.

11.1.2 Tierartliche Besonderheiten

Man unterscheidet eine **einfache** von einer **zusammengesetzten** und eine **einwarzige** von einer **mehrwarzigen Niere**. Bei der zusammengesetzten Niere (Wale, Robben) ist das Gesamtorgan aus vielen Einzelorganen zusammengesetzt, die jede für sich aus Rinde, Mark und Nierenkelch bestehen. Unsere Haussäugetiere besitzen einfache Nieren. Hierbei sind die ursprünglich getrennten Niereneinheiten vollständig (glatte Oberfläche

Harnapparat

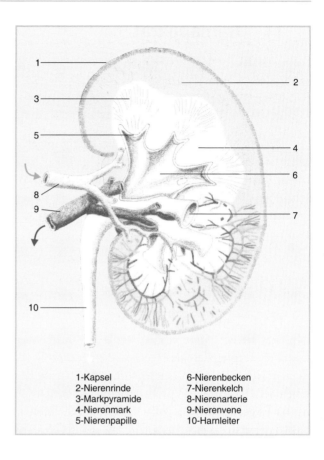

Abb. 11-1 Längsschnitt durch die Niere (schematisch). Modifiziert nach Schäffler, Schmidt, Raichle 1996

1-Kapsel
2-Nierenrinde
3-Markpyramide
4-Nierenmark
5-Nierenpapille
6-Nierenbecken
7-Nierenkelch
8-Nierenarterie
9-Nierenvene
10-Harnleiter

der Niere) oder unvollständig (gefurchte Oberfläche der Rinderniere) miteinander verschmolzen. Bei Pferd, Schaf, Ziege und Fleischfresser sind auch die Spitzen der Markpyramiden (Nierenpapillen) verschmolzen, so daß man von einer **glatten, einwarzigen Niere** spricht. Bei der **glatten, mehrwarzigen Niere** des Schweines sind Mark und Rinde verschmolzen, die Nierenpapillen jedoch getrennt. Bei der **gefurchten, mehrwarzigen Niere** des Rindes ist die Verschmelzung im Rindenbereich nur unvollständig.

11.1.3 Nephron

Die funktionelle Einheit der Niere ist das **Nephron**. Jede Niere ist aus einer Vielzahl dieser Funktionseinheiten (500 000 – 2 000 000) aufgebaut. Ein Nephron besteht aus einem **Nierenkörperchen** (Malpighi-Körperchen), das den Primärharn abfiltriert und den **Nierenkanälchen** (Tubuli), in denen die Harnkonzentrierung stattfindet. Das Nierenkörperchen besteht aus einem Kapillarknäuel **(Glomerulum)**, das von einer zweischichtigen Epithelmembran **(Bowmansche Kapsel)** umgeben ist. Das Blut wird über ein zuführendes Gefäß **(Vas afferens)** zugeleitet, dessen Gefäßdurchmesser variiert werden kann, sodass der nötige Blutdruck für die Filtrationsleistung stets gewährleistet ist.

Nach der Passage durch die Kapillarschlingen des Glomerulums gelangt das Blut in das ableitende Gefäß (**Vas efferens**), das ein zweites Kapillarnetz um die Nierenkanälchen herum ausbildet. Vas afferens und Vas efferens treten beide im **Gefäßpol** des Glomerulums ein bzw. aus. Dem Gefäßpol gegenüber liegt der **Harnpol**, der Ort, wo die Harnkanälchen aus der Bowmanschen Kapsel entspringen und den **Primärharn** ableiten. Alle Nierenkörperchen liegen in der Rindenschicht und geben ihr das typisch feinkörnige Erscheinungsbild. Die Nierenkanälchen sind aus drei Abschnitten zusammengesetzt: **Proximaler Tubulus, Henlesche Schleife** und **distaler Tubulus**. Während der Passage durch dieses Schlauchsystem wird der Primärharn in seiner Zusammensetzung grundlegend verändert. Die meisten gelösten Bestandteile und 99 % des Wassers werden zurückresorbiert und dem Blut wieder zugeführt. Dies geschieht über aktive Transportprozesse, die Energie benötigen, sowie durch passive Vorgänge, wie beispielsweise Diffusion. Aus täglich **circa 550 Liter Primärharn beim Pferd** bleiben dadurch etwa **3–10 Liter Endharn** übrig. Beim **Hund** bleiben aus **80 Liter Primärharn** täglich etwa **0,5–2 Liter Endharn** zurück. An das Tubulussystem schließen sich die Sammelrohre an, die den Harn zur Papillenspitze leiten. Durch das senkrecht angeordnete Tubulus- und Sammelrohrsystem erhalten die Markschichten eine feine Längsstreifung.

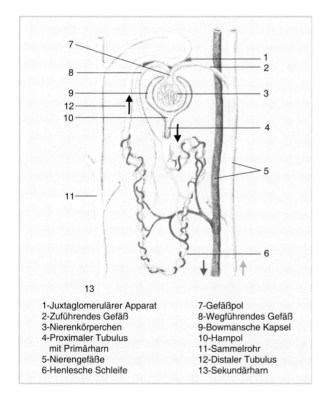

1-Juxtaglomerulärer Apparat
2-Zuführendes Gefäß
3-Nierenkörperchen
4-Proximaler Tubulus mit Primärharn
5-Nierengefäße
6-Henlesche Schleife
7-Gefäßpol
8-Wegführendes Gefäß
9-Bowmansche Kapsel
10-Harnpol
11-Sammelrohr
12-Distaler Tubulus
13-Sekundärharn

Abb. 11-2 Feinbau der Niere. Nephron in schematischer Darstellung. Modifiziert nach Schäffler, Schmidt, Raichle 1996

11.1.4 Nierenkelche und Nierenbecken

Jede Nierenpapille mündet in einen Nierenkelch (Calix renalis), in die sie den Endharn abgibt. Die Kelche leiten den Harn weiter zum Nierenbecken (Pyelon), einem Sammelraum für den Harn, bevor er über die Harnleiter zur Blase transportiert wird. Das Nierenbecken ist tierartlich unterschiedlich ausgebildet. Beim Schwein (mehrwarzige Niere) sind mehrere Kelche dem eigentlichen Nierenbecken vorgelagert. Bei Pferd, Schaf, Ziege und Fleischfresser (einwarzige Niere) gibt es nur eine Nierenpapille, einen Nierenkelch und das anschließende Nierenbecken. Beim Rind fehlt ein typisches Nierenbecken gänzlich. Hier gehen die trichterförmigen Nierenkelche sofort in einen verzweigten Harnleiter über. Beim Pferd ist noch zu erwähnen, dass das Nierenbecken viele Schleimdrüsen enthält, die den Pferdeharn physiologischerweise schleimig erscheinen lassen.

11.2 Harnleiter

Harnleiter (Ureter) sind dünne, muskulöse Schläuche, welche die Nierenbecken mit der Harnblase verbinden. Man kann drei Schichten unterscheiden: Eine innere Schleimhautschicht, eine Muskelschicht aus glatter Muskulatur und eine äußere Bindegewebsschicht. Mittels peristaltischer Wellen wird der Urin permanent zur Blase transportiert. Beide Harnleiter münden in der Nähe des Blasenhalses in die Harnblase. Sie durchbohren in schrägem Verlauf die Blasenwand. Dadurch wird der Rückfluss von Harn in die Harnleiter verhindert (Ventilfunktion).

11.3 Harnblase

Die Harnblase (Vesica urinaria) ist ein Hohlorgan und dient als Sammelgefäß für den Urin. In leerem Zustand liegt sie unterhalb von Mastdarm und Geschlechtsorganen auf dem Beckenboden. In gefülltem Zustand hängt sie mehr oder weniger über den Beckenkamm in die Bauchhöhle und liegt der Bauchwand auf. Besonders beim Hund ist sie sehr ausdehnungsfähig und ragt bei starker Füllung bis weit in die Bauchhöhle hinein. Man unterteilt die Blase in einen **Blasenkörper**, einen **Blasenscheitel** (kranial) und einen **Blasenhals** (kaudal). Das Organ ist mit Haltebändern an der Beckenwand aufgehängt und fixiert. Die Blasenwand ist aus drei Schichten aufgebaut. Innen ist sie mit Schleimhaut ausgekleidet, die bei leerer Blase Falten bildet. Drei Schichten glatter Muskelfasern, die unterschiedliche Verlaufsrichtungen haben, geben der Blasenwand Elastizität und Stabilität. Außen ist die Blase von Bauchfell bedeckt. Am Beginn der Harnröhre formt die glatte Blasenwandmuskulatur Muskelschleifen und bildet dadurch einen **inneren Schließmuskel** (Sphincter internus). Zusätzlich fungiert die quergestreifte Muskulatur der Harnröhre als Schließmuskel für die Blase. Die Blasenwandmuskulatur hat sowohl Haltefunktion (Wandverstärkung) bei gefüllter Blase, als auch aktive Funktion beim Harnauspressen. Die Blasenentleerung (**Miktion**) ist ein reflektorischer Vorgang, der willkürlich ausgelöst wird. Dabei wirkt der Füllungszustand der Blase als Reiz für die Entleerung. Besonders beim Fleischfresser ist die kontrollierte Blasenentleerung sehr ausgeprägt (Markieren des Reviers).

11.4 Harnröhre

Die Harnröhre (Urethra), als letzter Abschnitt des Harnapparats, dient der Ausscheidung des Urins. In diesem Abschnitt sind Harntrakt und Geschlechtsorgane eng verbunden. Die männliche Urethra wird in ihrem Anfangsteil von der Prostata (Vorsteherdrüse) umschlossen. Hier münden auch der Ductus ejaculatorius (Samenleiter und Ausführungsgang der Samenblasendrüse) und die Ausführungsgänge der Prostata in die Urethra. Von dieser Stelle an dient die Urethra sowohl als Kanal für die Urinausscheidung, als auch für den Transport von Samenflüssigkeit. Beim männlichen Tier unterscheidet man das Beckenstück der Urethra und das Penisstück. Das Beckenstück der Harnröhre liegt auf dem Beckenboden, das Penisstück im Penis. Eine tierartliche Besonderheit ist die Harnröhre der männlichen kleinen Wiederkäuer, welche die Penisspitze überragt (Processus urethralis). Die Urethra der weiblichen Tiere ist erheblich kürzer. Sie beginnt am Blasenhals, verläuft auf dem Beckenboden und mündet an der Grenze zwischen Scheide und Scheidenvorhof. Wir können auch bei der Urethra eine innere Schleimhautschicht, eine mittlere Muskelschicht und eine äußere Bindegewebshülle unterscheiden.

11.5 Aufgaben des Harnapparats

Ausscheidung der Stoffwechselendprodukte Harnstoff, Harnsäure, Kreatinin und anderer wasserlöslicher Substanzen (Medikamente, Giftstoffe, etc.), Aufrechterhaltung der Homöostase (Konstanz des inneren Milieus – Wasserhaushalt, Elektrolythaushalt – Säure-Base-Gleichgewicht/pH-Regulation) und Hormonproduktion (Renin, Erythropoetin).

11.6 Wichtige medizinische Begriffe

11.6.1 Proteinurie
Eiweißharnen ist ein wichtiges Symptom für verschiedene Nierenerkrankungen. Die nierenbedingte Proteinurie kann durch degenerative Prozesse in den Nieren, durch Entzündungen, Infektionen und Blutungen in den Nieren ausgelöst werden.

11.6.2 Nephrotisches Syndrom
Darunter versteht man Nierenerkrankungen, die klinisch vorrangig durch massiven Eiweißverlust über den Urin gekennzeichnet sind. Der Eiweißverlust kommt vor allen Dingen durch eine erhöhte Durchlässigkeit der Nierenkörperchen zu Stande.

11.6.3 Hämaturie

Blut im Harn kann nierenbedingte, wie auch nicht nierenbedingte Ursachen haben. Stammt das Blut aus der Niere, spricht man von renaler Hämaturie. Ist der Ort der Blutung im Bereich der harnableitenden Wege lokalisiert, spricht man von extrarenaler Hämaturie. Auslösende Ursachen sind Nierenverletzungen, Entzündungen, Tumoren, allgemeine Blutungsneigung sowie Nieren- und Harnsteine.

11.6.4 Hämoglobinurie, Myoglobinurie

Hämoglobin (Blutfarbstoff) oder Myoglobin (Muskelfarbstoff) im Harn sind auf Anhieb nicht zu unterscheiden. Der Harn erscheint rötlich bis braun-schwarz. Die Ursache hierfür ist entweder ein massiver Zerfall von roten Blutkörperchen oder eine starke Muskelzellschädigung. Die Ausscheidung von Blut- oder Muskelfarbstoff über den Harn tritt immer plötzlich auf. Ursächlich können beispielsweise Infektionskrankheiten, Vergiftungen oder Kreuzverschlag (Lumbago) diese Symptomatik auslösen.

11.7 Ausgewählte Krankheitsbilder mit Therapievorschlägen

11.7.1 Blasenentzündung

Die Entzündung der Harnblase (Cystitis) ist häufig bakteriell bedingt. Begünstigend spielen Unterkühlung und Durchnässung, Schleimhautirritationen durch Harnsteine und verletzungsbedingte Schädigungen (z. B. Blasenlähmung) eine wichtige Rolle. Diese Faktoren führen zu Harnentleerungsstörungen und zu einer verminderten Keimausschwemmung. Der Vorbericht bei Hund und Katze lautet oft: Das Tier ist nicht mehr „stubenrein". Klinisch stehen bei der Blasenentzündung vor allem die Harnabsatzbeschwerden und ein veränderter Urin im Vordergrund. Häufiger Harnabsatz in kleineren Portionen ist typisch. Oft ist die Harnentleerung schmerzhaft mit starkem Nachdrängen und aufgekrümmtem Rücken. Temperatur und Allgemeinbefinden sind meist normal. Wichtig ist der Harnbefund, der sehr stark variieren kann: Trübungen, Farbveränderungen und Beimengungen wie Eiter, Blut und Schleim können im Urin auftreten. Labortechnisch findet man einen veränderten pH-Wert (alkalischer), vermehrtes Harnsediment und Entzündungszellen. Bei chronischen und immer wiederkehrenden Blasenentzündungen, insbesondere bei therapieresistenten und solchen mit Blutbeimengungen, sollten Blasensteine und Blasentumoren ausgeschlossen werden. Blasenentzündungen stehen auch häufig in Zusammenhang mit anderen Erkrankungen des Urogenitaltrakts (z. B. Gebärmutterentzündung, Scheidenentzündung, Harnröhrenentzündung).

Behandlungsstrategie

Abstellen der Ursache, Bekämpfung der Infektion, Anregung der Harnproduktion und Harnausscheidung, krampflösende und schmerzlindernde Maßnahmen, lokale Wärmeanwendungen.

Allopathie

- Beseitigung der Ursache: Verhindern von Durchnässung und Unterkühlung. Bei Neigung zur Harnsteinbildung: Einstellen des Harn-pH-Wertes und Futterumstellung, je nach Tierart und Qualität der Harnsteine (siehe Kapitel Harnsteine)
- Bekämpfung der Infektion: Antibiotika zur Bekämpfung bakterieller Infektionen oder zur Vorbeugung gegen bakterielle Sekundärinfektionen. Ansäuern des Harns hemmt das Keimwachstum, z. B. Ammoniumchlorid, Hund, Katze 100 mg/kg p.o. – 2× täglich
- Anregung der Harnausscheidung: Diuretika,. Furosemid (z. B. Dimazon), Hund, Katze, 1–2 mg/kg i.m./i.v., Pferd 0,5–1 (–2) mg/kg i.m./i.v.
- Krampflösende, schmerzlindernde Behandlung: Metamizol, z. B. Buscopan compositum/Boehringer, Pferd, Hund, Katze 20–50 mg/kg i.m./i.v.
- Reichliche Flüssigkeitszufuhr gewährleisten.

Homöopathie

- Monopräparate, je nach Arzneimittelbild: **Cantharis** D6, D30, Belladonna D4, D6, D30, Berberis D6, D12, Dulcamara D6, D30, Pareira brava D4, D6, Petroselinum D6, Sabal serrulatum D3, D4, D6, Solidago D6, Terebinthina D6, D12, D30, Uva ursi D6
- Kombinationspräparate: **Cantharis compositum** (Heel), **Incontisal** (Biokanol), Populus compositum (Heel), Berberis Homaccord (Heel), Reneel (Heel), Uro loges (Loges), Vetokehl Not D5 (Mastavit), Sanukehl Coli D6 (Mastavit)
- Krampflösende Mittel: z. B. Spascupreel (Heel), Spasmovetsan N (DHU).

Phytotherapie

- Pflanzen: Goldrute, Brennessel, Birkenblätter, Heidekraut, Zinnkraut, Bohnenschalen, Schafgarbe, Wacholderbeeren
- Tee aus Heidekraut, Goldrute, Zinnkraut, Birkenblätter, Bohnenschalen, Hauhechel, Brennessel, Wacholderbeeren, Schafgarbe
- Durchspülungstherapie: Nieren-Blasen-Tee, z. B. Harntee (Steiner)
- Fertigpräparate: z. B. **Uro Pasc** (Pascoe), **Nephro loges** (Loges), Prostamed (Dr. Klein), Solidagoren N (Dr. Klein), Nephrisol mono (Cesra) – Großtier 2× 1 Esslöffel/Tag, Hund, Katze, 2× täglich 10–15 Tropfen
- Harnansäuern: z. B. Uvalysat Bürger (Ysatfabrik) – Hund 3× täglich 1 Teelöffel.

11.7.2 Blasenschwäche

Die Blasenschwäche (Incontinentia urinae) ist eine Störung in der Harnsammelphase, die sich durch Harnträufeln und unkontrolliertem Harnabsatz zeigt. Die Ursache der Störung kann im Bereich des Nervensystems oder auch außerhalb liegen. Die nicht nervenbedingte Blasenschwäche sieht man gelegentlich nach der Sterilisierung der Hündin, wobei als Ursache sowohl Hormonausfall, wie auch die operative Schädigung der Blase diskutiert werden. Krankheitszustände, die mit häufigem Harndrang und geringen Harnmengen einhergehen, fallen auch in die nicht nervenbedingte Kategorie, zum Beispiel bei der Blasenentzündung. Nervenbedingte Störungen der Blase können durch infektiöse Prozesse oder Verletzungen, wie Schwergeburt oder Bandscheibenvorfall hervorgerufen werden. Nicht zuletzt sind psychische Ursachen zu nennen, die Harnträufeln, „Markieren" und unwillkürlichen Harnabsatz durch emotionalen Belastungen (Freude, Angst, Eifersucht) bei Hund und Katze auslösen können.

Behandlungsstrategie
Abstellen der Ursachen, Regulation und Stärkung der Blasenmuskulatur und des Blasenschließmuskels.

Allopathie
- Beseitigung der Ursache: Verhindern von Durchnässung und Unterkühlung. Behandlung eventueller Blasenentzündungen oder Bandscheibenvorfälle (Näheres siehe unter den jeweiligen Kapiteln). Bei Hormonmangel nach Sterilisierung: Substitution des Hormons Estrogen, Estradiolbenzoat (z. B. Menformon K), Hündin 0,01 mg/kg s.c. – 1×/Woche. Bei psychischer Unausgeglichenheit: Abstellen der emotionalen Belastungen und Harmonisierung des Umfelds des Patienten
- Stimulation der Blasenmuskulatur: z. B. Phenylpropanolamin, Hund, Katze 1,5 mg/kg p.o. – 2–3× täglich, Ephedrin 2–3× täglich, Hund 4 mg/kg p.o., Katze 2–4 mg/kg p.o.

Homöopathie
- Monopräparate, je nach Arzneimittelbild: **Causticum** D6, D12, D30, **Pulsatilla** D30, D200, Cantharis D6, D12, Gelsemium D6, D12, D30, D200, Hyoscyamus D6, D30, D200, Petroselinum D6, D30, Phosphor D12, D30, D200, Sepia D30, D200
- Kombinationspräparate: **Incontisal** (Biokanol), **Causticum compositum** (Heel), Hormeel S (Heel), Ovarium compositum (Heel).

Physikalische und sonstige Verfahren
Neuraltherapeutische Behandlung von Sterilisationsnarben (Störfeld)!

11.7.3 Harnsteine
- Unter **Urolithiasis** versteht man das Auftreten von Harnsteinen in den ableitenden Harnwegen. Harnsteine findet man vorwiegend in der Blase und der Harnröhre. Die chemische Zusammensetzung dieser Steine ist sehr unterschiedlich und hängt unter anderem ab vom pH-Wert des Harns. Bei unseren Haussäugetieren sind sie besonders beim Fleischfresser und Wiederkäuer zu finden, während sie bei Pferd und Schwein seltener vorkommen. Beim Hund gibt es rassespezifische Veranlagungen aufgrund von gestörten Stoffwechselabläufen. Davon betroffen sind: Zwergschnauzer, Dackel,

Dalmatiner, Möpse, Bulldoggen, Welsh Gorgi, Beagle und Basset. Hunde im mittleren und höheren Alter sind häufiger betroffen. Begünstigend wirken sich außerdem noch folgende Faktoren aus: Entzündliche Prozesse, Harnstau und gleichzeitige pH-Wert-Änderung, hochkonzentrierter Urin (z. B. ungenügende Flüssigkeitszufuhr), einseitige Fütterung, hormonelle Fehlfunktionen. Bei Katzen sind überwiegend männliche Frühkastraten und übergewichtige Wohnungskatzen betroffen. Nicht jeder Harnstein macht Beschwerden. Die meisten werden als Zufallsbefund bei Röntgenaufnahmen entdeckt. Die Folgen sind sehr unterschiedlich: Beschwerdefreiheit, örtliche Schleimhautverletzungen, Entzündungen bis hin zu Verengungen und vollständigem Verschluss von Harnleiter oder Harnröhre. Das klinische Bild reicht von Blut im Urin (Hämaturie) bis zu ausgeprägten Symptomen einer Blasenentzündung. Bei immer wiederkehrender und therapieresistenter Hämaturie müssen Harnsteine unbedingt mit in Betracht gezogen werden. Heftige, akute Symptome treten auf, wenn die Harnröhre verlegt ist. Männliche Tiere sind wegen der längeren Harnröhre und dem Vorhandensein von Engstellen (Penisknochen) mehr gefährdet. Weitere Symptome sind: Schmerzen beim Wasserlassen, starkes Pressen, Harndrang ohne Harnabsatz, wenig oder blutiger Harn, der nur tröpfelnd oder in unterbrochenem, dünnem Strahl abgesetzt wird. Bei totaler Verlegung der Harnröhre kommt es innerhalb kurzer Zeit zur Harnvergiftung (Urämie). Dieses Krankheitsbild fällt bei der Katze in den Bereich des **Felinen urologischen Syndroms**, worunter man Krankheitsbilder zusammenfasst, welche die ableitenden Harnwege betreffen.

Behandlungsstrategie

Beseitigung der Harnabflussblockade, krampflösende, schmerzlindernde Maßnahmen, Bekämpfung von Harnwegsinfektionen, Einstellung des Harn-pH-Werts, Anregung der Harnausscheidung, Futterumstellung, reichliche Flüssigkeitszufuhr.

Allopathie

- Beseitigung der Harnabflussblockade: Entfernen der Harnsteine mechanisch oder operativ, Katheterisierung von Harnröhre und Blase und Freispülen von Harngries oder kleineren Harnsteinen mit körperwarmer, physiologischer Kochsalzlösung oder milden Desinfektionsmittel
- Krampflösende, schmerzlindernde Maßnahmen: Metamizol, z. B. Buscopan compositum/Boehringer, Pferd, Hund, Katze 20–50 mg/kg i.m./i.v.
- Bekämpfung von Harnwegsinfektionen: Antibiotika zur Bekämpfung bakterieller Infektionen oder zur Vorbeugung gegen bakterielle Sekundärinfektionen
- Einstellen des Harn-pH-Wertes, je nach Harnsteinzusammensetzung: z. B. Ansäuern mit Ammoniumchlorid, Hund, Katze 100 mg/kg p.o. – 2× täglich
- Anregung der Harnausscheidung: Diuretika, Furosemid (z. B. Dimazon), Hund, Katze, 1–2 mg/kg i.m./i.v., Pferd 0,5–1 (–2) mg/kg i.m./i.v.

- Futterumstellung: Zur Behebung der eigentlichen Stoffwechselstörung muss die Fütterung, je nach Tierart und Harnsteinzusammensetzung, angepasst werden. Beim Fleischfresser sollte die Diät grundsätzlich wenig Fleisch und mehr Kohlenhydrate enthalten. Milch, Quark und Eier können anstatt Fleisch verfüttert werden. Bei Katzen sollte man auf eine magnesiumarme Diät achten. Beim Pferd sollte man kleiehaltiges Futter vermeiden und konzentrierte Futtermittel ebenso wie beim Rind reduzieren
- Reichliche Flüssigkeitszufuhr sicherstellen.

Homöopathie
- Monopräparate, je nach Arzneimittelbild: **Berberis** D6, D12, **Lycopodium** D6, D12, D30, Sabal serrulatum D3, D4, D6, Sarsaparilla D6, D30, Pareira brava D4, D6, Solidago D6, Terebinthina D6, D12, D30, Pichi pichi D2, D3, D4
- Kombinationspräparate: **Berberis Homaccord** (Heel), **Solidago compositum** (Heel), Reneel (Heel), Renes/Calcium comp. PLV (Plantavet), Renes/Viscum comp. PLV (Plantavet), Sabal Homaccord (Heel), Uro loges (Loges)
- Krampflösende Mittel: z. B. Spascupreel (Heel), Spasmovetsan (DHU), Nux vomica comp. PLV (Plantavet).

Phytotherapie
- Pflanzen: Goldrute, Löwenzahn, Petersilienkraut, Brennessel, Birkenblätter (Betula), Hauhechel (Ononis), Zinnkraut, Bohnenschalen, Wacholderbeeren
- Tee aus Goldrute, Zinnkraut, Birkenblätter, Bohnenschalen, Hauhechel, Brennessel, Wacholderbeeren, Löwenzahn
- Durchspülungstherapie: Nieren-Blasen-Tee, z. B. Harntee (Steiner)
- Fertigpräparate: **Uvalysat Bürger** (Ysatfabrik), **Uro Pasc** (Pascoe), Cefanephrin (Cefak), Cefasabal (Cefak), Nephro loges (Loges), Solidagoren N (Dr. Klein), Nephrisol mono (Cesra) – Großtier 2× 1 Esslöffel/Tag, Hund, Katze, 2× täglich 10–15 Tropfen
- Harnansäuern: Uvalysat Bürger (Ysatfabrik) – Hund 3× täglich 1 Teelöffel.

11.7.4 Harnverhaltung

Die Harnverhaltung (Harnretention) kann aufgrund einer Schwäche des Blasenwandmuskels eintreten, was man dann **Blasenatonie** (Harnblasenlähmung) nennt. Dieser Zustand kann nervlich oder muskulär bedingt sein. Die gelähmte Blase ist stark gefüllt und kann manuell ausmassiert werden. Beim Hund sieht man diese Störung häufig in Zusammenhang mit Schädigungen von Rückenmark und/oder Spinalnerven beim Bandscheibenvorfall. Bei Pferd und Rind ist dieses Krankheitsbild meist Teilerscheinung bei gleichzeitiger Lähmung von Mastdarm, After, Schwanz und Blase, sowie bei Nachhandlähmungen. Gelegentlich können auch Quetschungen bei Schwergeburten (Rind) derartige Blasenlähmungen zur Folge haben. Harnverhaltung kann aber auch als Folge einer gestörten

Schließmuskelfunktion auftreten. In diesen Fällen ist die Blase nicht ausdrückbar. Blasenentzündungen, Harnsteine, eine vergrößerte Prostata und Tumoren im Urogenitalbereich sollten abgeklärt werden, da auch sie zu einer vermehrten Verhaltung von Urin führen können.

Behandlungsstrategie
Beseitigung der Ursache, regelmäßiges Entleeren der Blase, krampflösende Maßnahmen, Regulation der Blasenfunktion.

Allopathie
- Beseitigung der Ursache: Behandlung von Bandscheibenvorfall, Prostatavergrößerung, Entfernen von Harnsteinen oder Tumoren im Urogenitalbereich (Näheres siehe in den jeweiligen Kapiteln)
- Bei Quetschungen und Verletzungen: Entzündungshemmende Maßnahmen, z. B. Dexamethason, Pferd, Rind 0,02–0,08 (–0,2) mg/kg i.m./i.v., Hund, Katze, 0,025–0,1 mg/kg i.m./s.c./p.o.
- Bei nervenbedingten Entleerungsstörungen: Hochdosierte Gaben von Vitamin B1, B6, B12, z. B. Vitamin B-Komplex (Selectavet), Pferd, Rind, 30 ml/Tier, Hund Katze, 5 ml/Tier
- Bei starken Krämpfen der Blasenschließmuskeln: Krampflösende Maßnahmen, Metamizol, z. B. Buscopan compositum/Boehringer, Pferd, Hund, Katze 20–50 mg/kg i.m./i.v., Diazepam (z. B. Valium), Hund, Katze, 0,1–0,5 mg/kg i.v.
- Regelmäßige Blasenentleerung: Regelmäßiges Ausdrücken oder Katheterisieren der Blase.

Homöopathie
- Monopräparate, je nach Arzbeimittelbild: **Sabal serrulatum** D3, D4, D6, **Nux vomica** D6, D30, Arnika D6, D30, Berberis D6, D12, Cantharis D6, D30, Causticum D6, D12, D30, Gelsemium D12, D30, D200, Hyoscyamus D6, D30, D200, Opium D6, D30, D200, Plumbum aceticum D6, Strychninum D12, Terebinthina D6, D12
- Kombinationspräparate: **Sabal Homaccord** (Heel), Incontisal (Biokanol), Renes/Viscum compositum PLV (Plantavet)
- Krampflösende Mittel: z. B. Spascupreel (Heel), Spasmovetsan (DHU), Nux vomica-logoplex (Ziegler).

11.7.5 Nierenentzündung
Die Entzündungen der Niere werden entsprechend ihrer Lokalisation in Glomerulonephritis und interstitielle Nephritis eingeteilt (Nierenentzündung = Nephritis). Die Pyelonephritis ist eine Sonderform der interstitiellen Nephritis.

Glomerulonephritis

Bei der Glomerulonephritis sind in erster Linie die Nierenkörperchen der Rindenschicht von den entzündlichen Prozessen betroffen. Man findet sie bei allen Haustieren. Als Folge dieser entzündlichen Veränderungen treten vor allem Filtrationsstörungen auf, mit Eiweiß im Harn als Hauptsymptom. Ebenfalls häufig findet man Blut und Entzündungszellen im Urin und eine verminderte Harnausscheidung. Bei längerem Krankheitsgeschehen treten Harnkonzentrationsstörungen hinzu mit Verlust von Elektrolyten und Bicarbonat und einer verminderten Ausscheidung von harnpflichtigen Stoffen bis hin zur Harnvergiftung.

Pyelonephritis

Unter Pyelonephritis versteht man die Entzündung des Nierenbeckens und des Bindegewebes des Nierenmarks. Bei den Haustieren sind besonders das Schwein, das Rind und der Hund betroffen. Die Ursache liegt immer in einer bakteriellen Infektion, die vom harnableitenden System aufsteigt oder über das Blut sich in der Niere etabliert. Begünstigend sind Harnstau, Harnsteine und entzündliche Prozesse im Urogenitaltrakt. Die Erkrankung beginnt schleichend und ist anfänglich durch Eiweiß, Bakterien und Entzündungszellen im Harn charakterisiert, sowie durch typische Harnablagerungen (Sediment). Anfänglich geringe Harnausscheidungen können später in große Harnmengen mit starkem Durst übergehen. Der Krankheitsverlauf ist langsam und chronisch. Selten kommt es zu akuten klinischen Nephritiden mit gestörtem Allgemeinbefinden, Blut- und Eiterbeimengung im Harn, Brennen und Schmerzen beim Wasserlassen, Appetitlosigkeit, Erbrechen, Magen-Darmentzündungen, harnartigen Ausdünstungen, aufgekrümmtem, schmerzhaften Rücken und klammem Gang.

Behandlungsstrategie

Beseitigung der Ursache, Regulation der Blutharnstoffwerte, des Flüssigkeits- und Säure-Base-Haushalts, Stärkung des Immunsystems, Nierendiät, Ruhe.

Allopathie

- Beseitigung der Ursache: Absetzen von nierenbelastenden Medikamenten, Beseitigung von Harnabflussstörungen (siehe Kapitel Harnsteine), Vermeidung von Durchnässung und Unterkühlung, Antibiotika zur Bekämpfung bakterieller Infektionen oder zur Vorbeugung gegen bakterielle Sekundärinfektionen
- Regulation der Blutharnstoffwerte, des Flüssigkeits- und Säure-Basehaushalts: Infusionstherapie mit Ringerlactat, Elektrolytlösungen, Bicarbonat und Glucose
- Stärkung des Immunsystems: Paramunitätsinducer, z. B. Baypamune (Pfizer), Dosis pro Injektion: Hund, Katze 1,0 ml, Pferd 2,0 ml. Eigenbluttherapie
- Nierendiät. Fleischfresser: Eiweißarm (wenig Fleisch!!), salzarm (besonders bei Ödembildung und verminderter Harnausscheidung), reizlos, leicht verdaulich –

Quark, Ei, Reis, Huhn, Schleimsuppe. Pferd: leicht verdauliche, eiweißarme Futtermittel
- Optimierung der Haltungsbedingungen: Gute Haltung, Pflege, Ruhe und Stressvermeidung.

Homöopathie
- Monopräparate, je nach Arzneimittelbild: **Apis** D6, D30, **Solidago** D6, **Berberis** D6, D12, Belladonna D4, D6, D30, Cantharis D6, D30, Lespedeza Sieboldi D1, Lycopodium D6, D12, D30, Mercurius solubilis D6, D12, Phosphor D6, D12, D30, Serum anguillae D6, Terebinthina D6, D12
- Kombinationspräparate: **Solidago compositum** (Heel), **Renes/Viscum comp. PLV** (Plantavet), Vetokehl Not D5 (Mastavit), Albumoheel S (Heel), Apis comp. PLV (Plantavet), Berberis Homaccord (Heel), Uro-loges (Loges), Infi-Orthosiphonis Tropfen (Infirmarius Rovit), Infi Cantharis (Infirmarius Rovit)
- Steigerung der körpereigenen Abwehr: z. B. **Viruvetsan** (DHU), Engystol (Heel), Schwörotox A (Schwörer), EquiMun/PetMun (Plantavet), Regu-Immun (Biokanol).

Phytotherapie
Die wichtigsten Nierenparenchymmittel sind die Goldrute *(Solidago virgaurea)* und Orthosiphonblätter*(Orthosiphon stamineus)*, der sogenannte indische Blasen-Nierentee.
- Tee aus Goldrute und Orthosiphon
- Fertigpräparate: **Solidagoren** N (Dr. Klein), Nephro-Loges (Loges), Solidago Steiner (Steiner), Uro-pasc (Pascoe), Nephrisol mono (Cesra) – Großtier 2× 1 Esslöffel/Tag, Hund, Katze, 2× täglich 10–15 Tropfen
- Bei Harnverhalten und Ödemen: Anregung der Harnbildung und Harnausscheidung – Tee aus Birkenblätter, Brennessel, Zinnkraut.

Physikalische und sonstige Verfahren
Lokale Wärmeanwendungen im Nierenbereich bei chronischen Nierenentzündungen: Prießnitz-Umschläge, Rotlicht.

11.7.6 Nierenversagen

Unter Nierenversagen (Niereninsuffizienz) versteht man das Unvermögen der Nieren, die harnpflichtigen Stoffe in genügendem Maße auszuscheiden, sodass es zu deren Anreicherung im Blut und schließlich zur **Harnvergiftung (Urämie)** kommt. Das Nierenversagen kann akut eintreten oder sich langsam, chronisch entwickeln. Das akute Nierenversagen ist anfänglich durch eine verminderte Harnausscheidung und zunehmende Harnverhaltung gekennzeichnet. Ursachen sind vor allem Schock und Vergiftungen. Bei Schockzuständen kommt es im Rahmen der Zentralisierung des Kreislaufs zu zeitweiligen Sauerstoffmangelzuständen in den Nieren mit nachfolgender Schädigung des Nierengewebes (Schockniere). Das chronische Nierenversagen ist durch eine fortschreitende Einschränkung der Nierenfunktion gekennzeichnet. Die Funktionsminderung führt schließlich zur Harnvergiftung. Störungen im Elektrolythaushalt, Wasserhaushalt, Säure-Base-Haushalt und die giftige Wirkung der nicht ausgeschiedenen, harnpflichtigen Stoffe wirken zusammen und bestimmen das klinische Bild der Harnvergiftung. Anfänglich sind die einzigen Symptome oft nur starker Durst und große Harnmengen, sodass eine exakte Diagnose schwer zu stellen ist. Im fortgeschrittenen Fall sieht man häufig schwere Störungen im Magen-Darmtrakt (urämische Gastroenteritis). Es kommt zu Erbrechen, Durchfall, Appetitlosigkeit und starken Wasser- und Elektrolytverlusten. Müdigkeit, Abmagerung, Ödeme, zunehmende Blutarmut und Schwäche gehören dann zum typischen Krankheitsbild.

Behandlungsstrategie

Beseitigung der Ursache, Regulation der Blutharnstoffwerte, des Flüssigkeits- und Säure-Base-Haushalts, Verbesserung der Nierendurchblutung, Anregung der Harnausscheidung, Nierendiät, lokale Wärmeanwendungen, Regulation der Nierenfunktion.

Allopathie

- Beseitigung der Ursachen: Absetzen von nierenbelastenden Medikamenten, Beseitigung von Harnabflussstörungen (siehe Kap. 11.7.3 Harnsteine), Vermeidung von Durchnässung und Unterkühlung, Antibiotika zur Bekämpfung bakterieller Niereninfektionen, Schockbehandlung
- Regulation der Blutharnstoffwerte, des Flüssigkeits- und Säure-Basehaushalts: Infusionstherapie mit Ringerlactat, Elektrolytlösungen, Bicarbonat und Glucose
- Verbesserung der Nierendurchblutung: Dopamin, Hund, Katze 2–5 µg/kg/min, DTI (nach W. Kraft)
- Anregung der Harnausscheidung: Diuretika, Furosemid (z. B. Dimazon), Hund, Katze, 1–2 mg/kg i.m./i.v., Pferd 0,5–1 (–2) mg/kg i.v. oder Mannitol-Infusion, Hund, Katze 1–2 g/kg, Rind, Pferd 0,25–1,0 g/kg (10 %, 20 %ige Lösung)
- Nierendiät bei Fleischfressern: Eiweißarm (wenig Fleisch!!), Phosphatarm, Salzarm (besonders bei Ödembildung und verminderter Harnausscheidung), reizlos, leicht verdaulich – Quark, Ei, Reis, Huhn, Schleimsuppe. Nierendiät beim Pferd: leicht verdauliche, eiweißarme Futtermittel
- Reichliche Flüssigkeitszufuhr sicherstellen
- Behandlung der Magen-Darmbeschwerden: Bei Erbrechen: Dimenhydrinat, z. B. Vomex A, Hund: 4–8 mg/kg i.v./i.m./s.c./p.o., Katze 10–12 mg/Tier i.v./s.c./p.o. (Magen-Darmstörungen siehe unter Kap. 3.5.5 Gastritis und Kap. 3.5.2 Durchfall).

Homöopathie

- Monopräparate, je nach Arzneimittelbild: **Lespedeza Sieboldi** D1, **Solidago** D6, **Apis** D6, D30, Berberis D6, D12, Cantharis D6, D30, Mercurius solubilis D6, D12, Phosphor D6, D12 D30, Serum anguillae D6
- Kombinationspräparate: **Renes/Viscum PLV** (Plantavet), **Solidago compositum** SN (Heel), Albumoheel S (Heel), Berberis Homaccord (Heel), uro-loges (Loges), Infi-Orthosiphonis Tropfen (Infirmarius Rovit).

Phytotherapie

- Pflanzen: Goldrute, Orthosiphon stamineus, Brennessel, Birkenblätter, Zinnkraut
- Tee aus Goldrute, Birkenblätter, Brennessel, Zinnkraut, Orthosiphon
- Fertigpräparate: **Solidagoren N** (Dr. Klein), Nephro-Loges (Loges), Uro-pasc (Pascoe), Cefanephrin (Cefak), Nephrisol mono (Cesra) – Großtier 2× 1 Esslöffel/Tag, Hund, Katze, 2× täglich 10–15 Tropfen
- Stützung von Herz und Kreislauf: z. B. Crataegutt (Schwabe), Regucoronar (Biokanol), Scilla comp. PLV (Plantavet), Cralonin (Heel).

Physikalische und sonstige Verfahren

Lokale Wärmeanwendungen im Nierenbereich: Prießnitz-Umschläge, Rotlicht.

12 Fortpflanzungsorgane

Die Fortpflanzungsorgane dienen der Arterhaltung. Sowohl bei den männlichen, als auch bei den weiblichen Tieren entwickeln sie sich aus einer gemeinsamen Urogenitalanlage. Die Keimdrüsen (Gonaden) produzieren die Sexualhormone und die Keimzellen (Ei- und Samenzellen). Die sich daran anschließenden inneren und äußeren Geschlechtsorgane sind ausführende Organe im Sinne der Reproduktion. Die äußeren Geschlechtsorgane, die Begattungsorgane, dienen der geschlechtlichen Vereinigung.

12.1 Männliche Geschlechtsorgane

Beim männlichen wie beim weiblichen Tier unterscheidet man innere und äußere Geschlechtsorgane. Zu den inneren Geschlechtsorganen beim männlichen Tier zählen: Hoden, Nebenhoden, Samenleiter und die Geschlechtsdrüsen Prostata, Samenblasendrüse und Cowpersche Drüse. Zu den äußeren männlichen Geschlechtsorganen gehören Penis und Hodensack.

12.1.1 Hoden

Die männliche Keimdrüse (Hoden, Testis) ist paarig angelegt und liegt im Hodensack. Sie ist ein eiförmiges Organ von tierartlich sehr unterschiedlicher Größe und hat eine derb-elastische Konsistenz. Das Hodengewebe wird außen von einer Bindegewebshülle umgeben, von der aus Bindegewebsstränge (Septen) in die Mitte des Organs ziehen und es dadurch in Läppchen (Lobuli testis) unterteilen. Zwischen diesen Bindegewebssepten befindet sich das eigentliche Hodengewebe, das aus gewundenen Samenkanälchen besteht. Sogenannte **Sertoli-Zellen** bilden in den Samenkanälchen ein Zellgerüst, das sich von der Wand bis ins Innere der Kanälchen hinein erstreckt. Die Sertoli-Zellen fungieren als Stützgerüst für die Keimzellen und sind von zentraler Bedeutung für deren Ernährung und Reifung. Mit Beginn der Geschlechtsreife beginnt in den Kanälchen die Samenbildung (**Spermatogenese**). An der Wand liegen die Stammzellen (Spermatogonien), die sich zeitlebens teilen können. Jeweils eine der hierbei entstehenden Zellen tritt in die Wachstumsphase ein und entwickelt sich zum Spermatozyten. Dann folgt eine Phase, in welcher der Spermatozyt zwei Reifeteilungen durchläuft und zum Spermatid wird. Die Spermatiden wandeln sich schließlich durch Umformung und Umbau in die befruchtungsfähigen Spermien. Nach diesen verschiedenen Entwicklungsschritten lösen sich die Spermien vom Keimepithel der Hodenkanälchen und gelangen passiv in den Nebenhoden, wo sie nachreifen und gespeichert werden. Alle Samenkanälchen münden in das Hodennetz (Rete testis), ein zentrales Kanalsystem, das sich weiter in die Ausführungsgänge des Hodens (Ductuli efferentes) fortsetzt und schließlich in den Nebenhodengang mündet. In der Reifungsperiode wird durch die Reifeteilungen der Chromosomensatz der Keimzellen halbiert, sodass wie bei der Eizelle ein haploider Chromosomensatz vorliegt. Zwischen den Hodenkanälchen, im Bindegewebe des Hodens, liegen die **Leydigschen Zwischenzellen**. Sie produzieren unter dem Einfluß der Hypophyse (Gehirnanhangsdrüse) das männliche Geschlechtshormon **Testosteron**. Testosteron ist das wichtigste männliche Geschlechtshormon und ist verantwortlich für die Entwicklung der männlichen Geschlechtsorgane, der Keimzellen, der Libido (Sexualtrieb) und der sekundären männlichen Geschlechtsmerkmale, wie zum Beispiel der Körperstatur.

12.1.2 Spermium

Man unterscheidet am Spermium einen Kopf, einen Hals, ein Mittelstück und einen Schwanz. Der Kopf enthält den Zellkern mit den Chromosomen. Der vordere Teil des Kopfes ist mit einer Kopfkappe, dem Akrosom, überzogen, in dem sich Enzyme befinden, die für das Eindringen des Spermiums in die Eizelle notwendig sind. Das Mittelstück weist zahlreiche Mitochondrien auf, welche die Energie für die Fortbewegung des Spermiums liefern.

12.1.3 Nebenhoden

Der Nebenhoden (Epididymis) sitzt dem Hoden schweifartig auf. Man unterscheidet an ihm einen Kopf, Körper und einen Schwanz. Der Nebenhoden besteht aus dem Kanälchensystem, das sich übergangslos vom Hoden zum Nebenhoden fortsetzt, und dem Nebenhodengang, in den die Kanälchen münden. Er dient als Speicher und als Ort der Reifung für die Spermien.

12.1.4 Samenleiter

Am Ende des Nebenhodenschwanzes geht der Nebenhodengang in den Samenleiter (Ductus deferens) über. Dieser steigt durch den Leistenkanal in die Bauchhöhle auf und mündet in die Harnröhre. Er transportiert die Spermien vom Nebenhoden in die Harnröhre. Der Samenleiter, die ihn begleitenden Gefäße (Hodenarterie und -vene), Lymphgefäße und Nerven werden auch als **Samenstrang** (Funiculus spermaticus) bezeichnet.

12.1.5 Akzessorische Geschlechtsdrüsen

Die akzessorischen Geschlechtsdrüsen produzieren unter dem Einfluss von Testosteron ein Sekret, das den Spermien bei der Ejakulation beigemischt wird. Es dient den Spermien als Transportmedium, nährt diese und regt sie zu lebhafter Bewegung an. Das Sekret puffert das saure Scheidenmilieu ab und begünstigt dadurch die Fortbewegung der Spermien (im sauren Milieu sind die Spermien unbeweglich). Zusammen mit den Spermien bildet das Sekret des Nebenhodens und der akzessorischen Geschlechtsdrüsen die **Samenflüssigkeit**, auch **Sperma** genannt. Zu den akzessorischen Geschlechtsdrüsen zählen die

Samenblasendrüsen, die Prostata und die Cowperschen Drüsen. Die **Samenblasendrüse** (Glandula vesicularis) ist eine paarig angelegte Drüse, die bei den Haussäugetieren seitlich am Blasenhals liegt und zusammen mit dem Samenleiter in die Harnröhre mündet. Beim Fleischfresser fehlt sie völlig. Die **Prostata** (Vorsteherdrüse) ist bei allen Haussäugetieren entwickelt. Sie umfasst den Anfangsteil der Harnröhre und mündet mit mehreren Ausführungsgängen in sie. Die **Cowpersche Drüse** (Glandula bulbourethralis) ist paarig angelegt und liegt auf der Harnröhre, kurz bevor sie aus der Beckenhöhle austritt. Sie mündet in die Harnröhre. Beim Hund fehlt sie völlig.

12.1.6 Penis

Der Penis (Glied, Rute) ist das männliche Begattungsorgan. Er hat die Aufgabe, den Samen in den Uterus (Uterusbesamer – Pferd, Schwein, Hund) oder tief in die Scheide (Scheidenbesamer – Wiederkäuer) abzusetzen. Dafür besitzt er die Fähigkeit zur Versteifung **(Erektion)**, zur Verlängerung und zur Verdickung. Er ist aufgebaut aus zwei Schwellkörpersystemen, die in Längsrichtung des Organs verlaufen. Auf der Oberseite des Penis liegt ein paarig angelegter **Schwellkörper** (Corpus cavernosum), der bei der Erektion die Versteifung des Penis bewirkt. Der untere **Schwellkörper** (Corpus spongiosum) umgibt die in ihr verlaufende Harnröhre. Man unterscheidet am Penis eine Peniswurzel, einen Penisschaft und eine Penisspitze (Glans penis, Eichel). Die Peniswurzel entspringt am Sitzbeinausschnitt des knöchernen Beckens. Sie geht über in den Penisschaft, der in den Zwischenschenkelspalt abbiegt und eng am Bauch anliegend nabelwärts verläuft.

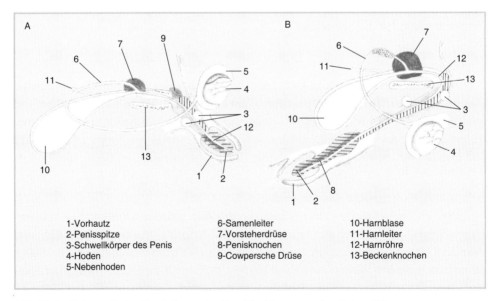

Abb. 12-1 Schematische Darstellung der Geschlechtsorgane des Katers **(A)** und des Rüden **(B)**. Modifiziert nach König, Liebich, 1999

Nur beim Kater ist der Penis nach kaudal (schwanzwärts) gerichtet. Die Penisspitze und der vordere Teil des Penis liegen in einer Schleimhauttasche **(Vorhaut, Präputium)**. Form und Aufbau des Penis sind bei den Haustierarten sehr verschieden. Man unterscheidet prinzipiell zwei Arten von Penistypen: Den **fibroelastischen** Typ und den **muskulokavernösen** Typ. Beim fibroelastischen Typ (Wiederkäuer, Hund) überwiegt das Bindegewebsgerüst, die Schwellkörper sind relativ wenig ausgeprägt. Dieser Typ hat auch im nicht erigierten Zustand eine derb-elastische Konsistenz. Der muskulokavernöse Typ (Pferd, Katze, Schwein) hingegen hat ein stark entwickeltes Schwellkörpersystem und weniger Bindegewebsanteile. Im Ruhezustand ist er schlaff und kompressibel. Schwellkörper sind Hohlräume, deren Wand aus glatter Muskulatur und Bindegewebe besteht. Die Kavernen füllen sich bei der Erektion mit arteriellem Blut, gleichzeitig wird der venöse Abfluss gedrosselt – dadurch kommt es zur Versteifung, Verlängerung und Verdickung des Penis. Peniskörper und Penisspitze haben getrennte Schwellkörper. Bei Hund und Katze verknöchert ein Teil des Schwellkörpers zum **Penisknochen**.

12.1.7 Hodensack

Der Hodensack (Skrotum) ist eine beutelartige Hauttasche, die Hoden und Nebenhoden enthält. Die Lage der Hoden im Hodensack bewirkt, dass die Temperatur der Hoden unter der Körperinnentemperatur liegt. Nur so können sich die Spermien optimal bilden und reifen. Liegt der Hoden in der Bauchhöhle oder im Leistenspalt, ist die Spermienproduktion gestört. Mit dem Hoden verbunden ist der Cremastermuskel, auch Hodenheber genannt. Durch Kontraktion kann er den Hoden näher an den Körper ziehen. Der Muskeltonus des Cremastermuskels ist temperaturabhängig – bei Kälte kontrahiert er sich, bei Wärme erschlafft er und die Hoden entfernen sich vom Körper. Dadurch wird eine feine Temperaturregulation für die sensible Spermienproduktion sichergestellt.

12.1.8 Hodenabstieg

Der Hoden entwickelt sich während der Embryonalzeit in der Bauchhöhle in der Nähe der Nieren. Aus dieser ursprünglichen Lage wandert der Hoden durch den Leistenspalt aus der Bauchhöhle in den Hodensack. Dies erfolgt tierartlich zu verschiedenen Zeiten. Beim Wiederkäuer vor der Geburt, bei Pferd und Schwein um die Geburt und beim Fleischfresser in den Wochen nach der Geburt. Der Hodenabstieg (Descensus testis) wird durch Hormone gesteuert. Wenn er ausbleibt oder nur unvollständig abläuft, spricht man von Kryptorchismus.

12.2 Weibliche Geschlechtsorgane

Zu den weiblichen Geschlechtsorganen zählen Scham, Scheidenvorhof, Scheide, Cervix, Gebärmutter, Eileiter und Eierstöcke. Die Genitalorgane sind vor allem für die Fortpflanzung und Arterhaltung zuständig. Man unterscheidet innere (Scheide, Cervix,

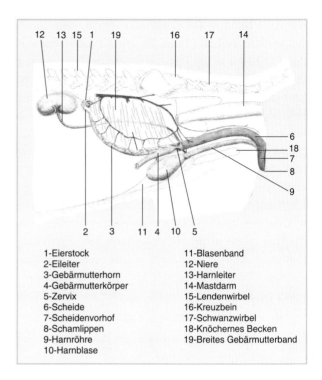

Abb. 12-2 Übersicht über die weiblichen Geschlechtsorgane der Hündin. Modifiziert nach König, Liebich, 1999

1-Eierstock
2-Eileiter
3-Gebärmutterhorn
4-Gebärmutterkörper
5-Zervix
6-Scheide
7-Scheidenvorhof
8-Schamlippen
9-Harnröhre
10-Harnblase
11-Blasenband
12-Niere
13-Harnleiter
14-Mastdarm
15-Lendenwirbel
16-Kreuzbein
17-Schwanzwirbel
18-Knöchernes Becken
19-Breites Gebärmutterband

Gebärmutter, Eileiter, Eierstock) von äußeren Geschlechtsorganen (Scheidenvorhof, Scham).

12.2.1 Eierstock

Die weibliche Keimdrüse (Ovarium) ist paarig angelegt, eng mit Eileiter und Gebärmutter verbunden und mit Bändern (Mesovarium) an der Bauchwand aufgehängt. Form und Größe variieren je nach Tierart erheblich, beispielsweise ist sie beim Rind circa walnussgroß. Die Hauptfunktion des Eierstocks ist befruchtungsfähige Eizellen zu produzieren und die weiblichen Sexualhormone Estrogen und Progesteron bereitzustellen. Am Eierstock unterscheidet man eine zentrale Markschicht, die reich an Bindegewebe, Nerven und Gefäßen ist, von einer peripheren Rindenschicht. In der äußeren Schicht liegen die weiblichen Keimzellen (Eizellen) in Form der Follikelzellen in unterschiedlichen Reifestadien vor. Die Zahl der Eizellen ist schon bei der Geburt festgelegt und beträgt beim neugeborenen Kalb etwa 150 000. Während der Fötalzeit entwickeln sich die Eizellen aus den Urgeschlechtszellen. Mit den sie umgebenden Epithelzellen bilden die Eizellen die sogenannten Primärfollikel. Nach der Geburt finden nur noch Reifungs- und Wachstumsvorgänge der Follikel statt.

12.2.2 Sexualzyklus

Follikelreifung: Mit dem Eintritt in die Geschlechtsreife beginnt beim weiblichen Tier der Sexualzyklus. Unter dem Einfluss der Hypophysenhormone FSH (Follikelstimulierendes Hormon) und LH (Luteinisierendes Hormon) wachsen einige Primärfollikel heran und reifen zu Sekundär- und Tertiärfollikel. Hierbei vermehren sich die Epithelzellen, welche die Eizelle umgeben, und werden vielschichtig, bilden einen Spalt- und Hohlraum und produzieren Follikelflüssigkeit, die das Hormon **Estrogen** enthält. Aus den Tertiärfollikeln, welche die Oberfläche des Ovars blasenförmig überragen, entwickeln sich schließlich die sprungreifen Graafschen Follikel. Kurz vor dem Eisprung vollendet die Eizelle schließlich noch die 1. Reifeteilung (Meiose), die zu einem haploiden (halbierten) Chromosomensatz führt.

Eisprung, Ovulation: Unter dem hormonellen Einfluss von LH aus der Hypophyse nimmt der Flüssigkeitsdruck in der Follikelhöhle immer mehr zu. Die Follikelwand wird dünner und reißt schließlich. Eizelle und Follikelflüssigkeit werden freigesetzt und vom Eileitertrichter aufgefangen. Die Eizelle wird durch den Flimmerstrom der Eileiterschleimhaut Richtung Eileiterampulle transportiert, wo normalerweise die Befruchtung durch das Spermium stattfindet.

Gelbkörperbildung: Nach dem Eisprung bleibt auf der Ovaroberfläche die „Ovulationswunde" zurück. Unter dem Einfluss von LH vermehren sich die verbliebenen Follikelzellen in der Ovulationswunde, füllen die ehemalige Follikelhöhle vollkommen aus und wachsen zum **Gelbkörper** (Corpus luteum) heran. Dieser überragt die Eierstocksoberfläche sektkorkenartig und bekommt sein gelbes Aussehen durch Einlagerung gelber Fettzellen. Die wichtigste Funktion des Gelbkörpers ist die Produktion des Hormons **Progesteron**. Wird die Eizelle nicht befruchtet, bildet sich der Gelbkörper nach 10 Tagen wieder zurück und ein neuer Zyklus kann beginnen. Diesen Vorgang nennt man **Luteolyse**. Der Gelbkörper bildet sich vollkommen zurück und es bleibt nur noch eine Narbe auf dem Ovar zurück. Wird das Tier trächtig, bleibt der Gelbkörper bestehen und produziert entsprechend Progesteron.

12.2.3 Eileiter

Eileiter (Salpinx, Tuba uterinae) sind schlauchartige Gebilde, welche die Gebärmutter mit dem Ovar verbinden. Ihre Funktion ist es, die Eizellen bei der Ovulation aufzufangen und in Richtung Gebärmutter weiterzutransportieren. In der Eileiterampulle findet die Befruchtung der Eizelle statt. Die Eileiter sind paarig angelegt wie die Eierstöcke. Ihre Länge variiert je nach Tierart (Rind, Pferd – 25/30 cm, Hund – 5/9 cm). Das freie Ende des Eileiters besteht aus einem Trichter (**Infundibulum**), der mit Fransen (**Fimbrien**) besetzt ist. Diese schmiegen sich eng an die Eierstocksoberfläche, um beim Eisprung die Eizellen auffangen zu können. Auf den Trichter folgt ein weitlumiger Abschnitt, den man **Ampulle** nennt. Der Schlauch verengt sich dann zum sogenannten **Isthmus** und mündet schließlich im gleichseitigen Gebärmutterhorn. Die Wand der Eileiter besteht aus Bauchfell, glatter Muskulatur und Schleimhaut, die mit Flimmerhärchen besetzt ist.

Fortpflanzungsorgane

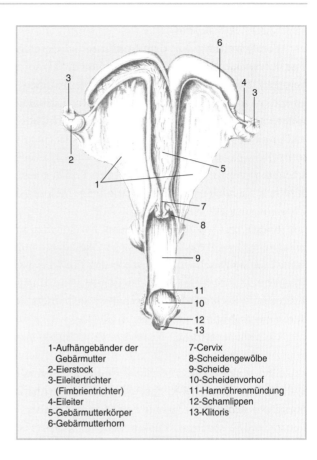

Abb. 12-3 Weibliche Geschlechtsorgane des Pferdes. Modifiziert nach Nickel, Schumner, Seiferle, 1995

1-Aufhängebänder der Gebärmutter
2-Eierstock
3-Eileitertrichter (Fimbrientrichter)
4-Eileiter
5-Gebärmutterkörper
6-Gebärmutterhorn
7-Cervix
8-Scheidengewölbe
9-Scheide
10-Scheidenvorhof
11-Harnröhrenmündung
12-Schamlippen
13-Klitoris

12.2.4 Gebärmutter

Die Gebärmutter (Uterus) ist das Organ, in welchem der Fötus während der Trächtigkeit heranwächst. Sie ist im Beckenraum zwischen Blase und Mastdarm lokalisiert. Bei unseren Haussäugetieren finden wir sehr unterschiedliche Ausformungen dieses Organs. Grundsätzlich unterscheiden wir einen **Uteruskörper** (Corpus uteri), **2 Uterushörner** (Cornua uteri) und einen **Gebärmutterhals** (Cervix uteri). Die **Cervix** verbindet die Scheide mit der Gebärmutter und ragt zapfenförmig mit der sogenannten **Portio** in die Scheide. Ihre Öffnung nennt man inneren, beziehungsweise äußeren Muttermund. Der Cervixkanal hat eine ausgeprägte Falten- und Wulstbildung. Zusammen mit einem Schleimpfropfen bilden sie während der Trächtigkeit und der Progesteronphase des Sexualzyklus einen dichten Verschluss, sodass vom äußeren Genitale her Infektionen oder andere schädliche Einflüsse den Fötus oder die Gebärmutter nicht beeinträchtigen können. Die Gebärmutterwand besteht aus drei Schichten. Die Schleimhaut **(Endometrium)** unterliegt einem periodischen Auf- und Abbau, der durch die Hormone des Sexualzyklus gesteuert wird. Nach seiner Wanderschaft durch den Eileiter nistet sich hier das befruchtete Ei ein **(Nidation)**. Die Muskelschicht **(Myometrium)** besteht aus glatter Muskulatur, die während der Trächtigkeit erheblich an Umfang zunimmt. In der Geburtsphase wird durch wellenförmige Kontraktionen ihrer Muskelfasern **(Wehen)** die Austreibung der Frucht bewirkt. Außen ist die Gebärmutter von Bauchfell überzogen. Das breite Gebärmutterband (Ligamentum latum uteri) fixiert das Organ in seiner Lage im Beckenraum.

12.2.5 Scheide

Die Scheide (Vagina), das weibliche Begattungsorgan, ist ein muskulöser, elastischer Schlauch, der sich von der Cervix bis zu den Schamlippen **(Vulva)** erstreckt. Sie ist zwischen Beckenboden und Mastdarm lokalisiert und nimmt während des Deckaktes den Penis auf, der Sperma entweder in die Cervix oder in den vorderen Scheidenabschnitt absetzt. Im vorderen Teil unterscheiden wir ein **Scheidengewölbe** (Fornix vaginae), nach kaudal hin grenzt der **Hymenalring** (Hymen/Jungfernhäutchen) die Scheide vom **Scheidenvorhof** (Vestibulum vaginae) ab. In den Boden des Scheidenvorhofs mündet die Harnröhre ein.

12.3 Wichtige medizinische Begriffe

12.3.1 Puerperium

Das Puerperium ist die Zeitspanne von der Geburt bis zum Wiedereinsetzen normaler zyklischer Fortpflanzungstätigkeit. Die unmittelbare Nachgeburtsphase ist gekennzeichnet durch Nachwehen, dem Abgang der Nachgeburt (Plazenta) und einer starken Kontraktion und Verkleinerung der Gebärmutter. Je nach Tierart und Plazentatyp ist diese Phase unterschiedlich lang. Beim Pferd geht die Nachgeburt physiologischerweise innerhalb einer Stunde nach der Geburt ab, beim Rind dauert dieser Vorgang unter Umständen sechs bis zwölf Stunden. Die Phase der Rückbildung der Gebärmutter nennt man **Involutionsphase**. Sie ist begleitet von einem mehr oder weniger starken Scheidenausfluss aus Blut, zelligen Anteilen und Schleim. Dieser Reinigungsfluss aus der Gebärmutter heißt auch **Lochialfluss**. Die Lochien nehmen mengenmäßig sehr schnell ab. Die Farbe des Sekrets variiert von schwarz-grün, rötlich-braun bis zu schleimig-wässrig. Beim Hund treten sie kaum in Erscheinung, da die Hündin sie wegleckt. Nach circa vier bis sechs Wochen sind die Rückbildungsvorgänge abgeschlossen.

12.4 Ausgewählte Krankheitsbilder mit Therapievorschlägen

12.4.1 Eierstockszysten

Eierstockszysten (Ovarialzysten) kommen bei allen Haustieren vor. Man unterscheidet im wesentlichen zwischen Follikelzysten und Gelbkörperzysten. Die häufigsten Eierstockszysten sind Follikelzysten. Man findet sie vor allem beim Rind. Die mit klarer Flüssigkeit gefüllten Zysten (Zyste = flüssigkeitsgefüllte Blase) können beim Rind erbsen- bis faustgroß werden. Durch eine hormonelle Fehlregulation kommt der sprungreife Graafsche Follikel nicht zum Platzen (Ovulation) und bleibt als Zyste fortbestehen. In der Folge kommt es zur Sterilität (Unfruchtbarkeit), da der Eierstockszyklus blockiert ist, und eventuell zu nymphomanen Zuständen, da die Follikelzyste größere Mengen an Estrogen freisetzen kann. Gelbkörperzysten sind erheblich seltener, führen letztlich aber auch zum Bild der Sterilität, da der Zyklus ebenfalls zum Stillstand kommt. Als Ursachen für die hormonelle Fehlregulation können verschiedene Faktoren verantwortlich sein: Mängel in Haltung und Fütterung – zu wenig an Licht, Bewegung, Betakarotin, Vitamin A/E, energiereichem Futter – allgemeine Krankheitszustände, Leistungsüberforderung und konstitutionelle Schwächen.

Behandlungsstrategie
Stimulation des Eisprungs und Regulation des Hormonhaushalts, Beseitigung von Mängeln in Haltung und Fütterung.

Allopathie
- Hormonbehandlung: Progesteron, Rind 0,5–0,7 mg/kg i.m. Choriogonadotropin (HCG), z. B. Ovogest (Intervet), Rind, 3000 I.E. i.v. Gonadotropin-Releasing-Hormon, z. B. Fertagyl (Janssen), Rind 5,0 ml i.m. Bei Gelbkörperzysten: Prostaglandin, z. B. Iliren C (Intervet), Rind 3,5 ml/Tier i.v.
- Beseitigung von Haltungs- und Fütterungsmängeln: Zufütterung von Mineralstoffen, Betacarotin und Vitaminen, z. B. Fruba (Schätte). Injektionen von Vitamin A und E.

Homöopathie
- Monopräparate, je nach Arzneimittelbild: **Apis** D6, D30, **Lachesis** D30, Sepia D6, Aurum D6, D30, Bufo D6, D30, Lilium tigrinum D6, D30, Pulsatilla D4, D6, D30, Platinum D30, Oophorinum/Ovininum D6
- Kombinationspräparate: **Nymphosal** S (Biokanol), **Ovaria/Hypophysis compositum A** PLV (Plantavet), Hormeel (Heel), Ovarium compositum (Heel), Oestrovetsan N (DHU).

12.4.2 Eklampsie

Darunter versteht man das Auftreten von charakteristischen Krämpfen beim hochtragenden oder frisch laktierenden Tier. Es kommt zu einem Absinken des Calciumspiegels im Blut, der oft auch von einem zu geringen Magnesiumspiegel begleitet ist. Wahrscheinlich beeinflussen erhöhte Blutestrogenwerte während dieser Zeit den Stoffwechsel dieser Mineralsalze. Das Krankheitsbild tritt vor allem beim Schwein und bei der Hündin auf. Bei der Stute ist es eher ein seltenes Phänomen. Das klinische Bild zeigt Schweißausbruch, Muskelzuckungen am ganzen Körper, steifer Gang, teilweise anfallsartige Erscheinungen, Trismus (Kiefersperre), Atemfrequenz und Puls sind erhöht. Beim Hund sind vorwiegend kleinere Rassen betroffen und Tiere mit überdurchschnittlicher Milchproduktion. Das Krankheitsbild tritt meist 2–5 Wochen nach der Geburt auf. Die Hündinnen sind nervös, ängstlich und wimmern.

Behandlungsstrategie
Normalisierung der Blutcalcium- und Blutmagnesiumwerte, beruhigende, krampflösende Maßnahmen. Der akute Calciummangel nach der Geburt bedarf der tierärztlichen Behandlung!

Allopathie
- Regulation der Blutcalciumwerte und Blutmagnesiumwerte: Langsame Infusion oder Injektion von Calcium-Magnesium-Lösungen, z. B. Calciumgluconat (10 %ig) Hund 50–150 mg/kg = 0,5–1,5 ml/kg langsam i.v./s.c., Schwein (40 %ige Lösung) 20 ml/Tier. Orale Gaben von Calciumpräparaten zur Vorbeugung und Vermeidung von Rückfällen, Hund, z. B. Frubiase (Boehringer)
- Beruhigende Maßnahmen: In schweren Fällen – Verabreichung von Diazepam (z. B. Valium), Hund, 0,5–1,0 mg/kg.

Homöopathie
Die Infusions-/Injektionstherapie mit Calciumlösungen ist notwendig. Homöopathika können begleitend oder vorbeugend sinnvoll eingesetzt werden.
- Monopräparate, je nach Arzneimittelbild: **Calcium phosphoricum** D6, D30, **Magnesium phosphoricum** D6, D30, **Ferrum phosphoricum** D6 (Beim Hund – nach Wolff), Agaricus muscarius D6, D30, Belladonna D30, D200, Calcium carbonicum D6, D12, D30, D200, Cuprum metallicum D6, D30, Hyoscyamus D30, D200
- Prophylaxe: **Calcium phosphoricum** D6, D30, Magnesium phosphoricum D6, D30, Calcium carbonicum D6, D30 (Konstitutionstyp!).

12.4.3 Endometritis
Die Entzündung der Gebärmutterschleimhaut tritt bei den Haustieren sehr häufig auf – meist im Zusammenhang mit einer gestörten Nachgeburtsphase oder einer hormonellen Störung. Die Ursache für die Entzündung ist in der Regel eine bakterielle Infektion, die vorzugsweise über Scheide und Cervix erfolgt. Eine Infektion über das Blut (hämatogen) oder über die Lymphe (lymphogen) ist ebenfalls möglich. Es kommt zu entzündlichen Veränderungen an der Gebärmutterschleimhaut mit Sekretbildung, die je nach Erreger eine wässrig-schleimige, milchig-trübe, eitrige oder schmutzig-stinkende Qualität haben kann. Das klinische Bild variiert sehr stark. Das Allgemeinbefinden kann ungestört sein, kann aber auch deutlich beeinträchtigt sein, mit Fieber und Appetitlosigkeit. Scheidenausfluss kann permanent, schubweise oder gar nicht vorhanden sein. In chronischen Fällen ist bei der rektalen Untersuchung oftmals eine Verdickung der Gebärmutterwand festzustellen. Eine wichtige Konsequenz hat das Krankheitsgeschehen auf die Fruchtbarkeit – unbehandelt, kommt es zur Sterilität (Unfruchtbarkeit).

Behandlungsstrategie

Entzündungshemmende Maßnahmen, Bekämpfung der Erreger, Stimulation des Immunsystems.

Allopathie

- Entzündungshemmende Maßnahmen: Lokale Gebärmutterbehandlungen mit desinfizierenden, adstringierenden Lösungen, z. B. Lotagen-Lösung oder Lugolsche-Lösung.
- Entleerung von Gebärmutterinhalt: Abhebern und Spülung der Gebärmutter mit physiologischer Kochsalzlösung oder milden Desinfektiosnlösungen. Injektion von Prostaglandin-Präparaten in der Gelbkörperphase – Entleerung erfolgt normalerweise 3–5 Tage nach Verabreichung, z. B. Dinolytic/Pharmacia, Hund 0,05–0,25 mg/kg s.c., Katze 0,1–0,2 mg/kg s.c. – 1× täglich über 5 Tage, z. B. Iliren C/Intervet, Rind 3,5 ml/Tier i.v., Pferd 3 ml/Tier i.m.
- Bekämpfung der Erreger: Gezielte Antibiotikabehandlung (nach Resistenztest), lokal als „Gebärmuttereinlagen" und systemisch
- Stärkung des Immunsystems: Paramunitätsinducer, z. B. Baypamune (Pfizer), Dosis pro Injektion: Hund, Katze 1,0 ml, Pferd 2,0 ml. Eigenbluttherapie.

Homöopathie

- Monopräparate, je nach Arzneimittelbild: **Sabina** D6, **Pulsatilla** D4, D6, D30, **Lachesis** D8, D30, Belladonna D4, D6, D30, Echinacea D4, D6, Hepar sulfuris D6, D30, Hydrastis D6, D30, Kreosotum D6, D12, D30, Mercurius solubilis D6, D12, Pyrogenium D15, D30, Secale D6, D30, Sepia D6, D30, Streptokokken Nosode D30
- Kombinationspräparate: **Lachesis compositum N** (Heel), **Sabinapuersal** (Biokanol), **Endometrium compositum A** PLV (Plantavet), Pyrogenium compositum PLV (Plantavet), Vetokehl Not (Mastavit), Metrovetsan (DHU), Echinacea compositum (Heel), Mucosa compositum (Heel), Staphylosal (Biokanol)
- Regulation des Hormonhaushalts: Komplexpräparate, z. B. Hormeel (Heel)
- Stimulation des Immunsystems: z. B. PlantaMun (Plantavet), Engystol (Heel), Vetokehl Sub (Mastavit).

Phytotherapie

- Pflanzen: Echinacea, Calendula, Kamille
- Lokale Gebärmutterbehandlung mit Lösungen von Echinacea-, Kamille- oder Calendulatinktur (20 %ig)
- Fertigpräparate: z. B. EucaComp (Plantavet), PhlogAsept (Plantavet), Kamillosan (Asta Medica).

12.4.4 Gebärmuttervorfall

Der Gebärmuttervorfall (Prolaps uteri) ist ein Ereignis, das sich im Anschluss an die Geburt, bei offener Cervix ereignet. Besonders häufig ist das Rind betroffen. Auslöser für den Vorfall sind die Saugwirkung beim Austritt oder Auszug des Fötus, übermäßige Nachgeburtswehen mit Einsatz der Bauchpresse oder eine nicht abgegangene Nachgeburt, die einen starken Zug auf die Gebärmutter ausübt. Begünstigende Faktoren sind außerdem eine schlechte Gebärmutterkontraktion nach der Geburt und erschlaffte Beckenbänder. Die vorgefallene Gebärmutter muss so schnell wie möglich in die ursprüngliche Lage zurückgebracht werden.

Behandlungsstrategie

Der Gebärmuttervorfall muss vom Tierarzt so schnell wie möglich in die ursprüngliche Lage zurückgebracht und entsprechend versorgt werden. Gegebenenfalls ist die operative Entfernung der Gebärmutter notwendig (Hund, Katze).

12.4.5 Nachgeburtsverhaltung

Unter Nachgeburtsverhaltung (Retentio secundinarum) versteht man einen fehlenden oder unvollständigen Abgang der Nachgeburt innerhalb einer bestimmten Zeitspanne nach der Geburt (beim Rind 6–12 Stunden, beim Pferd 0,5–1 Stunde). Hauptsächlich betroffen davon ist das Rind. Die Ursachen für den gestörten Nachgeburtsabgang sind vielfältig. Jede Abweichung von einer normalen Trächtigkeit oder Geburt, seien es Schwergeburten, Mehrlingsträchtigkeiten, abnormale Trächtigkeitsdauer (zu lang, zu kurz) oder Fehlgeburten, begünstigen diese Störung. Weitere Ursachen können hormonelle Fehlregulationen während der Trächtigkeit und Geburt, ungeeignetes Futter, allergische Prozesse, Stress, Verletzungen (Sturz, Stoß), Giftstoffe (Schadfutter) und Infektionen sein. Hinweisend auf eine eventuelle Nachgeburtsverhaltung ist der Zeitpunkt unmittelbar nach der Geburt. Im typischen Fall hängen Gewebeteile der Nachgeburt aus der Scheide. Bei einer Verdachtsdiagnose kann man über eine gynäkologische Untersuchung Gebärmutter und Scheide auf Nachgeburtsreste hin überprüfen. Die Nachgeburtsverhaltung wird sehr schnell durch eine Gebärmutterentzündung verkompliziert. Durch bakterielle Infektionen und Giftstoffe kommt es dabei sehr leicht zur „Blutvergiftung" (Sepsis) mit Fieber, Appetitlosigkeit und stark gestörtem Allgemeinbefinden. Der Scheidenausfluss wird sehr schnell übelriechend. Weitere mögliche Komplikationen durch resorbierte Giftstoffe sind Schädigungen von Herz, Leber und Nieren und als Spätfolge die Sterilität (Unfruchtbarkeit). Beim Pferd ist vor allem die Gefahr der Rehe zu beachten.

Behandlungsstrategie

Stimulation des Abgangs der Nachgeburt, Abnahme der Nachgeburt, Unterstützung der Gebärmutterrückbildung, Vorbeugung und Bekämpfung von Infektionen.

Allopathie

- Stimulation des Nachgeburtabgangs: Oxytocin, Katze − 5 I.E./Tier s.c., Hund 1,0–5,0 I.E./Tier 3× täglich, Pferd 30–100 I.E. in 1 l Dauertropf (30–60 min) oder 30–40 I.E. i.m. 3× im Abstand von 1–2 Stunden
- Nachgeburtsabnahme: Manuell, möglichst rasch
- Unterstützung der Gebärmutterrückbildung: Uterustonika, z. B. Oxytocin, Rind − 80 I.E./Tier i.m., Pferd 30–40 I.E./Tier i.m., Hund 1,0–5,0 I.E./Tier s.c., Katze − 5 I.E./Tier s.c. Infusion oder Injektion einer Calciumlösung, z. B. Calciumgluconat (10 %ig) Hund, Katze 50–150 mg/kg = 0,5–1,5 ml/kg langsam i.v./s.c., Großtiere 200 ml.
- Bekämpfung von Infektionen: Antibiotika-Einlagen/Instillationen in die Gebärmutter, bei fieberhaften, septischen Zuständen zusätzlich systemische Behandlung.

Homöopathie

- Monopräparate, je nach Arzneimittelbild: **Sabina** D6, **Secale** D6, D30, **Pulsatilla** D4, D6, D30, Lachesis D8, D12, D30, Pyrogenium D15, D30
- Kombinationspräparate: **Sabinapuersal** (Biokanol), **Lachesis compositum N** (Heel), Metrovetsan (DHU), Echinacea compositum (Heel), Pyrogenium compositum PLV (Plantavet), Sabina-logoplex (Ziegler).

Phytotherapie

Fertigpräparat: Traxaxan (Schätte).

12.4.6 Pyometra

Unter Pyometra versteht man eine Eiteransammlung in der Gebärmutter bei geschlossener Cervix. Sie ist eine Sonderform der eitrigen Gebärmutterentzündung und tritt vor allem bei Hund, Katze und Rind häufiger auf. Meist entwickelt sich die Pyometra im Anschluss an eine Geburt, im Zusammenhang mit einer gestörten Nachgeburtsphase oder als Folge einer hormonellen Störung. Voraussetzung für die Entstehung der Pyometra ist das Vorhandensein eines Gelbkörpers und damit einhergehend eines erhöhten Progesteronspiegels – Progesteron erhöht die Infektionsbereitschaft der Gebärmutter. Die bakterielle Besiedelung der Gebärmutterschleimhaut erfolgt meist aufsteigend über Scheide und Cervix. Beim Hund treten die Symptome der Pyometra typischerweise drei bis acht Wochen nach der letzten Läufigkeit auf. Wurde bei der Hündin eine Hormonbehandlung in Form der sogenannten „Läufigkeitsspritze" durchgeführt, kann diese Zeitspanne auch einige Wochen bis Monate dauern, bevor die ersten Symptome auftreten. Das Krankheitsbild beim Fleischfresser ist gekennzeichnet durch vermehrten Durst, vermehrten Harnabsatz und ein mehr oder weniger stark gestörtes Allgemeinbefinden mit Fieber. Im chronischen Fall können die Tiere abmagern, das Fell wird struppig, es entwickelt sich eine Schwäche der Nachhand und der Bauchumfang kann zunehmen. Labor und Röntgenbild sind für die Absicherung der Diagnose hilfreich. Die veränderte Gebärmutter ist meist gut auf dem Röntgenbild darstellbar, bei den Blutwerten sind in der Regel Leukozyten und Harnstoff erhöht. Kommt es zu einer Spontanentleerung der Pyometra („Geburt der Pyometra"), ist ein plötzlicher, starker Scheidenausfluss feststellbar. Die Farbe des Ausflusses kann von gelb über gelbgrün bis zu schokoladenbraun variieren. Als Folge einer Pyometra kann es durch die Bakteriengifte zu Schädigungen an Herz, Niere und Leber kommen – im Extremfall auch zum Durchbruch der Pyometra in die Bauchhöhle mit anschließender Bauchfellentzündung.

Behandlungsstrategie

Entleerung des Gebärmutterinhalts, entzündungshemmende Maßnahmen, Bekämpfung der Erreger, Operation.

Allopathie

- Entleerung von Gebärmutterinhalt: Injektion von Prostaglandin-Präparaten, Entleerung folgt normalerweise 3–8 Tage nach Verabreichung, z. B. Dinolytic/Pharmacia, Hund 0,05–0,25 mg/kg s.c., Katze 0,1–0,2 mg/kg s.c. – 1× täglich über 5 Tage, z. B. Iliren C/Intervet, Rind 3,5 ml/Tier i.v., Pferd 3 ml/Tier i.m.
- Entzündungshemmende Maßnahmen: „Gebärmutterspülungen", Abhebern und Spülungen der Gebärmutter mit physiologischer Kochsalzlösung oder desinfizierenden, adstringierenden Lösungen, z. B. Lotagen-Lösung oder Lugolsche-Lösung
- Bekämpfung der Erreger: Gezielte Antibiotikabehandlung (nach Resistenztest), lokal, beispielsweise als „Gebärmuttereinlagen", und systemisch
- Beim Hund ist die operative Entfernung von Eierstock und Gebärmutter oft die Therapie der Wahl.

Homöopathie

Ziel der Behandlung muss auch hier die Entleerung der Gebärmutter sein und die sich daran anschließende Abheilung der eitrigen Entzündung. Kommt es nicht zur Entleerung und Heilung innerhalb einer angemessenen Zeitspanne, ist die Operation nicht zu umgehen

- Monopräparate, je nach Arzneimittelbild: **Pulsatilla** D4, D6, D30, **Sabina** D6, **Lachesis** D8, D12, D30, Echinacea D4, D6, Hepar sulfuris D6, D30, Hydrastis D6, D30, Kreosotum D6, D12, D30, Mercurius solubilis D6, D12, Pyrogenium D15, D30, Sepia D6, D30
- Kombinationspräparate: **Metrovetsan** (DHU), **Lachesis compositum N** (Heel), Sabinapuersal (Biokanol), Staphylosal (Biokanol), Endometrium compositum A PLV (Plantavet), Pyrogenium compositum PLV (Plantavet), Vetokehl Not (Mastavit), Echinacea compositum (Heel),
- Stimulation des Immunsystems: z. B. PetMun PLV (Plantavet), Engystol (Heel), Vetokehl Sub (Mastavit).

Phytotherapie

- Pflanzen: Echinacea, Calendula, Kamille
- Lokale Gebärmutterbehandlung mit Lösungen von Echinacea-, Kamille- oder Calendulatinktur (20 %ig)
- Fertigpräparate: z. B. Eucacomp (Plantavet), Kamilloplant (Plantavet), Kamillosan (Asta Medica).

12.4.7 Vorhautkatarrh

Der Vorhautkatarrh (Präputialkatarrh) ist die häufigste Störung im Bereich Penis und Vorhaut beim Hund. Durch eine vermehrte Sekretion der Drüsen der Präputialschleimhaut kommt es zu einem permanenten Ausfluss von gelblich-grünem Sekret aus der Vorhautöffnung. In der Regel fehlen die typischen Entzündungszeichen (Wärme, Rötung, Schwellung, Schmerz). Die Ursachen sind unklar – diskutiert werden Konstitution, hormonelle Faktoren und Haltungsbedingungen. Der Präputialkatarrh wird bei Rüden jeden Alters beobachtet. Die Kastration führt häufig zum Verschwinden der Symptome. Bei entzündlichen Veränderungen der Präputialschleimhaut mit Rötung, Schwellung, Lymphknotenvergrößerung und schleimig-eitrigen Sekreten liegen meist bakterielle Mischinfektionen zugrunde. Gelegentlich unterhalten auch Fremdkörper, wie Haare oder kleine Partikel, eine chronische Entzündung im Bereich der Vorhaut.

Behandlungsstrategie

Entzündungshemmende Maßnahmen, Bekämpfung der Erreger, Stimulation des Immunsystems.

Allopathie

- Entzündungshemmende Maßnahmen: Regelmäßige Spülungen von Penis und Vorhaut mit milden, desinfizierenden Lösungen, z. B. Wasserstoffperoxid-Lösung 3 %ig oder Betaisodona-Lösung
- Bekämpfung der Erreger: Bei bakteriellen Infektionen – lokale antibiotische Versorgung (Resistenztest)
- Stärkung des Immunsystems: Paramunitätsinducer, z. B. Baypamune (Pfizer), Dosis pro Injektion: 1,0 ml/Hund
- Kastration: Bei hartnäckigen, schweren Fällen kann eine Kastration die Symptome zum Verschwinden bringen.

Homöopathie

- Monopräparate, je nach Arzneimittelbild: **Pulsatilla** D4, D6, D30, **Silicea** D30, Echinacea D4, D6, Hepar sulfuris D6, D30, Mercurius solubilis D6, D12, Sulfur D6, D12, D30
- Kombinationspräparate: **Echinacea compositum** (Heel), **Staphylosal** (Biokanol), **Vetokehl Not** (Mastavit), Laminoflur (Heel), Mucosa compositum (Heel)

- Stimulation des Immunsystems: z. B. Vetokehl Sub (Mastavit), PetMun (Plantavet), Engystol (Heel).

Phytotherapie
- Pflanzen: Echinacea, Calendula, Kamille
- Lokale Schleimhautspülungen mit Echinacea-, Kamille- oder Calendulatinktur, 20%ige Lösungen
- Fertigpräparate: z. B. EucaComp/Plantavet 10–20%ige Lösung, PhlogAsept/Plantavet, 5%ige Lösung, Kamillosan (VIATRIS).

13 Milchdrüse

Die Milchdrüse (Gesäuge, Euter) ist eine modifizierte Schweißdrüse, die ihr Sekret mittels Ausführungsgängen nach außen absondert (exokrine Drüse). Sie zählt zu den sekundären Geschlechtsmerkmalen und kommt nur beim weiblichen Tier voll zur Entfaltung. Ihr Sekret, die Milch, hat vor allem für die Ernährung der Jungen und teilweise als Nahrungsmittel für den Menschen eine große Bedeutung. Zudem kommt ihm noch in der Anfangsphase des Lebens eine zentrale Bedeutung als Träger von Abwehrstoffen (Kolostralmilch) für das Neugeborene zu.

Die Milchdrüse der Haussäugetiere besteht aus einer wechselnden Zahl paarig angelegter Milchdrüseneinheiten (Mammarkomplexe), die durch Faszien („Sehnenhaut"/ flächiges, sehnenartiges Gewebe) fest mit der Bauchwand verbunden sind. Ausbildung und Größe der Drüse hängen von Faktoren wie Spezies, Rasse, Alter und Laktationsphase (Laktation = Milchproduktion) ab. Die Zahl der Mammarkomplexe beträgt beim Pferd und kleinen Wiederkäuer 2, beim Rind 4, beim Schwein 12–16, beim Hund 8–10 und bei der Katze 8. Lage und Ausdehnung sind tierartlich sehr unterschiedlich. Bei Affe und Elefant liegt die Milchdrüse im Bereich der Brust (thorakal), bei der Katze erstreckt sie sich von der Brust bis zum Bauch (thorakoabdominal), bei Hund und Schwein nimmt sie den ganzen Bereich von der Brust bis zur Leiste ein (thorakoinguinal) und bei Rind und Pferd liegt sie zwischen den Schenkeln (inguinal).

13.1 Aufbau der Milchdrüse

Jeder Mammarkomplex besteht aus zwei Anteilen: **Drüsenkörper** und **Zitze**. Der Drüsenkörper besteht aus Parenchym, dem milchproduzierenden Gewebe, mit seinen **Alveolen** (traubenförmige Hohlräume), **Milchkanälchen** und der **Milchzisterne**, die als Milchsammelraum fungiert. Die kleinen Milchgänge gehen in die endständigen Alveolen über, die mit einschichtigem, milchproduzierendem Epithel besetzt sind. Bindegewebe unterteilt das Drüsengewebe in Läppchen und Lappen. Die Zitze hat bei jeder Tierart eine charakteristische Form. Man unterscheidet an ihr **Zitzenöffnung, Zitzenkanal (Strichkanal)** und den **Zitzenteil** der **Milchzisterne**. Der Zitzenkanal wird durch einen Schließmuskel und ein elastisches Ringfasersystem verschlossen. Die äußeren Gewebeschichten der Milchdrüse bestehen aus lockerem Bindegewebe, das mit Fettgewebe durchsetzt ist, aus der oberflächlichen und tiefen Bauchfaszie und schließlich der Haut, die im Bereich des Strichkanals in Schleimhaut übergeht. Der Aufhängeapparat der Milchdrüse besteht aus Bändern und Faszien, welche die Drüse fest mit der Bauchwand verbinden.

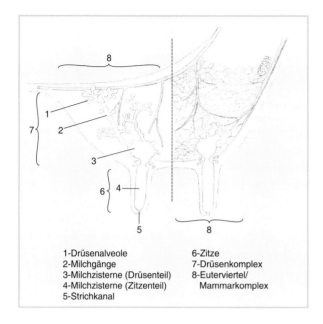

1-Drüsenalveole
2-Milchgänge
3-Milchzisterne (Drüsenteil)
4-Milchzisterne (Zitzenteil)
5-Strichkanal
6-Zitze
7-Drüsenkomplex
8-Euterviertel/ Mammarkomplex

Abb. 13-1 Euter des Rindes (schematisch).
Modifiziert nach Loeffler 1994

Strichkanal, Zisterne und zugehöriges Drüsengewebe bilden jeweils eine Einheit. Bei den verschiedenen Tierarten sind unterschiedlich viele Einheiten je Mammarkomplex ausgebildet. Beim Rind findet sich pro Mammarkomplex ein Strichkanal mit anschließendem Hohlraumsystem und Drüsengewebe. Bei der Stute sind 2, beim Schwein 2–3, beim Hund 8–12, bei der Katze 5–7 separate, milchbildende Einheiten je Mammarkomplex vorhanden. Eine Kommunikation mit den anderen Drüsensystemen des gleichen Mammarkomplexes kommt normalerweise nicht vor.

13.2 Milchdrüsenentwicklung

Entwicklung, Wachstum und Funktion der Milchdrüse (Mammogenese) werden durch Hormone gesteuert.

Die Milchdrüse entwickelt sich aus der Milchleiste (Milchdrüsenanlage). Von den in der Haut lokalisierten Zitzenanlagen ausgehend, wuchern zuerst Primärsprosse, dann Sekundärsprosse und schließlich Tertiärsprosse in die Tiefe des Gewebes und bilden die Grundlage für Drüsengewebe und Hohlraumsystem. Nach der Geburt entwickeln sich Milchdrüse und Zitze mit dem allgemeinen Körperwachstum. Während der Geschlechtsreifung (Pubertät) findet ein weiterer Entwicklungsschub statt. Bis zur ersten Trächtigkeit verharrt dann die Milchdrüse in infantilem Zustand. Während der ersten Trächtigkeit kommt es schließlich zur Ausbildung des eigentlichen Milchdrüsengewebes. Beim Rind ist dieser Prozess etwa im siebten Monat abgeschlossen. Mit der ersten Laktation (Milchproduktion) erreicht die Drüse dann ihre volle Größe und Funktion. Nach Beendigung der Säugeperiode versiegt die Milchproduktion, die Drüse bildet sich zurück

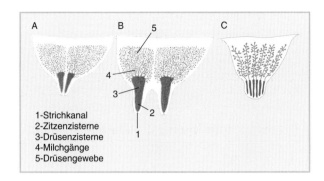

Abb. 13-2 Schematische Darstellung der Hohlraumsysteme der Milchdrüse bei Pferd (**A**), Rind (**B**) und Hund (**C**). Modifiziert nach Nickel, Schumner, Seiferle 1995

1-Strichkanal
2-Zitzenzisterne
3-Drüsenzisterne
4-Milchgänge
5-Drüsengewebe

und wird erst wieder kurz vor der nächsten Geburt durch hormonelle Einflüsse zur Milchproduktion stimuliert. Im höheren Alter bildet sich die Drüse weitgehend zurück und das Drüsengewebe wird durch Binde- und Fettgewebe ersetzt.

13.3 Milchbildung

Die Milchbildung (Laktopoese) beginnt in der zweiten Hälfte der Trächtigkeit. Von entscheidender Bedeutung für die Laktopoese sind das Hormon Prolaktin aus der Hypophyse (Gehirnanhangsdrüse) und die Glucocortikoidhormone der Nebennierenrinde. Die Milchproduktion wird solange aufrechterhalten, wie Saug- oder Melkreize bestehen. Die Milchabgabe erfolgt über Reflexe, die durch Nervenimpulse und Hormone gesteuert werden. Durch mechanische Reize am Euter (**Anrüsten/Massieren**) wird die Ausschüttung des Hormons **Oxytocin** aus der Hypophyse angeregt. Oxytocin bewirkt eine Kontraktion der Muskelzellfasern, welche die Milchalveolen umgeben, und presst so die Milch aus den Alveolen in die ableitenden Milchkanäle – sogenanntes „Einschießen der Milch". Dieser Effekt kann auch durch optische oder akustische Reize bis zu einem bestimmten Grad ausgelöst werden. Aufregung, Schmerz, Schreck und Angst hemmen die Oxytocinwirkung. Bei diesen Situationen wird vermehrt Adrenalin freigesetzt, das die Wirkung von Oxytocin blockiert. Das Resultat ist dann ein „Hochziehen der Milch" und unvollständiges Ausmelken.

13.4 Kolostralmilch

In den ersten Tagen nach der Geburt produziert die Milchdrüse eine Milch von besonderer Qualität (Kolostralmilch, Biestmilch). Sie ist reich an Mineralsalzen, Vitaminen, Fett und Eiweiß. Sie wirkt abführend auf das Darmpech (**Mekonium**) und enthält lebenswichtige Abwehrstoffe (**Immunglobuline**), welche die Neugeborenen vor Infektionen schützen. Besonders bei Schwein, Rind, kleinen Wiederkäuern und Pferd ist die Verabreichung dieser ersten Milch sehr wichtig, da keine Immunglobuline vor der Geburt von der Mutter auf den Fötus übergehen.

13.5 Trockenstellen

Trächtige Kühe werden ca. 6–8 Wochen vor der Geburt nicht mehr gemolken, um dem Drüsengewebe eine Regenerationsphase zu gönnen. „Durchgemolkene" Kühe geben in der Regel während der nächsten Laktation weniger Milch.

13.6 Ausgewählte Krankheitsbilder mit Therapievorschlägen

13.6.1 Aktinobacillose

Die Gesäugeaktinomykose des Schweines ist eine chronische, eitrige Entzündung einzelner Gesäugekomplexe. Der Erreger, *Aktinobacillus lignieresi*, dringt über Verletzungen (z. B. Ferkelbisse) in Haut und Unterhaut ein und verursacht dort einzelne oder mehrere erbsen- bis faustgroße, derbe Knoten, die nicht verschieblich sind und die Neigung zur Fistel- und Abszessbildung haben. Das Schnittbild der Knoten weist ein charakteristisches Bild auf: Granulationsgewebe, das mit kleinen Abszessen durchsetzt ist. Im Zentrum dieser Eiterpfröpfe sitzt der Strahlenpilz in Form eines gelben Körnchens = „Druse". Das Krankheitsbild hat chronischen Charakter. Es entwickelt sich langsam und über einen längeren Zeitraum.

Behandlungsstrategie
Bekämpfung des Erregers, chirurgische Maßnahmen, entzündungshemmende Maßnahmen, Anregung der Abszessreifung.

Allopathie
- Bekämpfung der Infektion: Antibiotika (z. B. Penicillin-Streptomycin)
- Chirurgische Maßnahmen: Operative Entfernung von größeren, gut abgegrenzten Knoten.

Homöopathie
- Monopräparate, je nach Arzneimittelbild: **Kalium jodatum** D6, D30, **Hepar sulfuris** D6, D30, Mercurius solubilis D6, D12
- Kombinationspräparate: **Vetokehl Not** D5 (Mastavit), **Staphylosal** (Biokanol), **Echinacea comp.** (Heel), Tonsillusal (Biokanol), Vetokehl Sub D4 (Mastavit).

13.6.2 Blutmelken

Dieses Phänomen findet sich oft bei frisch melkenden Kühen nach dem ersten Kalben. Die geringfügigen Blutbeimengungen in der Milch verschwinden meist im Laufe der ersten Tage nach der Geburt von selbst. Blutungen im Eutergewebe, ausgelöst durch verschiedene Ursachen, rufen jedoch unter Umständen ein massives Blutmelken (Hämolaktie) hervor. Verantwortlich dafür können sein: Verletzungen, unsachgemäßes Melken, giftige Futtermittel, Vitamin-C-Mangel, erbliche Faktoren.

Behandlungsstrategie

„Ruhigstellen" des Euters, blutstillende Maßnahmen. Leichte Fälle geben sich von selbst!

Allopathie
- „Ruhigstellen" des Euters: Ablassen der Milch mit sterilen Melkröhrchen
- Blutstillende Behandlung: Lokale Kaltwasseranwendungen – Euterduschen. Gefäßabdichtende Maßnahmen, Calciumgluconat, Rind 100–200 ml i.v. und Vitamin C, Rind 5–10 g/Tier i.v. (1 %ige Lösung)
- In sehr schweren Fällen: Vorübergehendes Trockenstellen des Euterviertels unter antibiotischem Schutz.

Homöopathie
- Monopräparate, je nach Arzneimittelbild: **Arnica** D6, D30, **Hamamelis** D4, D6, Crotalus D6, Ipecacuanha D6, D30, Millefolium D4, D6, Trillium pendulum D6, Phosphor D30, D200
- Kombinationspräparate: **Sangostyptal** (Biokanol).

Phytotherapie
- Pflanzen: Schafgarbe, Zinnkraut, Hirtentäschelkraut, Besenginster, Kanadisches Berufskraut (Erigeron), Wasserpfeffer
- Tee aus: Hirtentäschelkraut, Schafgarbe, Zinnkraut – zu gleichen Teilen.

13.6.3 Euterentzündung

Die entzündlichen Erkrankungen der Milchdrüse spielen vor allem beim Rind eine große Rolle (Euterentzündung = Mastitis). Als Ursache sind besonders bakterielle Infektionen zu nennen. Der aufsteigende Infektionsweg über Strichkanal, Zisterne und Milchgänge spielt hierbei die wichtigste Rolle. Die Infektion über den Blutweg ist zweitrangig. Eine große Bedeutung bei diesem Krankheitsgeschehen haben Faktoren wie mangelhafte Melkhygiene, Melktechnik und Melkmanagement, Verletzungen an Euter und Zitzen, schlechte Haltungs- und Ernährungsbedingungen. Die akute Mastitis ist gekennzeichnet durch Fieber, gestörtes Allgemeinbefinden, entzündliche Veränderungen am Euter – vermehrte Wärme, Schwellung, Schmerzhaftigkeit – und ein verändertes Milchsekret. Im chronischen Fall dominieren Veränderungen im Milchsekret und Verhärtungen des Drüsengewebes. Je nach Art der Mastitis findet man mannigfaltige Veränderungen der Milch: Wässrige Milch, Flocken und Eiterbeimengungen oder gar nur eine wässrige oder braune, übelriechende Flüssigkeit.

Behandlungsstrategie
Ursache beseitigen, gezielte Bekämpfung der Infektion, entzündungshemmende Maßnahmen.
Bei schweren Euterentzündungen mit hohem Fieber und starker Beeinträchtigung des Allgemeinbefindens ist die Verabreichung von Antibiotika durch den Tierarzt unumgänglich!

Allopathie
- Beseitigung der Ursache: Abstellen von Mängeln im Bereich Melkhygiene, Melktechnik, Melkanlage und Melkmanagement. Optimierung der Haltungs- und Fütterungsbedingungen
- Bekämpfung der Infektion: Antibiotika (Resistenztest!!), lokal ins Euter eingebracht und systemisch verabreicht
- Entzündungshemmende Maßnahmen: Lokale Anwendungen und Einreibungen von kühlenden und durchblutungsfördernden Salben und Pasten. Kühlende Anwendungen bei akuten Stadien: z. B. Essigsaure Tonerde, Acetatmischungen oder Eutersalben. Durchblutungsfördernde Anwendungen bei abklingender Entzündung und chronischen Prozessen. Eutersalben, z. B. Mamiseptol (Cp-pharma)
- Häufiges Ausmelken.

Homöopathie
- Monopräparate, je nach Arzneimittelbild: **Phytolacca** D6, D12, **Phellandrium** D6, **Bryonia** D4, D6, D30, **Lachesis** D8, D30, Aconitum D6, D30, Apis D6, D30, Belladonna D4, D6, D30, Conium D6, Hepar sulfuris D6, D12, D30, Mercurius solubilis D6, D12, D30, Pyrogenium D15, D30, **Streptokokken-Nosode, Staphylokokken-Nosode**
- Kombinationspräparate: **Laseptal** (DHU), **Febrisal** (Biokanol), **Echinacea compositum** (Heel), Phytolacca Injeel forte (Heel), Lachesis compositum (Heel), Pyrogenium compositum (Schätte), Staphylosal (Biokanol), Pyrogenium compositum N (Plantavet), Lachesis/Argentum compositum (Plantavet).

Phytotherapie
- Pflanzen/Substanzen: Calendula, Essig, Quark
- Kühlende, entzündungshemmende Anwendungen: Umschläge mit Calendula-Lösungen, Quarkpackungen, Essigwasser-Umschläge.

13.6.4 Euterödem

Um die Geburt tritt vor allem beim Rind physiologischerweise ein nicht entzündliches Ödem im Bereich des Euters, des Unterbauches und der Schamlippen auf. Diese Ansammlung wässriger Flüssigkeit im Gewebe hängt ursächlich mit der hormonellen Umstellung in dieser Zeit zusammen. Durch die erhöhte Präsenz von Estrogen im Organismus lagert das Bindegewebe vermehrt Wasser ein. Der Lymphabfluss ist gestört. Im Allgemeinen bildet sich das Ödem innerhalb von 8–14 Tagen nach der Geburt zurück. Krankhaft wird dieser Zustand dann, wenn die Schwellung extreme Formen annimmt oder über längere Zeit bestehen bleibt. Bei einem hochgradigen Ödem kann es zu Schwierigkeiten beim Stehen und Laufen kommen. Die Gefahr von Euterverletzungen steigt erheblich. Chronische Ödeme führen zu bindegewebigen Verhärtungen („Steineuter") und zu Hartmelkigkeit.

Behandlungsstrategie
Harnausscheidung anregen, Lymphdrainage aktivieren, Regulation des Hormonhaushalts.

Allopathie
- Anregung der Harnausscheidung: z. B. Furosemid (z. B. Dimazon/Intervet), Rind 0,5–1,0 mg/kg i.v., Hund, Katze, 1–2 mg/kg i.m./i.v., Pferd 0,5–1 (–2) mg/kg i.v.
- Regulation des Hormonhaushalts: Progesteron, Rind 0,5–0,7 mg/kg i.m.

Homöopathie
- Monopräparate, je nach Arzneimittelbild: **Apis** D6, D30, **Apocynum** D6, Berberis D6, D12, Solidago D6, Kalium carbonicum D6, Prunus spinosa D6, Petroselinum D6
- Kombinationspräparate: **Renes/Viscum compositum** (Plantavet), Apis Homaccord (Heel), Berberis Homaccord (Heel)
- Anregung der Lymphdrainage: z. B. Lymphomyosot (Heel), Mesenchym comp. PLV (Plantavet)
- Regulation des Hormonhaushalts: z. B. Hormeel (Heel).

Phytotherapie
- Pflanzen: Brennessel, Zinnkraut, Wacholder, Birkenblätter, Goldrute, Orthosiphon stamineus
- Anregung der Harnausscheidung: Tee aus Brennessel, Zinnkraut, Wacholder, Birkenblätter und Orthosiphon
- Fertigpräparat: z. B. Phytorenal-F (Selectavet).

13.6.5 Mammatumor

Geschwülste der Milchdrüse findet man hauptsächlich bei der Hündin. Die anderen Haustiere sind eher selten davon betroffen. Bei der Hündin ist dies der wichtigste und häufigste Tumor. Ältere Tiere sind bevorzugt betroffen. Ab dem 6. Lebensjahr steigt das Risiko der Erkrankung, das Häufigkeitsmaximum liegt zwischen dem 9. und dem 11. Lebensjahr. Circa 50 Prozent der Mammatumoren beim Hund sind bösartig. Metastasen (Tochtergeschwülste) bilden sich vorzugsweise in den zugehörigen Lymphknoten und in der Lunge. Die genauen Ursachen kennt man nicht – hormonelle Störungen und wiederholte Hormonbehandlungen („Läufigkeitsspritze") wirken offensichtlich begünstigend. Rasches Wachstum, geringe Verschieblichkeit und schlechte Abgrenzbarkeit sprechen für eine Malignität (Bösartigkeit) des Geschehens. Bei der Katze sind mehr als 95 Prozent der Mammatumoren bösartig und das Häufigkeitsmaximum liegt bei etwa 11 Jahren.

Behandlungsstrategie
Operative Entfernung, Stärkung des Immunsystems.

Allopathie
- Operative Entfernung einzelner Tumoren oder der ganzen Milchleiste
- Vorbeugend: Eine frühzeitige operative Entfernung der Eierstöcke vor der ersten Läufigkeit mindert das Risiko, später an Mammatumoren zu erkranken
- Stärkung des Immunsystems: Paramunitätsinducer, z. B. Baypamune (Pfizer), Dosis pro Injektion: 1,0 ml/Hund, Katze.

Homöopathie
Mit den unten angegebenen Mitteln kann versucht werden, Tumoren zu behandeln im Sinne einer Umstimmungstherapie. Vor einer Operation beispielsweise kann dies versucht werden, um Tumorwachstum einzugrenzen und abzugrenzen, um so die operative Entfernung zu erleichtern. Nach einer Operation kann diese Behandlung helfen, neues Tumorwachstum zu verhindern. Thymuspräparate dienen zur Steigerung der körpereigenen Abwehr.

- Monopräparate, je nach Arzneimittelbild: **Conium** D4, D6, D12, D30, D200, **Phytolacca** D4, D6, Calcium fluoratum D6, D12, Carbo animalis D4, Kalium jodatum D3, Thuja D6, D12, D30, D200, Viscum D4, D6, D12, D30, D200
- **Therapie mit intermediären Katalysatoren** – Kombinationspräparate: z. B. Coenzyme compositum (Heel), Ubichinon compositum (Heel), Glyoxal compositum (Heel)
- **Therapie mit Thymuspräparaten:** z. B. Neythymun (vitOrgan), Ney DIL/SOL 66 (vitOrgan).

Phytotherapie
- Pflanzen: Mistel, rote Beete
- Misteltherapie: z. B. Iscador (Weleda)
- Rote Beete-Saft, Hund 1–3 Esslöffel/Mahlzeit.

13.6.6 Mastitis-Metritis-Agalaktie-Komplex, MMA

Das MMA-Syndrom des Schweines ist eine komplexe Erkrankung, deren Ursache nicht exakt geklärt ist. Der Milchmangel (Agalaktie) ist typisch für das Krankheitsbild, das häufig mit einer Gesäugeentzündung (Mastitis) und/oder Gebärmutterentzündung (Metritis) gekoppelt ist. Die Erkrankung tritt gewöhnlich 2–3 Tage nach der Geburt auf und hat vor allem verheerende Auswirkung auf die Versorgung der Ferkel. Typische Symptome sind: Milchmangel, Scheidenausfluss, Mastitis, Fieber, Appetitlosigkeit, Teilnahmslosigkeit, gestörtes Allgemeinbefinden. Häufig weist erst ein verändertes Verhalten der 2–3 Tage alten Ferkel, die hungrig, unruhig und teilnahmslos sind, auf das Milchmangelsyndrom hin. Als Ursachen werden diskutiert: Infektiöse Erreger, hormonelle Fehlregulationen, Managementdefizite und erbliche Faktoren.

Behandlungsstrategie

Bekämpfung der Infektion, entzündungshemmende Maßnahmen, Anregung der Milchproduktion, Sauenmilchersatz für die Ferkel.

Allopathie
- Bekämpfung der Infektion: Antibiotika zur Bekämpfung bakterieller Infektionen
- Entzündungshemmende Maßnahmen: Lokale Gebärmutterbehandlungen mit desinfizierenden, adstringierenden Lösungen, z. B. Lotagen-Lösung oder Lugolsche Lösung. Bei Mastitis: Lokale, kühlende, entzündungshemmende Anwendungen: z. B. Acetatmischungen, Essigsaure Tonerde oder Eutersalbe
- Anregung der Milchproduktion: Mehrmalige Injektionen von Oxytocin zur Förderung der Milchabgabe und Kontraktion der Gebärmutter
- Zusätzliche Fütterung der Ferkel mit Sauenmilchersatz.

Homöopathie
- Monopräparate, je nach Arzneimittelbild: **Bryonia** D4, D6, D30, **Phytolacca** D6, D30, Apis D6, D30, Belladonna D4, D6, D30, Lachesis D8, D30, Pulsatilla D4, D6, D30, Pyrogenium D15, D30, Sabina D6
- Kombinationspräparate: **Lachesis compositum** (Heel), **Febrisal** (Biokanol), **Laseptal** (DHU), Echinacea compositum (Heel), Sabinapuersal (Biokanol), Pyrogenium comp. (Plantavet), Lachesis/Argentum compositum (Plantavet), Endometrium compositum (Plantavet), Lachesis S-logoplex (Ziegler).

Phytotherapie
- Pflanzen: Echinacea, Calendula, Kamille
- Lokale Gebärmutterbehandlung mit Lösungen von Echinacea-, Kamille- oder Calendulatinktur (20 %ig)
- Fertigpräparate: z. B. EucaComp (PlantaVet), PhlogAsept (PlantaVet).

13.6.7 Milchmangel

Milchmangel (Agalaktie) ist das Fehlen der Milchproduktion während der Laktationsphase. Unter Hypogalaktie versteht man hingegen eine ungenügende Milchproduktion. Im alltäglichen Gebrauch verwendet man jedoch den Begriff Agalaktie für Milchmangel und unterscheidet eine scheinbare und eine echte Agalaktie. Bei der **scheinbaren Agalaktie** ist die Milchproduktion völlig intakt. Es scheint nur so, als ob ein Milchmangel vorläge. Dieses Krankheitsbild kann hervorgerufen werden durch Verengungen im Milchgangsystem. Das Euter ist prall gefüllt, das Ausmelken jedoch durch Verlegung der Ausführungsgänge stark behindert. Auch ein „Aufziehen der Milch" führt zu diesem klinischen Bild. Infolge von unsachgemäßem Melken oder durch Schmerzen kommt es hierbei zu einer Störung der Milchabgabe in das Milchgang- und Zisternensystem. Schließlich kann auch die Untugend des Selbstaussaugens der Milch zu einem vermeintlichen Milchmangel führen. Die **echte Agalaktie** ist charakterisiert durch eine mangelhafte Milchproduktion des Eutergewebes. Ursachen können zum Beispiel Allgemeinerkrankungen mit gestörtem Allgemeinbefinden sein. Das Euter ist hierbei klinisch ohne Befund, meist jedoch liegt ein schmerzhafter Zustand vor oder es handelt sich um ein chronisches, auszehrendes Krankheitsgeschehen. Auch Eutererkrankungen, bei welchen das Drüsengewebe teilweise oder total zerstört ist, führen zu diesem klinischen Bild. Erbfaktoren, hormonelle Störungen, Mangelernährung, hohes Alter und eine zu kurze Trockenstellperiode können ebenfalls als Ursache einer unzureichenden Milchproduktion eine Rolle spielen.

Behandlungsstrategie

Abstellen der Ursache, Stimulation der Milchproduktion, Muttermilchersatz für die Jungtiere.

Allopathie
- Beseitigung der Ursache: Entfernung von Stenosen im Milchgangsystem, Abstellen der Untugend des Selbstaussaugens oder des „Milchaufziehens". Bei Allgemeinerkrankungen: Behandlung der zugrundeliegenden Erkrankung. Bei Mangelernährung: Anpassung der Fütterung, hochwertige, tierartgerechte und leistungsgerechte Ernährung
- Stimulation der Milchproduktion: Eutermassage, häufiges Melken oder Ansetzen der Jungen an das Gesäuge. Hormonbehandlung mit (Estrogen und) Progesteron
- Muttermilchersatz für die Jungen.

Homöopathie
- Monopräparate, je nach Arzneimittelbild: **Urtica urens** D6, D30, **Phytolacca** D6, D30, Agnus castus D30, Calcium carbonicum D30
- Kombinationspräparate: **Lactovetsan** N/S (DHU), Phytolacca Injeel (Heel).

Phytotherapie
- Pflanzen: Anis, Fenchel, Kümmel, Koriander, Dill
- Tee zu gleichen Teilen aus: Anis, Kümmel, Fenchel, Koriander, Dill.

13.6.8 Scheinträchtigkeit

Dieses Krankheitsbild der Hündin (Scheinträchtigkeit/Pseudogravidität – Lactatio falsa) ist gekennzeichnet durch physische und psychische Veränderungen. Die Symptome zeigen sich etwa 60 Tage nach der letzten Läufigkeit. Auffällig ist ein Anschwellen des Gesäuges mit mehr oder weniger Milchproduktion. Häufig damit verbunden ist eine Veränderung des Wesens, die sich in „Nestbauen", Bemuttern und Hüten von Gegenständen, Appetitlosigkeit, Unruhe und Reizbarkeit zeigt. Eine entscheidende Rolle bei diesem Krankheitsgeschehen spielt ein Gelbkörper am Eierstock, der über die Produktion des Hormons Progesteron maßgeblich die körperlichen und psychischen Veränderungen bewirkt. Häufig kommt es zum wiederholten Auftreten der Erkrankung.

Behandlungsstrategie

Regulation des Hormonhaushalts, Behandlung der jeweiligen Symptome, Harmonisierung der Psyche.

Allopathie
- Hormonelle Regulation: Versuchsweise – Verabreichung von Estrogen, Gestagenen oder Androgen zur Unterdrückung der Milchproduktion und Regulation der Psyche. Bromocriptin (Prolaktin-Hemmer), z. B. Pravidel (Novartis), Hund 20–40 mg/kg p.o. – 2× täglich 2–8 Tage. Morphinantagonisten, Naloxon, Hund 0,01–0,05 mg/kg (z. B. Narcanti/Janssen)
- Harmonisierung der Psyche: Intensive Zuwendung und Betreuung, Beschäftigung der Hündin, Spazierengehen, Entfernen der Spielsachen und „Ersatzwelpen" (Gegenstände).
- Behandlung der jeweiligen Symptome: Verhindern des Selbstsaugens – gegebenenfalls durch einen Halskragen oder eine Bauchschürze. Bei angeschwollenem Gesäuge: Lokale kühlende, entzündungshemmende Anwendungen, z. B. Acetatmischungen. Bei extremen Verhaltensstörungen: Beruhigungsmittel, z. B. Diazepam (z. B. Valium), 0,5–1,0 mg/kg p.o.
- Bei häufigen Rückfällen: Versuchsweise – operative Entfernung der Eierstöcke oder hormonelle Unterdrückung der Läufigkeit.

Homöopathie
- Monopräparate, je nach Arzneimittelbild: **Pulsatilla** D30, D200, **Ignatia** D6, D30, D200, Asa foetida D6, D30, Cyclamen D30, Lilium tigrinum D6, D30, Phytolacca D1, Secale cornutum D6, D30
- Kombinationspräparate: Hormeel (Heel), Gynäcoheel (Heel), Ovaria/Hypophysis comp. A PLV (Plantavet).

13.6.9 Stenose

Darunter versteht man eine angeborene oder erworbene Verengung eines Hohlorgans oder Gefäßes. Im Bereich der Milchdrüse definiert man Stenose als Einengung oder Verlegung der Milchgänge, der Milchzisterne oder des Strichkanals, die zu einer Milchabflussstörung führt.

Sie kann angeboren oder erworben sein. Häufig entwickelt sie sich im Anschluss an Verletzungen oder Entzündungen von Zitzen oder Drüsengewebe, wobei Gewebewucherungen zur Einengung der ableitenden Milchwege führen.

Behandlungsstrategie
Stenosen sind mechanische Hindernisse, die chirurgisch beseitigt werden müssen!

13.6.10 Zitzenentzündung

Entzündungen der Zitze (Zitzenentzündung = Thelitis) sind meist auf Verletzungen zurückzuführen (Klauentritt, unsachgemäßes Melken). Bei der Thelitis sind alle Schichten der Zitze betroffen. Die Zitze ist geschwollen, gerötet, vermehrt warm und meist sehr schmerzhaft.

Behandlungsstrategie
Entzündungshemmende, kühlende Maßnahmen, „Ruhigstellen" der Zitze, Vorbeugung gegen Euterentzündungen.

Allopathie
- Entzündungshemmende, kühlende Maßnahmen: Baden der Zitze in Eiswasser, Kamille-Lösungen, lokale Anwendung von entzündungshemmenden Salben, z. B. Alusel-Salbe-N (Selectavet)
- Ruhigstellen der Zitze: Vermeidung jeglicher Irritation. Die Milch muss mit einem sterilen Melkröhrchen abgelassen werden, bis die Entzündung abgeklungen ist
- Vorbeugung gegen Euterentzündungen: Lokale antibiotische Versorgung des Euterviertels.

Homöopathie
- Monopräparate, je nach Arzneimittelbild: **Arnika** D6, D30, **Apis** D6, D30, Bryonia D4, D6, D30, Hypericum D6, D30

- Kombinationspräparate: **Traumeel** (Heel), **Traumisal** (Biokanol), Arnica S-logoplex (Ziegler).

Phytotherapie
- Pflanzen: Arnika, Calendula, Kamille
- Bäder und Umschläge mit: Calendula- und Kamille-Lösungen
- Fertigpräparate: z. B. Lokale Anwendungen mit Traumeel Salbe (Heel), WundBalsam (Plantavet), VulnoPlant N (Plantavet), Wundbalsam (Schätte).

14 Nervensystem

Das Nervensystem ist den anderen Organsystemen übergeordnet. Es ist ein leistungsfähiges Informations-, Koordinations- und Steuersystem, stimmt die einzelnen Organe sinnvoll aufeinander ab und überwacht und reguliert deren Tätigkeit. Mit Hilfe des Nervensystems und der Sinnesorgane orientiert sich das Tier in seiner Umwelt. Das Nervensystem kann man nach seiner Lage und seiner Funktion einteilen in: Zentralnervensystem (ZNS) = Gehirn und Rückenmark, Peripheres Nervensystem = 12 Hirnnerven und Spinalnerven, Willkürliches Nervensystem, Unwillkürliches Nervensystem (Vegetatives Nervensystem).

14.1 Zentralnervensystem, ZNS

Das **ZNS** besteht aus dem **Gehirn** und dem **Rückenmark**. Es dient vor allem der Informationsverarbeitung und Steuerung der Körperfunktionen. Bei beiden unterscheidet man zwischen der grauen und der weißen Substanz. Die graue Substanz besteht aus Nervenzellen (Ganglienzellen), die weiße Substanz hingegen enthält im Wesentlichen Nervenfortsätze (Axone) mit ihren Hüllsubstanzen. Zwischen den Nervenzellen mit ihren Fortsätzen liegen die Gliazellen, welche die Nervenstrukturen stützen und ernähren.

14.1.1 Gehirn

Das Gehirn (Encephalon) wird in vier Abschnitte eingeteilt: Großhirn, Kleinhirn, Zwischenhirn, Stammhirn (Mittelhirn + Brücke + Verlängertes Mark).

Großhirn

Das Großhirn (Cerebrum) macht den größten Anteil des Gehirns aus. Es ist in zwei Hälften, den sogenannten **Hemisphären**, unterteilt, die wie ein Mantel das Zwischenhirn und Teile des Hirnstammes bedecken. Ihre Oberfläche ist in Windungen und Furchen gegliedert (Gyri und Sulci), die eine erhebliche Oberflächenvergrößerung bewirken. Auf der Großhirnrinde werden fest umschriebene Areale bestimmten Funktionen zugeordnet – zum Beispiel: Sehzentrum, Hörzentrum, motorisches Rindenfeld, sensibles Rindenfeld, etc.

Zwischenhirn

Das Zwischenhirn (Diencephalon) ist zwischen Großhirn und Mittelhirn gelegen. Es ist eine wichtige Durchgangsstation für Nervenimpulse, die zwischen Peripherie und der Großhirnrinde hin- und herlaufen. Wichtige Teilabschnitte des Zwischenhirns sind Epithalamus, Thalamus und Hypothalamus. Im **Epithalamus** befindet sich die **Epiphyse**, ein kleines zapfenförmiges Gebilde. Der Epiphyse wird die Funktion einer „biologischen Uhr" zugesprochen, da sie bei bestimmten Tierarten Lichteinfall beziehungsweise Lichtintensität registriert und danach entsprechende biologische Funktionen steuert. Sie reguliert die Pigmentverteilung und produziert das Hormon Melatonin. Der **Thalamus** ist eine zentrale Sammel- und Umschaltstation für alle sensorischen und sensiblen Reize aus Umwelt und Innenwelt des Organismus. Es ist ein wichtiges, selbständiges Koordinationszentrum für Berührung-, Schmerz-, Temperatur-, Geschmacks- und Gleichgewichtsempfindung. Der **Hypothalamus**, als unterste Etage, bildet den Boden des Zwischenhirns. Hier sind zentrale Kerngebiete des vegetativen Nervensystems lokalisiert. Wärmeregulation, Wach- und Schlaf-Rhythmus, Blutdruck, Atmungsregulation, Wasserhaushalt, Schweißsekretion und elementare Verhaltensmuster wie Abwehr und Fluchtverhalten, Nahrungsaufnahme (Hunger – Sättigung), Reproduktionsverhalten (Sexualfunktionen) werden von hier aus gesteuert. Im Hypothalamus werden die Releasing-Hormone und die Release-Inhibiting-Hormone gebildet. Diese Hormone steuern Freisetzung oder Hemmung der Freisetzung von Hypophysenhormonen. Auch die beiden Hormone Oxytocin und Adiuretin werden im Hypothalamus produziert und anschließend über den Hypophysenstiel an den Hypophysenhinterlappen abgegeben, wo sie gespeichert und bei Bedarf abgegeben werden. Die **Hypophyse (Hirnanhangsdrüse)** ist über den Hypophysenstiel direkt mit dem Hypothalamus verbunden und schließt sich diesem ventral an. Sie besteht aus zwei Abschnitten, dem Vorderlappen und dem Hinterlappen, und ist eine der wichtigsten endokrinen Drüsen. Ihre Hormone steuern großteils die Hormonproduktion der anderen Hormondrüsen.

Stammhirn

Mittelhirn – Brücke – Verlängertes Mark

Das Mittelhirn ist Teil des sogenannten Hirnstammes, worunter man die Hirnabschnitte Mittelhirn (Mesencephalon), Brücke (Pons) und verlängertes Mark (Medulla oblongata) zusammenfasst. Sie stehen in enger funktioneller Verbindung und sind Ursprungsorte der Hirnnerven. Das Mittelhirn ist Sitz zahlreicher Reflexzentren und wichtiger Leitungsbahnen, die Gehirnabschnitte und Rückenmark untereinander verbinden. Die Medulla oblongata verbindet das Rückenmark mit der Brücke. Medulla oblongata und Brücke sind Reflexzentren, Durchgangs- und Schaltstationen wichtiger Leitungsbahnen und Ursprungsorte für Hirnnerven. Hier sind wichtige Regelsysteme, wie Atemzentrum und Kreislaufzentrum lokalisiert.

Kleinhirn

Das Kleinhirn (Cerebellum) liegt hinter dem Großhirn und sitzt dem Stammhirn auf. Es besteht aus einem unpaaren Mittelteil, auch Wurm (Vermis cerebelli) genannt, und zwei halbkugelförmigen Kleinhirnhemisphären. Seine Oberfläche weist eine große Zahl von Windungen und Furchen auf, die ihm ein charakteristisches Äußeres verleihen.

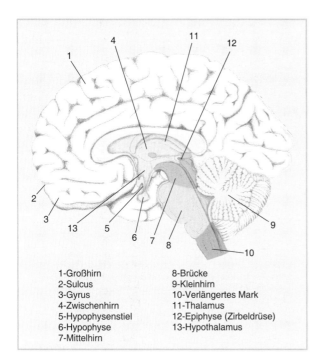

1-Großhirn
2-Sulcus
3-Gyrus
4-Zwischenhirn
5-Hypophysenstiel
6-Hypophyse
7-Mittelhirn
8-Brücke
9-Kleinhirn
10-Verlängertes Mark
11-Thalamus
12-Epiphyse (Zirbeldrüse)
13-Hypothalamus

Abb. 14-1 Schematischer Querschnitt durch das menschliche Gehirn.
Modifiziert nach Schäffler, Schmidt, Raichle 1996

Es ist beteiligt an der Aufrechterhaltung des normalen Tonus der Skelettmuskulatur und des Körpergleichgewichtes. Es ist ein Zentrum der motorischen Koordination. Bewegungsabläufe und Feinmotorik werden von hier aus gesteuert.

Rautenhirn

Verlängertes Mark, Brücke und Kleinhirn werden gemeinsam auch als Rautenhirn (Rhombencephalon) bezeichnet.

14.1.2 Rückenmark

Das Rückenmark besteht aus Nervengewebe und durchzieht den Wirbelkanal vom Hinterhauptsloch bis in den Lendenbereich. Aus dem Rückenmark treten seitlich die **Spinalnerven** aus, die durch die Zwischenwirbellöcher den Wirbelkanal verlassen. Die Zahl der Spinalnervenpaare entspricht der Zahl der Wirbel. Nur am Hals sind ausnahmsweise acht Halsnervenpaare ausgebildet, da der erste Halsnerv zwischen Hinterhauptsbein und Atlas und der letzte zwischen dem siebten Hals- und ersten Brustwirbel entspringt. Jeder Rückenmarksabschnitt, aus dem ein Nervenpaar entspringt, wird als Segment bezeichnet. Da das Rückenmark sein Wachstum früher als die Wirbelsäule einstellt, liegt das Ende des Rückenmarks beim erwachsenen Tier im Gebiet der Lendenwirbel. Deshalb verschieben sich die Austrittsstellen der Spinalnerven aus dem Wirbelkanal und kommen weiter kaudal zu liegen, als die zugehörigen Rückenmarkssegmente. Kaudal vom Rückenmarksende

Nervensystem

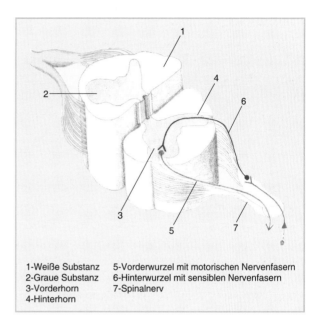

Abb. 14-2 Schematische Darstellung des Rückenmarks. Modifiziert nach Schäffler, Schmidt, Raichle 1996

1-Weiße Substanz
2-Graue Substanz
3-Vorderhorn
4-Hinterhorn
5-Vorderwurzel mit motorischen Nervenfasern
6-Hinterwurzel mit sensiblen Nervenfasern
7-Spinalnerv

ziehen somit nur noch Spinalnerven durch den Wirbelkanal und formen einen Nervenfaserstrang, den man als ‚Pferdeschwanz" oder **Cauda equina** bezeichnet. Betrachtet man den Querschnitt des Rückenmarks, so erkennt man eine graue, schmetterlingsförmige Innenzone, die von einer weißen Außenzone umgeben ist. Die **graue Substanz** besteht vorwiegend aus Nervenzellkörpern, während die **weiße Substanz** vor allem auf- und absteigende Leitungsbahnen (Axone) enthält. An der grauen Substanz (Schmetterling) sind beidseitig ein Dorsalhorn und ein Ventralhorn zu unterscheiden. Im Ventralhorn verlassen die motorischen Fasern das Rückenmark, während das Dorsalhorn die sensiblen Fasern aufnimmt. In der Mitte der grauen Substanz liegt der **Zentralkanal** des Rückenmarks, der mit den Hirnkammern (Ventrikeln) in Verbindung steht und **Liquor** enthält. Das Rückenmark hat eine zentrale Verbindungsfunktion zwischen Gehirn und Peripherie. Sensible Impulse werden zum Gehirn weitergeleitet (aufsteigende Bahnen), während auf den absteigenden Bahnen die motorischen Impulse vom Gehirn zur Skelettmuskulatur fortgeleitet werden. Es fungiert aber auch als selbständiges nervöses Zentrum, zum Beispiel für einfache Reflexe, die ohne Gehirnbeteiligung direkt über das Rückenmark ablaufen.

14.1.3 Gehirnventrikel

Ventrikel sind Hohlkammern im Gehirn, die miteinander in Verbindung stehen und mit Liquor, der Hirn-Rückenmarksflüssigkeit, gefüllt sind. Es gibt vier solche Hohlräume, zwei Seitenventrikel im Großhirn (jeweils einer in einer Hemisphäre, 1. und 2. Kammer), einen Ventrikel im Zwischenhirn (3. Kammer) und die 4. Kammer im Rautenhirn. Alle Ventrikel kommunizieren miteinander, außerdem stehen sie in Verbindung mit dem

Rückenmarkskanal und dem Subarachnoidalraum. Das ZNS ist allseitig von Liquor umgeben, der frei zirkulieren kann zwischen den Hohlraumsystemen der Gehirnkammern, dem Zentralkanal des Rückenmarks und dem Subarachnoidalraum. In bestimmten Bereichen der Hirnkammern sind Adergeflechte (Plexus choroidei) ausgebildet, die den Liquor produzieren. Bei Erkrankungen des ZNS kann die Zusammensetzung des Liquor verändert sein, sodass eine Liquoruntersuchung zur Diagnosefindung nützlich sein kann. Hierzu wird mittels einer Punktion im Lendenwirbelbereich etwas Liquor gewonnen.

14.1.4 Hirn- und Rückenmarkshäute

Gehirn und Rückenmark werden von besonderen Hüllen umgeben (Hirn- und Rückenmarkshäute = Meningen), die dem Schutz und der Versorgung dieser Organe dienen. Die knöchernen Hüllen von Schädel und Wirbelkanal werden ergänzt durch drei Häute, die Gehirn und Rückenmark überziehen. Die äußere Hülle, die **harte Hirnhaut** oder **Dura mater**, ist eng mit den Knochenstrukturen der Umgebung verbunden und erfüllt auch die Aufgaben der Knochenhaut (Periost). Sie ist aus derbem Bindegewebe. Die nächste Hüllschicht ist die **Arachnoidea** oder **Spinnwebenhaut**. Von der Spinnwebenhaut ziehen zahlreiche feine Stränge zur darunterliegenden **weichen Hirnhaut (Pia mater)**, die direkt dem Nervengewebe von Hirn und Rückenmark anliegt. Die Pia mater führt viele Blutgefäße. Zwischen der Spinnwebenhaut und der weichen Hirnhaut befindet sich der **Subarachnoidalraum**, ein Spaltraum, der mit **Liquor cerebralis**, der Gehirn-Rückenmarksflüssigkeit, gefüllt ist. Dieser Flüssigkeitsmantel wirkt wie eine Art Wasserbett und schützt das sensible Nervengewebe vor Druck und Erschütterungen.

14.1.5 Blut-Hirn-Schranke

Die Blut-Hirn-Schranke ist eine Filtervorrichtung, die schädliche Stoffe von den Nervenzellen fernhält. Sie wird gebildet von den Gefäßwänden der Hirnkapillaren und den Gliazellen im ZNS und lässt nur einen Teil der Substanzen aus dem Blut zu den Nervenzellen passieren.

14.2 Peripheres Nervensystem, PNS

Unter PNS versteht man die vom ZNS abgehenden Nerven: **Spinalnerven** und **Hirnnerven**. Diese leiten Impulse vom Gehirn zur Muskulatur (efferente Bahn/motorische Nerven) oder Reize von den Sinnesorganen oder Rezeptoren zum Gehirn (afferente Bahn/sensible Nerven). Periphere Nerven sind von ihrer Qualität meist gemischt. Viele Hirnnerven und alle Spinalnerven führen sensible und motorische Nervenfasern. Auch vegetative Nervenfasern können mit ihnen in die Peripherie zu den entsprechenden Organen ziehen.

14.2.1 Spinalnerven

Die Spinalnerven entspringen dem Rückenmark und treten durch die Zwischenwirbellöcher aus dem Wirbelkanal aus. Sie entsprechen jeweils der Zahl der Wirbel. Nur im Halsbereich sind, wie schon erwähnt, acht Spinalnervenpaare ausgebildet. Im Übergangsbereich Hals-Brust und Lende-Kreuzbein bilden die Spinalnerven große Nervengeflechte, das **Armgeflecht** (Plexus brachialis) und das **Lendenkreuzgeflecht** (Plexus lumbosacralis), aus denen die Nerven für die Vordergliedmaßen und die Hintergliedmaßen hervorgehen. Diese sind für die sensible Versorgung und die motorische Innervation der Gliedmaßen zuständig. Wichtige Nerven an der Vordergliedmaße sind der Nervus (N.) suprascapularis und der N. radialis – an der Hintergliedmaße der N. ischiadicus, N. tibialis und N. peroneus.

14.2.2 Hirnnerven

An der Hirnbasis und im Bereich des Stammhirns treten **zwölf Hirnnervenpaare** aus. Sie verlassen den Schädel durch kleine Öffnungen und verbreiten sich meist ausschließlich im Bereich des Kopfes. Nur der N. vagus und der N. accessorius erreichen auch Hals und Rumpf. Ihre Namen bezeichnen oft Zielort oder Funktion: **N. olfactorius:** Erster Gehirnnerv, Riechnerv, rein sensorische Qualität, zieht von der Riechschleimhaut der Nasenhöhle zum Bulbus olfactorius (Riechkolben des Großhirns). **N. opticus:** Zweiter Gehirnnerv, Sehnerv, rein sensorische Qualität, zieht von der Netzhaut des Auges zum Zwischenhirn. **N. oculomotorius:** Dritter Gehirnnerv, als Augenbewegungsnerv innerviert er die meisten äußeren Augenmuskeln, den Ziliarmuskel und den Schließmuskel der Pupille. **N. trochlearis:** Vierter Gehirnnerv, Augenrollnerv, innerviert den oberen schiefen Augenmuskel. **N. trigeminus:** Fünfter Gehirnnerv, Drillingsnerv, wichtigster sensibler Nerv des Kopfes, teilt sich in drei Äste – N. ophthalmicus (Augenhöhlennerv), N. maxillaris (Oberkiefernerv), N. mandibularis (Unterkiefernerv), versorgt Haut- und Schleimhautbereiche des Kopfes und die Kaumuskulatur, sensible und motorische Qualität. **N. abducens:** Sechster Gehirnnerv, versorgt den lateralen geraden Augenmuskel, rein motorische Qualität. **N. facialis:** Siebter Gehirnnerv, Gesichtsnerv, innerviert die mimische Muskulatur des Kopfes, die Zunge und die Drüsen des Kopfes, motorische, sensible und parasympathische Qualität. **N. vestibulocochlearis:** Achter Gehirnnerv, Gehör- und Gleichgewichtsnerv, innerviert mit einem Teil die Schnecke (N. cochlearis) und mit dem anderen Teil das Gleichgewichtsorgan (N. vestibularis), rein sensorisch. **N. glossopharyngeus:** Neunter Gehirnnerv, Zungen- und Rachennerv, Hauptgeschmacksnerv. **N. vagus:** Zehnter Gehirnnerv, motorische, sensible und vegetative Qualität, Hauptnerv des parasympathischen Systems, der fast alle Organe des Organismus versorgt. **N. accessorius:** Elfter Gehirnnerv, innerviert die Muskeln Trapezius, Sternocephalicus und Cleidocephalicus, motorische Qualität. **N. hypoglossus:** Zwölfter Gehirnnerv, Unterzungennerv, innerviert die Zungenmuskeln, rein motorische Qualität.

14.3 Willkürliches Nervensystem

Das willkürliche Nervensystem umfasst alle Anteile des Nervensystems, die dem bewussten Willen unterliegen. Es dient vor allem der Wahrnehmung und Verarbeitung von Reizen und der Steuerung der Motorik. An diesen Vorgängen ist das ZNS mit Gehirn und Rückenmark und das PNS mit Hirnnerven und Spinalnerven beteiligt.

14.4 Vegetatives Nervensystem, unwillkürliches Nervensystem

Das vegetative oder autonome Nervensystem reguliert und koordiniert die Funktionen der inneren Organe. Es steuert Funktionen, die dem Willen nicht unterworfen sind, zum Beispiel: Herzfunktion, Kreislauf, Atmung, Verdauung, Stoffwechsel, Wärme- und Energiehaushalt, Fortpflanzung, etc. Das vegetative Nervensystem steht in enger Verbindung zum Hormonsystem und zum zentralen und peripheren Nervensystem und kann nicht isoliert betrachtet werden. Diese Systeme bilden eine funktionelle Einheit und gewährleisten das reibungslose Zusammenwirken der einzelnen Teile des Körpers. Das vegetative Nervensystem greift vor allem an der glatten Muskulatur der Eingeweide an, an den Gefäßen, am Auge, am Herzen und an den Drüsen. Das System besteht aus zwei getrennten Einheiten, die im Allgemeinen als Antagonisten wirken: **Sympathikus** und **Parasympathikus**. Daneben existiert noch ein vegetatives Darmnervensystem, das **intramurale System**, das eine gewisse Eigenständigkeit hat. Wie im willkürlichen Nervensystem kann man auch im vegetativen Nervensystem einen peripheren und einen zentralen Teil unterscheiden.

14.4.1 Intramurales System

Darunter versteht man Nervenzellen und Nervenfasern in der Wand von Hohlorganen – vor allem in Darm und Blase – die eigenständig, auch ohne Einfluss aus dem ZNS, ihre Funktion erfüllen können. Sie bewirken eine spontane rhythmische Motorik (Peristaltik), die von Sympathikus und Parasympathikus beeinflusst wird.

14.4.2 Sympathikus

Die Zentrale des Sympathikus ist der **Grenzstrang**. Darunter versteht man eine kettenförmige Ansammlung von Nervenzellknoten (Ganglien), die parallel zur Wirbelsäule verlaufen und durch Nervenfasern miteinander zu einem „Strang" verbunden sind. Sympathikus-Kerngebiete im Rückenmark stehen mit den Grenzstrangganglien in enger Verbindung. Der Grenzstrang reicht von der Schädelbasis bis zum Schwanzende. Von den Grenzstrangganglien ziehen sympathische Nervenfasern zu den Organen in Brust- und Bauchhöhle oder mit den Spinalnerven zur Peripherie. Der Hals-Grenzstrang versorgt den Kopfbereich. Daneben gibt es noch einzelne sympathische Ganglien in den Körperhöhlen und Organen. Der Sympathikus mobilisiert Energie. Er befähigt den Organismus zu aktiver Arbeit, zu Angriffs-, Verteidigungs- und Fluchtreaktionen. Dabei beschleunigt er Atmung und Herzschlag, erweitert die Bronchien und die Blutgefäße in der Muskulatur und bewirkt einen Blutdruckanstieg. Speichelsekretion und Verdauungstätigkeit werden gehemmt, die Pupille wird erweitert.

14.4.3 Parasympathikus

Der Parasympathikus hat zwei große Zentren: Hirnstamm und Sakralmark. Die parasympathischen Kerngebiete im Hirnstamm versorgen die Hirnnerven mit parasympathischen Fasern, das Sakralmark versorgt die Beckenorgane (Mastdarm, Blase und Geschlechtsorgane). Der wichtigste parasympathische Nerv ist der **N. vagus**. Er versorgt die Organe der Brust- und Bauchhöhle. Der Parasympathikus ist der Gegenspieler des Sympathikus. Er regt Assimilationsprozesse in Zeiten der Ruhe an. Er dient der Energiespeicherung, der Erholung, dem Aufbau. Er verlangsamt Atmung und Herzrhythmus, verengt Bronchien und Pupille, fördert die Verdauung durch Anregung von Magen- und Darmdrüsen, Leber und Bauchspeicheldrüse und senkt den Blutdruck.

14.5 Reflexe

Als Reflex bezeichnet man unwillkürliche, stets gleichbleibende Reaktionen eines Erfolgsorgans auf einen adäquaten Reiz. Reflexe verlaufen über einen sogenannten **Reflexbogen**. Dieser besteht aus einem **Rezeptor**, der den Reiz aufnimmt, einer **afferenten Bahn** (leitet den Reiz zum Reflexzentrum), einem **Reflexzentrum**, einer **efferenten Bahn** (leitet den reaktiven Impuls zum Erfolgsorgan) und einem **Effektor** (Erfolgsorgan). Als Reflexzentrum kann sowohl das Rückenmark, wie auch das Gehirn fungieren. Die Skelettmuskulatur steht unter der Kontrolle des Zentralnervensystems. Diese Kontrolle erfolgt zum Teil bereits auf der Ebene des Rückenmarks durch Reflexe. Das Rückenmark hat also sowohl Leitungsfunktion, wie auch Eigenfunktion (als Reflexzentrum). Man unterscheidet Eigenreflexe und Fremdreflexe. Beim Eigenreflex liegen Rezeptor (Reizort) und Effektor (z. B. Muskelfaser) im selben Organ – beim Fremdreflex nicht. Unbedingte Reflexe sind angeboren, bedingte Reflexe sind erlernt und bilden sich erst im Laufe des Lebens durch Erfahrung aus. Ein bedingter Reflex ist beispielsweise die vermehrte Sekretion von Speichel oder Magensaft beim Erblicken von bekannten, wohlschmeckenden Speisen. Wichtige unbedingte Reflexe sind: Lidreflex, Kornealreflex, Pupillenreflex, Würgereflex, Saugreflex (Jungtier), Schluckreflex, Nies- und Hustenreflex.

14.6 Ausgewählte Krankheitsbilder mit Therapievorschlägen

14.6.1 Borna

Borna ist eine viral bedingte Entzündung des zentralen Nervensystems (Meningoencephalomyelitis). Betroffen sind vor allem Pferd und Schaf. Die Krankheit ist in bestimmten Gebieten heimisch (Borna-Gebiete). Viele Tiere sind „Borna-positiv" (Antikörper) ohne Symptome zu zeigen. Im typischen Fall entwickeln sich zentralnervöse Symptome, wie Erregungs- oder Depressionszustände, Wesensveränderung, Koordinationsstörungen, Augenzittern, Zwangsbewegungen, Krämpfe, plötzliches Zusammenbrechen oder Lähmungserscheinungen. Bei atypischem Verlauf können Symptome des Atmungs- und Verdauungstrakts im Vordergrund stehen. Zentralnervöse Krankheitsverläufe haben eine sehr schlechte Prognose (Sterblichkeitsrate 80–90 %). Schafe können als Erregerreservoir fungieren. Borna ist eine meldepflichtige Krankheit.

Behandlungsstrategie

Stützung des Immunsystems, symptomatische Behandlung, Ruhe und Stressabbau, siehe auch Kap. 14.6.4 Meningitis und Kap. 14.6.3 Enzephalitis.

Allopathie
- Stützung des Immunsystems: **Paramunitätsinducer**, z. B. Baypamune (Pfizer), Pferd 2,0 ml/Tier
- Symptomatische Behandlung: Je nach vorherrschenden Symptomen
- Vermeidung von gemeinsamer Stallhaltung von Pferd und Schaf.

Homöopathie
- Monopräparate, je nach Arzneimittelbild: **Apis** D6, D30, **Bryonia** D4, D6, D30, **Belladonna** D4, D6, D30, Aconitum D6, D30, Agaricus muscarius D6, D30, Conium D30, D200, Gelsemium D6, D30, D200, Hyoscyamus D6, D30, D200, Helleborus D6, D30
- Steigerung der unspezifischen Abwehr: z. B. **Engystol** (Heel), Viruvetsan (DHU), Schwörotox A (Schwörer), EquiMun PLV (PlantaVet).

14.6.2 Epilepsie

Die Epilepsie ist ein Anfallsleiden, das bei unseren Haustieren vor allem den Hund betrifft. Die Anfälle sind gekennzeichnet durch unkontrollierte Muskelkrämpfe mit oder ohne Bewusstseinsverlust und abnormen Empfindungen. Ursächlich liegt eine gesteigerte Erregbarkeit des zentralen Nervensystems zugrunde, wodurch es zu einer Erniedrigung der Krampfschwelle kommt und die abnormen motorischen Reaktionen erst ermöglicht. Geringfügige Einflüsse wirken krampfauslösend, manchmal braucht es überhaupt keinen erkennbaren Anlass. Man unterteilt die Epilepsie in eine primäre und sekundäre Form. Die primäre Epilepsie zeigt keine erfassbaren Veränderungen im Gehirn, während bei der sekundären Epilepsie organische Hirnveränderungen vorliegen. Die primäre Form hat eine genetische Disposition als Grundlage. Gewisse Rassen oder Blutlinien innerhalb einzelner Rassen sind besonders stark betroffen. Weiterhin unterscheidet man zwischen einem **großen Anfall** (Grand Mal) und einem **kleinen Anfall** (Petit Mal), beziehungsweise einer **generalisierten Epilepsie** und einer **partiellen Epilepsie**. Die generalisierte Form ist charakterisiert durch Bewusstseinsstörungen oder Bewusstseinsverlust und heftig zuckenden Krämpfen der Skelettmuskulatur. Der Anfall dauert einige Sekunden oder Minuten. Manche Tiere erholen sich sehr schnell davon, andere wiederum sind noch sehr lange nach dem Anfall desorientiert. Die partielle Epilepsie äußert sich in kurzen, wiederholten Krämpfen einzelner Muskelgruppen (Beine, Kopfschütteln, Kaubewegungen), die plötzlich auftreten. Typisch sind Zuckungen **(Staupetic)** und Stereotypien. Verhaltensänderungen, Angstzustände und kurze Bewusstseinstrübungen (Absences) gehören ebenfalls zu dieser Form.

Behandlungsstrategie

Ein akuter Anfall wird am sichersten und schnellsten durch Verabreichung von Sedativa oder Narkotika durch den Tierarzt unterbrochen. Ansonsten stehen krampflösende und beruhigende Maßnahmen im Vordergrund, neben dem Versuch, die gesteigerte Erregbarkeit des zentralen Nervensystems zu regulieren.

Allopathie

- Akuter Anfall: Diazepam (z. B. Valium), Hund, 0,5–1,0 mg/kg i.v. oder Barbiturate
- Dauerbehandlung: Primidon (z. B. Mylepsinum), Hund, 10–15 (−55,0) mg/kg p.o. oder Phenobarbital (z. B. Luminal), Hund, 1,0–3,0 mg/kg p.o. − 2× täglich.

Homöopathie

- Monopräparate, je nach Arzneimittelbild: **Agaricus muscarius** D30, D200, Belladonna D30, Bufo D6, D12, Cicuta virosa D6, D12, D200, Cuprum aceticum D200, Hyoscyamus D12, D30, Oenanthe crocata D6, D30, Stramonium D12, D30, Strychninum D6, D30, D200, Zincum D200
- Kombinationspräparate: Cerebrum compositum (Heel).

Die homöopathische Behandlung sollte nach H. G. Wolff mindestens vier Wochen lang erfolgen

14.6.3 Gehirnentzündung

Die Entzündung des Gehirns **(Enzephalitis)** geht häufig mit einer Entzündung der Hirn- und Rückenmarkshäute (Meningoenzephalitis) einher. Als Ursache sind vor allem Infektionen mit Viren zu nennen, aber auch Bakterien, Pilze und gelegentlich Parasiten können dieses Krankheitsbild auslösen. Die entzündlichen Prozesse führen zu Störungen der nervlichen Funktionen, die je nach Lokalisation und Schwere der Erkrankung zu unterschiedlichen klinischen Symptomen führen. Typisch sind motorische Ausfallserscheinungen, die von Lähmungen bis zum Krampfanfall gehen können. Bewegungs- und

Koordinationsstörungen, Opisthotonus, Nackensteifigkeit, Krämpfe und Krampfanfälle, Kiefersperre (Trismus), Sensibilitätsstörungen, Hirnnervenausfälle oder Augenzittern sind mögliche Symptome. Häufig sind auch Verhaltensänderungen und eine gestörte Psyche zu beobachten. Das Allgemeinbefinden ist erheblich gestört mit hohen Temperaturen, gestörtem Fressverhalten, Teilnahmslosigkeit oder gar Bewusstseinsstörungen. Enzephalitiden findet man bei vielen Infektionserkrankungen, wie bei Staupe, Tollwut, Borna, Schweinepest, Listeriose oder der Aujeszkyschen Krankheit.

Behandlungsstrategie

Bekämpfung der Ursache, entzündungshemmende Maßnahmen, Dämpfung der Erregungszustände, symptomatische Behandlung, Stärkung des Immunsystems, Ruhe und Stressvermeidung, Optimierung der Haltung.

Allopathie

- Bekämpfung der Ursache: Bei bakteriellen Infektionen, hochdosiert Antibiotika. Bei Virusinfektionen, Paramunitätsinducer, z. B. Baypamune (Pfizer), Hund, Katze 1,0 ml, Pferd 2,0 ml
- Entzündungshemmende Maßnahmen: Nichtsteroidale Antiphlogistika, Flunixin (z. B. Finadyne), Hund 0,5–1,0 mg/kg i.v., Pferd 1,1 mg/kg i.v.
- Dämpfung der Erregungszustände: Diazepam (z. B. Valium), Hund, Katze 0,1–0,5 mg/kg i.v., Acepromacin, Pferd 0,05–0,1 mg/kg i.v., Hund, Katze (z. B. Vetranquil) 0,03–0,2 mg/kg i.v./i.m./p.o.
- Symptomatische Behandlung: Je nach vorherrschenden Symptomen
- Stärkung des Immunsystems: Paramunitätsinducer (Dosierung siehe oben)
- Injektionen von Vitamin B1, B6, B12.

Homöopathie

- Monopräparate, je nach Arzneimittelbild: **Apis** D6, D30, **Bryonia** D4, D6, D30, **Belladonna** D4, D6, D30, Aconitum D6, D30, Agaricus muscarius D6, D30, D200, Cicuta virosa D6, D12, D30, D200, Cuprum aceticum D6, D30, Gelsemium D6, D12, D30, D200, Helleborus niger D4, D6, Stramonium D6, Strychninum D6, D30, D200, Zincum metallicum D6, D30
- Kombinationspräparate: **Belladonna Homaccord** (Heel), **Apis comp. PLV** (PlantaVet), Apis Homaccord (Heel).

14.6.4 Gehirnhautentzündung

Meningitis ist die Entzündung der Hirn- und Rückenmarkshäute, die meist durch eine virale oder bakterielle Infektion verursacht wird. Häufig tritt sie in Kombination mit einer Hirnentzündung als **Meningoenzephalitis** auf. Die Symptome variieren je nach Erregerspektrum, Lokalisation und Schwere der Entzündung. Wie bei der Enzephalitis kann es zu Veränderungen des Verhaltens, der Motorik und des Bewusstseins kommen. Das klinische Bild ist gekennzeichnet durch Fieber, Schläfrigkeit, Muskelsteifigkeit, Genickstarre und Opisthotonus, Überempfindlichkeit von Haut und Sinnesorganen, Lähmungserscheinungen, Krämpfen, Koordinationsschwierigkeiten, Zwangsbewegungen, Lichtscheue, Bewusstseinsstörungen, gestörtem Fressverhalten und Zähneknirschen.

Behandlungsstrategie

Bekämpfung der Ursache, entzündungshemmende Maßnahmen, Dämpfung von Erregungszuständen, symptomatische Behandlung, Stärkung des Immunsystems, Ruhe und Stressvermeidung, Optimierung der Haltung.

Allopathie

- Bekämpfung der Ursache: Bei bakteriellen Infektionen, hochdosiert Antibiotika. Bei Virusinfektionen, Paramunitätsinducer, z. B. Baypamune (Pfizer), Hund, Katze 1,0 ml, Pferd 2,0 ml
- Entzündungshemmende Maßnahmen: Nichtsteroidale Antiphlogistika, Flunixin (z. B. Finadyne), Hund 0,5–1,0 mg/kg i.v., Pferd 1,1 mg/kg i.v.
- Dämpfung der Erregungszustände: Diazepam (z. B. Valium), Hund, Katze 0,1–0,5 mg/kg i.v., Acepromacin, Pferd 0,05–0,1 mg/kg i.v., Hund, Katze (z. B. Vetranquil) 0,03–0,2 mg/kg i.v./i.m./p.o.
- Symptomatische Behandlung: Je nach vorherrschenden Symptomen
- Stärkung des Immunsystems: Paramunitätsinducer (Dosierung siehe oben).

Homöopathie

- Monopräparate, je nach Arzneimittelbild: **Apis** D6, D30, **Bryonia** D4, D6, D30, **Belladonna** D4, D6, D30, Aconitum D6, D30, Agaricus muscarius D6, D30, D200, Cicuta virosa D6, D12, D30, D200, Cuprum aceticum D6, D30, Gelsemium D6, D12, D30, D200, Helleborus niger D4, D6, Stramonium D6, Strychninum D6, D30, D200, Zincum metallicum D6, D30
- Kombinationspräparate: **Apis Homaccord** (Heel), **Belladonna Homaccord** (Heel), **Apis comp. PLV** (Plantavet).

14.6.5 Milchfieber

Das Milchfieber (Hypocalcämie, Gebärparese) ist eine klassische Erkrankung der kalbenden, beziehungsweise frisch laktierenden Kuh. Kurz vor, während oder meistens 24 bis 72 Stunden nach der Geburt kommt es zu einem akuten Calciummangel im Blut (Hypocalcämie), der zum sogenannten Festliegen, akuten Kreislaufstörungen und apathischen bis komatösen Zuständen führt. Diese akute Regulationsstörung des Calciumstoffwechsels ist zeitlich und ursächlich an die Geburt und den Laktationsbeginn gebunden. Der gravierende Calciummangel im Blut bedingt eine fortschreitende Lähmung der quergestreiften und glatten Muskulatur, die meist zum Festliegen führt und eine akute Kreislaufschwäche und Trübung des Bewusstseins nach sich zieht. Der abrupte Übergang von der Trockenstehzeit in die Laktation erfordert einen erheblichen Mehrbedarf an Calcium (Milchproduktion), den der Organismus nicht decken kann. Das kurzzeitige Versagen der Anpassungsvorgänge des Calciumstoffwechsels betrifft den Darm (Calcium-Resorption) und das Skelett (Mobilisierung von Calcium aus dem Skelett). Der sprunghaft erhöhte Calciumbedarf nach der Geburt kann vom Körper kurzfristig nicht gedeckt werden.

Behandlungsstrategie
Normalisierung des Blutcalciumspiegels, Stabilisierung des Tieres in Brustlage. Der akute Calciummangel nach der Geburt ist ein lebensbedrohlicher Zustand und bedarf der sofortigen tierärztlichen Behandlung!

Allopathie
- Normalisierung des Blutcalciumspiegels: Langsame Infusion von Calciumlösungen (z. B. Calciumgluconat) – zur Vorbeugung und Vermeidung von Rückfällen, orale Gaben von Calciumpräparaten. Vorbeugend: Injektion von Vitamin D3, 5–10 Mio I.E., kurz vor der Geburt
- Stabilisierung des Tieres in Brustlage, regelmäßiges Wenden, tiefe Einstreu.

Homöopathie
Die Infusionstherapie mit Calciumlösungen ist unerlässlich! Homöopathika können begleitend oder vorbeugend sinnvoll eingesetzt werden.
- Monopräparate, je nach Arzneimittelbild: **Calcium phosphoricum** D6, D30, **Magnesium phosphoricum** D6, D30, Agaricus muscarius D6, D30, Aurum D30, Calcium carbonicum D6, D12, D30, China D6, Cuprum D6, D30, Gelsemium D6, D30, Lathyrus sativus D6, Nux vomica D6, D30, Opium D30, D200, Phosphor D6, D30, Veratrum album D6
- Prophylaxe nach Tiefenthaler:
  Calcium phosphoricum D30 und **Magnesium phosphoricum** D30, täglich einmal, ab 14 Tage vor der Geburt. Phosphor D30 (Konstitutionstyp!), ab 14 Tage vor der Geburt, täglich einmal. Calcium carbonicum D30 (Konstitutionstyp!), ab 14 Tage vor der Geburt, täglich einmal.

14.6.6 Staupe
Die Staupe ist eine hochansteckende, virale, fieberhafte Infektionskrankheit der Hunde und anderer Fleischfresser. Sie ist gekennzeichnet durch Entzündungen der Schleimhäute, die je nachdem, welches Organsystem vorwiegend erkrankt ist, als **respiratorische** oder **gastrointestinale Form** auftritt. Daneben gibt es noch einen **nervöse Verlaufsform**, eine **Hautform** und die sogenannte **Hartballenerkrankung**. Die Staupe ist weltweit verbreitet. Es erkranken Hunde aller Altersstufen, vermehrt jedoch Jungtiere. Die Inkubationszeit beträgt 3–7 Tage, der Erreger ist ein Morbilli-Virus. Die Tiere infizieren

sich über Kontakt oder durch Tröpfcheninfektion. Die Anfangsphase der Erkrankung ist untypisch. Mattigkeit, Appetitlosigkeit, Fieber und Katarrhe der Schleimhäute prägen das klinische Bild. Man findet Bindehaut- und Mandelentzündungen. Bei der respiratorischen Form sind neben der Nase und den Nebenhöhlen auch die Schleimhäute von Rachen, Kehlkopf, Luftröhre und Bronchien entzündlich verändert. Husten, Niesen, Nasenausfluss und Rasselgeräusche sind typische Symptome. Bei einer Komplikation des Krankheitsverlaufs kann sich auch eine Lungenentzündung entwickeln. Die gastrointestinale Form, mit einer Entzündung der Magen-Darm-Schleimhäute, zeigt Symptome wie Erbrechen und starke Durchfälle, die rasch zu Elektrolytverlust, Austrocknung und Entkräftung führen. Bei der Hautform der Staupe entwickelt sich eine Dermatitis mit Bläschen und Pusteln, die platzen, eintrocknen und zu gelbem Schorf verkrusten. Die nervöse Staupe gilt als die gefährlichste Form. Sie tritt in der Regel im Zusammenhang mit anderen Krankheitserscheinungen auf oder nach deren Abklingen. Die Entzündung betrifft hier das Gehirn und das Rückenmark. Typische Symptome sind Bewegungs- und Koordinationsstörungen, Sensibilitätsstörungen, Wesensveränderungen, Augenzittern, Muskelzuckungen, Krampfanfälle und Lähmungserscheinungen. Bei der Hartballenerkrankung (Hard pad disease) schließlich kommt es zu einer Verdickung der Hornschichten der Haut im Bereich der Zehenballen und gelegentlich des Nasenspiegels, was zu Verhärtungen führt. Gleichzeitig treten nervöse Symptome auf.

Behandlungsstrategie

Bekämpfung der Ursache, Vorbeugung gegen bakterielle Sekundärinfektionen, Dämpfung von Erregungszuständen, Ruhe und Stressvermeidung, gute Haltung und Pflege. Aufgrund der Vielfältigkeit der möglichen Krankheitsbilder muss sich die Behandlung den Verhältnissen und vorherrschenden Symptomen anpassen.

Allopathie

- Bekämpfung der Ursache: Immunserum Stagloban SHP, 0,4 mg/kg, Paramunitätsinducer, z. B. Baypamune (Pfizer), 1,0 ml/Tier
- Vorbeugung gegen bakterielle Sekundärinfektionen: Breitbandantibiotika
- Dämpfung von Erregungszuständen und Krampfanfällen: Diazepam (z. B. Valium), Hund 0,5–1,0 mg/kg i.v., Primidon (z. B. Mylepsinum) 10–15 (−55) mg/kg p.o., Acepromacin (z. B. Vetranquil) Hund 0,03–0,2 mg/kg i.v./i.m./p.o.
- Symptomatische Behandlung: Je nach vorherrschenden Symptomen
- Vorbeugend: **Impfung**.

Homöopathie

- Monopräparate, je nach Arzneimittelbild: **Morbillinum Nosode**
Nervöse Form der Staupe, je nach Arzneimittelbild: **Apis** D6, D30, **Belladonna** D4, D6, D30, **Bryonia** D4, D6, D30, Bufo D6, Cicuta virosa D6, D12, D30, D200, Cuprum aceticum D6, D30, Gelsemium D6, D30, D200, Hyoscyamus D30, Oenanthe crocata D6, Stramonium D6, Strychninum D6, D30, D200

- Kombinationspräparate: **Belladonna Homaccord** (Heel), **Apis comp. PLV** (PlantaVet), Apis Homaccord (Heel), Strychninum Injeel (Heel).
- Steigerung der unspezifischen Abwehr: z. B. **Engystol** (Heel), Viruvetsan (DHU), Schwörotox A (Schwörer), PetMun PLV (PlantaVet).

14.6.7 Weide-, Stall-, Transporttetanie

Dieses Krankheitsbild wird durch einen akuten Magnesiummangel im Blut hervorgerufen. Dadurch kommt es zu einer Störung der Nerven- und Muskelfunktionen. Man findet diese Stoffwechselstörung nur beim Wiederkäuer – Rind und Schaf. Die Mineralstoffversorgung mit Magnesium ist hochgradig gestört, meist bedingt durch Aufnahme von frischem, jungem, eiweißreichem Gras (junge Frühjahrsweide). Transport, Hochlaktation und andere Stresssituationen begünstigen das Geschehen. Bei leichteren Fällen kommt es zu Schreckhaftigkeit, Erregungszuständen, Zittern, Zähneknirschen und erhöhter Krampfbereitschaft. Die schweren Formen sind gekennzeichnet durch Krampfzustände, die zu Festliegen und Bewusstseinsstörungen führen.

Behandlungsstrategie

Normalisierung des Blutmagnesiumspiegels, krampflösende, beruhigende Maßnahmen, Der akute Magnesiummangel bedarf der sofortigen tierärztlichen Behandlung!

Allopathie

- Normalisierung des Blutmagnesiumspiegels: Langsame Infusion von Magnesium-Calcium-Glucose-Lösungen, (Magnesiumgluconat), zur Vorbeugung und Nachbehandlung, orale Gaben von Magnesiumpräparaten, Magnesiumoxid, 50 g/Tier/Tag (Magnesiumhaltige Mineralsstoffmischungen, Magnesium-Granulat, „Weidebriketts")
- Beruhigende Maßnahmen: Xylazin (z. B. Rompun/Bayer) Rind 0,05–0,1 mg/kg
- Stabilisierung des Tieres in Brustlage, regelmäßiges Wenden, tiefe Einstreu, Stressvermeidung.

Homöopathie

Die Infusionstherapie mit Magnesiumlösungen ist unerlässlich! Homöopathika können begleitend oder vorbeugend sinnvoll eingesetzt werden.
- Monopräparate, je nach Arzneimittelbild: **Magnesium phosphoricum** D6, D12, Cicuta virosa D6, Cuprum aceticum D6, D12, D30, Hyoscyamus D6, D30, Stramonium D6, D30
- Prophylaxe: **Calcium phosphoricum** D30 und **Magnesium phosphoricum** D30, einmal pro Woche.

14.6.8 Wundstarrkrampf

Wundstarrkrampf (**Tetanus**) ist eine nichtansteckende Wundinfektion. Durch das Gift der Tetanusbakterien kommt es zu einem Dauerkrampf der Skelettmuskulatur. Die Infektion erfolgt über Wunden wie Nageltritt, Riss- und Bissverletzungen und Kastrationswunden. Unter Luftabschluss (anaerobe Bedingung) vermehren sich die Erreger und produzieren Giftstoffe, die das Krankheitsbild auslösen. Von allen Haustieren ist das Pferd am meisten gefährdet. Das klinische Bild ist typisch: Fortschreitende Steifheit der Muskulatur, klammer Gang bis hin zur Bewegungsunfähigkeit, Kau- und Schluckbeschwerden, **Sägebockhaltung** mit weggestrecktem Schweif und gestreckter Kopf-Hals-Haltung, weit aufgerissene Nüstern, Nickhautvorfall (3. Augenlid), ängstlicher Blick. Die Muskulatur ist bretthart und die Krämpfe werden durch helles Licht, Geräusche und Berührung verstärkt. Die Sterblichkeitsrate liegt über 90 %. Auszuschließen sind Vergiftungen, Eklampsie, Kreuzverschlag, Rehe, Epilepsie und andere Erkrankungen des zentralen Nervensystems. Die Prognose ist sehr schlecht.

Behandlungsstrategie

Bekämpfung der Infektion und der Gifte, beruhigende, krampflösende Maßnahmen, Wundversorgung. Eine Behandlung durch den Tierarzt ist dringend anzuraten!

Allopathie

- Bekämpfung der Gifte: **Tetanus-Immunserum** hochdosiert, Pferd, 100–300 I.E./kg anfänglich, später 3000 I.E./Tag
- Bekämpfung der Infektion: Antibiotika hochdosiert, **Penicillin** ist das Mittel der Wahl, Pferd, 10 Mio I.E./Dosis
- Beruhigende, krampflösende Maßnahmen: z. B. Acepromazin, Pferd 0,05–0,1 mg/kg i.v., Hund, Katze, Diazepam (z. B. Valium) 0,5–1 mg/kg i.v.
- Wundversorgung: Reinigung, Drainage, Desinfektion, z. B. Wasserstoffperoxidlösung (3 %ig)
- Abgedunkelter, absolut ruhiger Stall, weiche Einstreu, gegebenenfalls Hängegurte
- Im Extremfall – Ernährung per Nasenschlundsonde.

Homöopathie

Homöopathika können neben der klinischen Behandlung sehr gut unterstützend eingesetzt werden.

- Monopräparate, je nach Arzneimittelbild: **Tetanus Nosode** D30, D200, Belladonna D6, D30, Cicuta virosa D6, Cuprum D6, D30, D200, Magnesium phosphoricum D6, D12, Nux vomica D6, Strychninum D6, D12, D30, D200
- Prophylaktisch nach Verletzungen: **Ledum** D6, D200 und **Hypericum** D6, D200.

15 Sinnesorgane

Die Sinnesorgane dienen der Aufnahme von Informationen aus der Umwelt und dem Körperinneren. Diese Informationen werden in Form von bestimmten Reizen durch Sinneszellen erfasst und über sensible (afferente) Nervenbahnen dem Zentralnervensystem (ZNS) zugeleitet. Dort erfolgt dann die Bewertung und Verarbeitung der verschiedenen Empfindungen. Als Resultat kann eine mehr oder weniger bewusste Sinnesempfindung oder Wahrnehmung entstehen oder aber eine rein reflektorische Reizbeantwortung. Sinnesorgan, ableitender Nerv und ZNS bilden eine funktionelle Einheit. Zu den Sinnesorganen zählen **Gesichtssinn** (Auge), **Gehör** und **statischer Sinn** (Ohr), **Geschmackssinn**, **Geruchssinn**, sowie **Oberflächen-** und **Tiefensensibilität** von Haut und Organen (**Tast-, Schmerz-, Temperatursinn**). Die Rezeptoren in den Sinnesorganen reagieren normalerweise nur auf bestimmte Reize, die man als adäquate Reize bezeichnet. So ist für das Auge der adäquate Reiz das Licht und nicht Schall oder Wärme. Für die Sinnesorgane der Haut sind Druck oder Temperatur adäquate Reize – Schallreize hingegen finden dort keine adäquaten Rezeptoren.

15.1 Tiefen- und Oberflächensensibilität von Haut und Organen

In den Körpergeweben von Haut, Schleimhaut, Bewegungsapparat und Eingeweiden befinden sich spezifische Sinneszellen, auch sensorische Rezeptoren genannt, die bestimmte Reize registrieren und weiterleiten können. Es sind dies vor allem Mechanorezeptoren, Schmerzrezeptoren, Thermorezeptoren und Chemorezeptoren.

Mechanorezeption: In der Haut und verschiedenen Schleimhautregionen befinden sich Rezeptoren, die **Tastsinn** vermitteln. Sie sind mengenmäßig sehr unterschiedlich verteilt und können Berührung, Druck, Vibration und Kitzelempfindung wahrnehmen. Zu diesen sogenannten Mechanorezeptoren zählen unter anderem die Meißnerschen Tastkörperchen, die Merkelschen Tastzellen und die Vater-Pacini-Lamellenkörperchen. Bei den Tieren spielen Mechanorezeptoren an den Wurzeln von Tast- und Sinushaaren eine besondere Rolle, da sie bei Reizung Schutzreflexe auslösen. Die Haut befindet sich in ständigem Kontakt mit der Außenwelt und ist daher die erste und wichtigste Kontaktzone des Körpers mit seiner Umwelt, die ihm schädliche Reize, aber auch angenehme Einflüsse vermittelt.

Thermorezeption: Temperaturempfindung wird durch spezielle Wärme- und Kälterezeptoren vermittelt. Sie sind vor allem in Haut und Schleimhaut lokalisiert. Die Krauseschen Endkolben vermitteln beispielsweise Kälte, Ruffini-Körperchen hingegen registrieren Wärme.

Schmerzrezeption: Für die **Schmerzempfindung** sind vor allem freie Nervenenden zuständig, die sowohl an der Körperoberfläche, wie auch in den Organen und inneren Körpergeweben zu finden sind. Der Schmerz hat für den Körper eine große Schutzfunktion, da er lebenserhaltende Reflexe aktiviert und so den Organismus vor Schaden bewahren kann. Besonders schmerzempfindlich sind Haut, Brust- und Bauchfell, Hirnhäute, Blutgefäße, Knochenhaut und Gelenkkapseln.

15.2 Geschmackssinn

Der Geschmackssinn dient der Wahrnehmung von chemischen Reizen, die auf die Geschmackszellen einwirken. Die biologische Bedeutung der Geschmackswahrnehmung liegt darin, dass die Nahrungs- und Futteraufnahme dadurch selektiv kontrolliert werden kann, was bei der Futteraufnahme der Tiere eine wichtige Rolle spielt. Geschmackszellen befinden sich in den so genannten **Geschmacksknospen**, die auf der Zunge und in der Mund- und Rachenschleimhaut lokalisiert sind. Gelöste Geschmacksstoffe aus der Nahrung, die mit diesen Sinneszellen in Berührung kommen, vermitteln die Geschmacksempfindung. Letztlich wirken auch Geruchs-, Tast- und Temperaturempfindung wesentlich an der Geschmackswahrnehmung mit. Spüldrüsen, die sich in der Umgebung der Geschmacksknospen befinden, umspülen mit ihrem wässrigen Sekret die Sinneszellen, spülen sie frei und gewährleisten so immer neue Geschmackseindrücke. Bei den natürlichen Geschmacksreizen liegen meist Mischempfindungen vor. Als Einzelqualität können **süß**, **sauer**, **salzig** und **bitter** unterschieden werden. Geschmacksempfindungen spielen zusammen mit dem Geruchssinn eine wichtige Rolle bei der reflektorischen Auslösung von Speichel- und Magensaftsekretion, als Kontrollinstanz für verdorbene Nahrungs- und Futtermittel, als Auslöser für Brech- und Würgereflex und für das Sexualverhalten.

15.3 Geruchssinn

Der Geruchssinn spricht auf Duftstoffe, also auf chemische Reize, an. Er spielt eine sehr unterschiedliche Rolle im Tierreich. Für Tiere, die sich in ihrer Umwelt vorwiegend mit dem Gesichtssinn orientieren („Augentiere" – Vögel, Affen, etc.) ist der Geruchssinn von untergeordneter Bedeutung. Für die meisten Säugetiere jedoch spielt der Geruchssinn für die Orientierung in ihrer Umwelt die Hauptrolle („Nasentiere"). Er dient dazu, Nahrung zu erkennen und aufzufinden, Beute zu wittern, Freund und Feind zu erkennen, den Geschlechtspartner zu identifizieren, Kontaktaufnahme, Sexualverhalten, Sozialverhalten und Territorialverhalten zu steuern. Sitz des Geruchssinns ist die **Riechschleimhaut**, die Teile des Siebbeins und der Nasenmuscheln bedeckt. Spezialisierte Riechzellen nehmen die meisten Duftstoffe schon in sehr geringen Konzentrationen wahr (niedrige Reizschwelle) und leiten die Informationen über den **Riechnerv** (Nervus olfactorius) zum **Riechhirn** weiter. Der Geruchssinn der meisten Tiere ist weitaus besser entwickelt als der des Menschen. Ein Vergleich zwischen Mensch und Schäferhund zeigt dies sehr deutlich: Das Riechfeld des Schäferhundes ist dreißigmal größer (5 : 150 cm^2) und auch die Anzahl der Riechzellen (10/20 : 200 Millionen) übersteigt die des Menschen bei weitem.

15.4 Ohr

Das Ohr (Auris) beherbergt den Gehörsinn und Gleichgewichtssinn. Beide Organe bilden anatomisch ein einheitliches Ganzes. Am Ohr werden drei Abschnitte unterschieden: Das äußere Ohr mit Ohrmuschel und Gehörgang, das Mittelohr mit Trommelfell, Gehörknöchelchen und Ohrtrompete und das Innenohr mit Vorhof, Schnecke und Bogengängen.

15.4.1 Äußeres Ohr

Zum äußeren Ohr gehören die **Ohrmuschel** und der **äußere Gehörgang**. Die Ohrmuschel (Auricula) besteht aus einem elastischen Knorpel, der mit Haut überzogen ist. Die Form variiert je nach Tierart sehr stark (Stehohr, Hängeohr, etc.) – meist ist sie tütenförmig oder trichterförmig und sehr beweglich. Mehrere Ohrmuskeln ermöglichen es dem Tier, die Ohrmuscheln unabhängig voneinander zu bewegen, um sich so akustisch zu orientieren. Das Ohrspiel ist außerdem ein wesentlicher Bestandteil der tierischen Mimik und trägt entscheidend zur Kommunikation und zum sozialen Verhalten der Tiere bei. Der äußere Gehörgang (Meatus acusticus externus) verläuft bei unseren Haustieren nicht gerade, sondern fällt erst senkrecht ab und wendet sich dann horizontal dem Schädel zu. Der Anfangsteil des Ganges ist knorpelig, das Endstück knöchern aufgebaut. In der Wand des Gehörgangs liegen **Talgdrüsen**, die das **Ohrenschmalz** (Cerumen) absondern, um Gehörgang und Trommelfell geschmeidig zu halten. Je nach Tierart finden sich mehr oder weniger Haare im Gehörgang, welche die Aufgabe haben, ein Eindringen von Staub, Fremdkörpern oder Insekten zu verhindern. Das **Trommelfell** (Membrana tympani) trennt das äußere Ohr vom Mittelohr. Es handelt sich um eine bindegewebige Membran, die in einen Knochenring eingespannt ist. Sie ist außen von Gehörgangsepithel und innen von der Schleimhaut des Mittelohres überzogen. Das Trommelfell fängt die Schallwellen des Gehörganges auf, gerät dadurch in Eigenschwingung und überträgt sie weiter auf das Mittelohr.

15.4.2 Mittelohr

Zwischen dem Trommelfell und dem Innenohr liegt ein luftgefüllter, mit Schleimhaut ausgekleideter Hohlraum, die **Paukenhöhle**. In ihr befinden sich die drei **Gehörknöchelchen Hammer** (Malleus), **Amboss** (Incus) und **Steigbügel** (Stapes). Diese drei Knöchelchen stellen die Verbindung vom Trommelfell zum Innenohr her. Der Hammer ist mit dem Trommelfell verwachsen, der Steigbügel hat Kontakt zum **ovalen Fenster** (Vorhoffenster), einer Membran des Innenohres. Der Amboss schließlich verbindet Hammer und

Sinnesorgane

Steigbügel. Durch diese knöcherne Kette werden die Schallwellen vom Trommelfell zum Innenohr weitergeleitet und dabei noch um ein Vielfaches verstärkt. Von der Paukenhöhle führt außerdem noch ein Gang, die **Ohrtrompete** oder **Eustachische Röhre**, zum Rachen. Diese Röhre bewirkt den Druckausgleich auf beiden Seiten des Trommelfells und ermöglicht damit die ungehinderte Schwingung des Trommelfells. Beim Pferd ist diese Röhre zum Rachen hin sackartig erweitert und bildet den sogenannten **Luftsack**.

15.4.3 Innenohr

Das Innenohr liegt im Felsenbein und wird auch **Labyrinth** genannt. Es besteht aus zwei Anteilen – dem **Hörorgan** mit der Schnecke und dem **Gleichgewichtsorgan** mit Vorhof und Bogengängen. Im Hohlraumsystem des knöchernen Labyrinths liegt wie ein Ausguss das häutige Labyrinth. Dieses ist durch einen flüssigkeitsgefüllten Spalt vom knöchernen Labyrinth getrennt. Im Innenraum des häutigen Labyrinths befindet sich ebenfalls eine Flüssigkeit, die Endolymphe genannt wird. Das Hohlraumsystem des Labyrinths steht durch feine Membranen, das ovale und das runde Fenster, mit dem Mittelohr in Verbindung.

Das Labyrinth des Innenohres enthält die **Schnecke** (Cochlea) mit dem eigentlichen **Hörorgan** (Corti-Organ) und das **Gleichgewichtsorgan**, das aus **Vorhof** und **Bogengängen** besteht. Für den Hörvorgang ist nur die Schnecke von Bedeutung. Ankommende

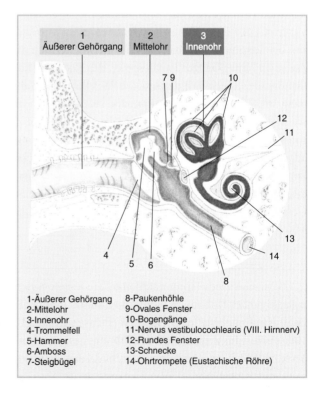

Abb. 15-1 Schematische Darstellung von äußerem Gehörgang, Mittelohr und Innenohr. Modifiziert nach Schäffler, Schmidt, Raichle 1996

1-Äußerer Gehörgang
2-Mittelohr
3-Innenohr
4-Trommelfell
5-Hammer
6-Amboss
7-Steigbügel
8-Paukenhöhle
9-Ovales Fenster
10-Bogengänge
11-Nervus vestibulocochlearis (VIII. Hirnnerv)
12-Rundes Fenster
13-Schnecke
14-Ohrtrompete (Eustachische Röhre)

Schallwellen werden über das Trommelfell und die Gehörknöchel auf die Membran des ovalen Fensters und dadurch auf die Flüssigkeiten des Innenohres übertragen. Diese Schwingungen führen zu einer Reizung der Sinneszellen des Corti-Organs, das die Impulse über den Hörnerv (Nervus cochlearis/N. acusticus) zum Hörzentrum im Gehirn weiterleitet. Der Gleichgewichtssinn ist im Vorhof mit den beiden Vorhofsäckchen Sacculus und Utriculus und in den drei Bogengängen lokalisiert. Die Strukturen des Gleichgewichtsorgans (Vestibularapparat) sind ebenfalls mit Endolymphe gefüllt. Feine Sinneszellen, die dort lokalisiert sind, vermitteln dem Zentralnervensystem Drehbewegungen, Beschleunigungen und die Lage des Körpers im Raum und ermöglichen es ihm dadurch, bestimmte Körperhaltungen einzunehmen und das Gleichgewicht aufrechtzuerhalten.

15.5 Auge

Das Auge (Oculus) ist das Sinnesorgan, das seine Umwelt bildhaft wahrnehmen kann. Es liefert dem Organismus Informationen über Größe, Form, Farben, Bewegung und Entfernung von Objekten. Das sichtbare Licht, das in das Auge eintritt, wird mithilfe photochemischer Prozesse auf der Netzhaut in Nervenimpulse umgewandelt und anschließend über den Sehnerv (Nervus opticus) zum Sehzentrum ins Gehirn weitergeleitet. Innerhalb des Tierreiches ist das Sinnesorgan Auge sehr unterschiedlich aufgebaut und hat eine sehr unterschiedliche Leistungsfähigkeit. Je nach Bedarf sind Hell-Dunkel-Sehen, Bewegungssehen, Form- oder Farbsehen mehr oder weniger entwickelt. In diesem Rahmen soll nur der allgemeine Aufbau das Säugetierauges besprochen werden. Am Auge unterscheidet man den Augapfel (Bulbus) und die zugehörigen Schutz- und Hilfseinrichtungen.

15.5.1 Schutz- und Hilfseinrichtungen des Auges

Die Augäpfel liegen in den knöchernen Augenhöhlen (Orbitae), die von verschiedenen Schädelknochen gebildet werden. Innen ist die **Orbita** mit einem Fettpolster ausgekleidet, das Augapfel und Sehnerv weich lagert und schützt. Die **Augenlider** (Palpebrae) mit den Wimpern bieten dem Auge Schutz vor Licht, Fremdkörper, Schmutz und Verletzungen. Sie schmiegen sich dem Augapfel dicht an und begrenzen die Lidspalte. Die Lider reinigen mit ihren Wischbewegungen die Augenoberfläche von Staub und Fremdkörpern. Die Lidspalte ist während der Fötalzeit geschlossen und öffnet sich beim Fleischfresser erst einige Tage nach der Geburt. Die Augenlider sind innen von Schleimhaut (**Bindehaut, Konjunktiva**) überzogen, die sich auf den Augäpfeln bis hin zur Cornea fortsetzt. Die Umschlagfalten, die hierbei entstehen, bilden die Bindehautsäcke von Ober- und Unterlid. Die Augenlider enthalten zusätzlich Talgdrüsen, die den Lidrand einfetten. Die Haussäugetiere besitzen zudem noch ein drittes Augenlid, die so genannte **Nickhaut**. Sie besteht aus einem Knorpelgerüst (Blinzknorpel), der von Schleimhaut überzogen ist. Die Nickhaut liegt im inneren Augenwinkel und kann durch den Nickhautmuskel quer über den Augapfel gezogen werden, wobei die Augenoberfäche scheibenwischerartig gereinigt wird. Beim Einsinken des Augapfels, z. B. bei starker Abmagerung der Tiere, fällt die Nickhaut vor und bedeckt dann teilweise den Augapfel. Auch bei der Tetanuserkrankung findet sich dieses Phänomen, da der Nickhautmuskel in die dann vorherrschende allgemeine Krampfbereitschaft einbezogen ist.

15.5.2 Tränenapparat

Zum Tränenapparat (Apparatus lacrimalis) gehören die Tränendrüsen und der Tränenkanal. Die Tränendrüsen liegen innerhalb der Orbita den Augäpfeln außen auf. Sie produzieren eine seröse, klare, salzige Flüssigkeit, die Tränenflüssigkeit, die der Befeuchtung, Reinigung und Ernährung von Bindehaut und Hornhaut dient. Der Lidschlag verteilt die Tränenflüssigkeit über das Auge, im inneren Augenwinkel sammelt sich dann die Flüssigkeit wieder und wird von dort in den Tränennasenkanal (Ductus nasolacrimalis) und die Nasenhöhle weitergeleitet.

15.5.3 Augenmuskeln

Beim Tier gibt es sieben Augenmuskeln, die für die Bewegungen des Augapfels zuständig sind. Die vier geraden und zwei schiefen Augenmuskeln und der Rückzieher des Auges haben ihre Ursprünge in der knöchernen Augenhöhle und ziehen von dort zur Sklera, der äußeren Hülle des Augapfels, wo sie ansetzen.

15.5.4 Aufbau des Augapfels

Der Augapfel (Bulbus oculi) hat eine kugelförmige Gestalt und ist von derb-elastischer Konsistenz. Seine Wand besteht aus drei Schichten: äußere, mittlere und innere Augenhaut. Der Inhalt des Augapfels besteht aus Kammerwasser, Linse und Glaskörper.

Äußere Augenhaut

Die äußere Augenhaut setzt sich aus der undurchsichtigen **Sklera** (Lederhaut) und der durchsichtigen **Cornea** (Hornhaut) zusammen. Die weiße Sklera ist eine derbe, straffe Bindegewebskapsel, die dem Augapfel Form und Festigkeit verleiht. Der Augeninnendruck, der durch Kammerwasser und Glaskörper aufgebaut wird, hält diese Außenhaut in Spannung und verleiht ihr die Kugelform. Im vorderen Augenabschnitt ist die Sklera von Bindehaut überzogen. Der von der Bindehaut nicht überzogene Abschnitt der Sklera enthält die Cornea. Dieser kreisrunde Abschnitt der Sklera ist dünner und völlig durchsichtig, damit Licht in den Augapfel einfallen kann. Blutgefäße fehlen hier völlig und die Ernährung der Corneazellen erfolgt über Diffusion aus dem Kammerwasser und der Tränenflüssigkeit.

Mittlere Augenhaut

Die mittlere Augenhaut besteht aus der **Aderhaut** (Chorioidea), dem **Ziliarkörper** (Corpus ciliare) und der **Iris** (Regenbogenhaut). Die Aderhaut ist der Sklera nach innen hin aufgelagert. Sie ist reich an Gefäßen und Pigmentzellen. Ihre Aufgabe ist es, die angrenzenden Gewebeschichten und das Innere des Augapfels zu ernähren. Die Pigmentzellen verhindern, dass einfallendes Licht diffus im Augapfel reflektiert wird und so der Sehvorgang beeinträchtigt wird. Im vorderen Abschnitt des Auges formt die Aderhaut den Ziliarkörper aus. Dieser dient als Halte- und Bewegungsapparat für die Linse. Im Ziliarkörper liegt der Ziliarmuskel, dessen glatte Muskelfasern die Linsenkrümmung (Akkommodation) regulieren. Die Ziliardrüse, die ebenfalls hier lokalisiert ist, produziert das Kammerwasser, das den Augeninnendruck aufrechterhält und für die Ernährung von Linse und Cornea unerlässlich ist. Der vorderste Teil der Aderhaut bildet die Iris aus – eine Art Fortsetzung des Ziliarkörpers. Die Iris besteht aus lockerem Bindegewebe, in das Pigmentzellen eingelagert sind. Die Anzahl der Pigmentzellen bestimmt die Farbe der Augen. Viele Pigmentzellen bedingen braune Augen, während bei der blauen Iris praktisch keine Pigmentzellen in der Iris vorhanden sind. Beim Albino schließlich ist auch der Augenhintergrund völlig unpigmentiert und die Augen erscheinen rot, da die Blutgefäße der Aderhaut durchscheinen. Die Iris entspringt dem Ziliarkörper und liegt mit ihrem Vorderrand der Linse lose auf. Sie trennt dabei wie ein Vorhang die **vordere** von der **hinteren Augenkammer**. Die vordere Augenkammer wird begrenzt von der Cornea und der Iris, die hintere Augenkammer nimmt den Raum zwischen Linse, Ziliarkörper und Hinterfläche der Iris ein. Im Zentrum der Iris liegt das Sehloch, auch **Pupille** genannt. Zwei glatte Muskel regulieren die Weite des Sehlochs. Auf reflektorischem Wege werden so Lichtstärke und Lichteinfall kontrolliert, vergleichbar einer Blende eines Photoapparates. Der **Schließmuskel** (M. sphincter pupillae) verengt die Pupille, der **Pupillenerweiterer** (M. dilatator pupillae) ist sein Gegenspieler. Bei Mensch, Schwein und Hund ist die Pupille rund. Bei Pferd und Wiederkäuer queroval und bei der Katze bildet sie einen senkrechten Spalt. Der Pupillenrand, welcher der Linse lose aufliegt, stellt die Verbindung von vorderer und hinterer Augenkammer her. Kammerwasser, das in der hinteren Augenkammer gebildet wird, kann so durch die Pupille in die vordere Augenkammer fließen. Als **Kammerwinkel** bezeichnet man die Stelle, wo die Irisbasis auf die Cornea trifft. Hier wir das Kammerwasser durch die **Schlemmschen Kanäle** entsorgt und drainiert, da bei fortlaufender Produktion von Kammerwasser sonst ein Überdruck im Auge entstünde.

Innere Augenhaut

Die **Netzhaut** (Retina), als innerste Schicht, kleidet die gesamte innere Oberfläche des Augapfels aus – vom Pupillarrand bis zum Sehnervenaustritt. Man unterscheidet an ihr zwei Abschnitte: Ein lichtunempfindlicher Teil (Pars caeca), der im vorderen Augenabschnitt Ziliarkörper und Hinterfläche der Iris bedeckt, und ein lichtempfindlicher Teil (Pars optica), der den hinteren Teil des Augapfels auskleidet und die Sinneszellen trägt. Der lichtempfindliche Teil der Retina ist aus zwei Schichten aufgebaut. Eine innere Schicht enthält die lichtempfindlichen Sinneszellen, **Stäbchen und Zapfen**, während die äußere Schicht pigmentierte Zellen enthält. Die Stäbchen vermitteln Schwarz-Weiß-Eindrücke, die Zapfen ermöglichen Farbsehen. Das Farben-Sehen ist bei den Tieren noch nicht vollständig aufgeklärt. Man weiß jedoch, daß Nachttiere nur Stäbchen besitzen,

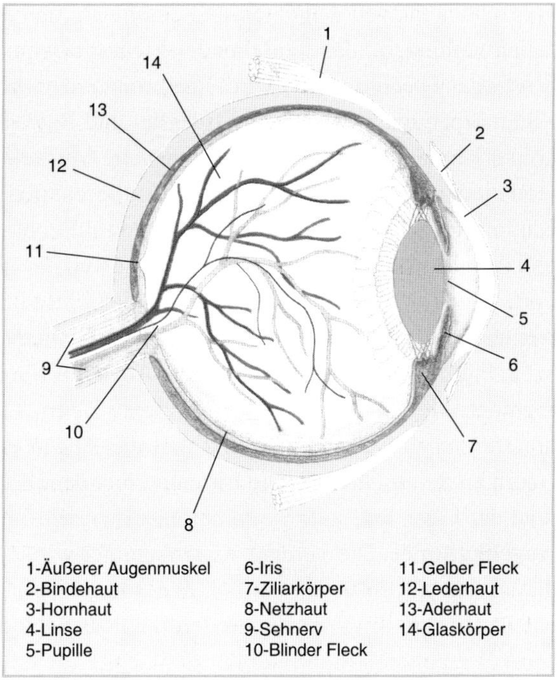

Sinnesorgane

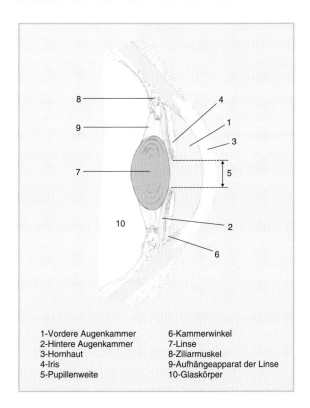

Abb. 15-2 Horizontalschnitt durch das Auge. Modifiziert nach Schäffler, Schmidt, Raichle 1996

1-Äußerer Augenmuskel
2-Bindehaut
3-Hornhaut
4-Linse
5-Pupille
6-Iris
7-Ziliarkörper
8-Netzhaut
9-Sehnerv
10-Blinder Fleck
11-Gelber Fleck
12-Lederhaut
13-Aderhaut
14-Glaskörper

Abb. 15-3 Schematische Darstellung des vorderen Augenabschnitts. Modifiziert nach Schäffler, Schmidt, Raichle 1996

1-Vordere Augenkammer
2-Hintere Augenkammer
3-Hornhaut
4-Iris
5-Pupillenweite
6-Kammerwinkel
7-Linse
8-Ziliarmuskel
9-Aufhängeapparat der Linse
10-Glaskörper

Tagvögel hingegen überwiegend Zapfen. Katzen und Hunde können Farben schlecht unterscheiden, während beim Pferd, Wiederkäuer und Schwein das Farbsehen relativ gut entwickelt ist – jedoch nicht für alle Farben in gleichem Maße. Für den Sehvorgang von großer Bedeutung sind die Sehfarbstoffe, welche die Umwandlung von Lichtreizen in Nervenimpulse vermitteln. Bekannt ist der **Sehpurpur** (Rhodopsin), ein Vitamin-A-Abkömmling, welcher der Sehfarbstoff der Stäbchen ist. Bei Einwirkung von Lichtreizen zerfällt er und löst einen Nervenimpuls aus. Die Sehfarbstoffe der Zapfen sind weniger gut bekannt. Lichtstrahlen, die durch Cornea, Pupille, Linse und Glaskörper einfallen, projizieren ein Bild auf die Netzhaut. Die Sinneszellen der Netzhaut setzen diese Lichtreize in Nervenimpulse um und leiten sie weiter über den **Sehnerv** (N. opticus) zum Sehzentrum im Gehirn. Die Stelle mit der höchsten Konzentration von Zapfen auf der Retina bezeichnet man als **gelben Fleck**. Dies ist der Ort des schärfsten Sehens. Dort, wo der Sehnerv den Augapfel verlässt, befinden sich keine Sinneszellen, so daß hier auch kein Sehen stattfinden kann. Diese Stelle nennt man daher **blinden Fleck**.

Linse

Die Linse ist ein durchsichtiger, bikonvexer Körper. Sie liegt zwischen Iris und Glaskörper und ist durch einen Kranz von Aufhängebändern **(Zonulafasern)** zwischen dem kreisförmig angeordneten Ziliarkörper befestigt und eingespannt. Außen ist die Linse von einer elastischen Kapsel umgeben, an welche die Zonulafasern ansetzen. Durch diese Elastizität der Linse kann mittels Ziliarmuskel und Zonulafasern die Krümmung der Linse verändert werden und damit ihre Brechkraft. Diese Fähigkeit der Linse, das Lichtbrechungsvermögen zu variieren **(Akkommodation)**, garantiert ein stets scharfes Bild auf der Netzhaut.

Glaskörper

Der Glaskörper ist eine gallertartige, wasserreiche, glasklare Masse, die den Raum zwischen Linse und Netzhaut ausfüllt. Der Quellungszustand des Glaskörpers trägt wesentlich zum Innendruck des Auges und zur korrekten Lage der Netzhaut bei. Sowohl ein zu geringer Druck (Netzhautablösung), wie auch ein zu hoher Druck (Glaukom) schädigen die Netzhaut.

15.5.5 Räumliches Sehen

Für das räumliche Sehen sind zwei Augen notwendig. Erst das beidäugige Sehen ermöglicht es, einen räumlichen Tiefeneindruck zu gewinnen und Entfernungen abzuschätzen. Raubtiere, Affen und Menschen sind auf Entfernungssehen angewiesen, daher haben bei ihnen beide Augen ein sehr großes gemeinsames Gesichtsfeld. Bei den Pflanzenfressern haben beide Augen ein kleineres gemeinsames Gesichtsfeld. Für sie ist Entfernungseinschätzung nicht so wichtig, wie für Raubtiere. Dafür können Pflanzenfresser aber insgesamt ein größeres Gesichtsfeld überblicken. Für Fluchttiere ist dies ein entscheidender Vorteil, da ein größeres Areal jeweils überblickt werden kann.

15.6 Wichtige medizinische Begriffe

15.6.1 Exophthalmus
Darunter versteht man das ein- oder beidseitige Hervortreten der Augäpfel über die natürlichen Grenzen der Augenhöhlen (Glotzaugen, Froschaugen). Bei den Tieren liegt die Ursache hierfür meist in raumfordernden Prozessen hinter dem Augapfel, wie zum Beispiel Tumoren oder Abszesse.

15.6.2 Enophthalmus
Enophthalmus ist das Zurücksinken des Augapfels in die knöcherne Augenhöhle. Rückbildungsprozesse können ursächlich dafür verantwortlich sein, ebenso wie starke Flüssigkeitsverluste, die beispielsweise bei extremen Durchfällen auftreten.

15.7 Ausgewählte Krankheitsbilder mit Therapievorschlägen

15.7.1 Bindehautentzündung
Die Entzündung der Lidbindehäute (**Konjunktivitis**) kann durch Staub, Zugluft, Fremdkörper, Verletzungen, sowie durch bakterielle und virale Infektionen und allergische Reaktionen verursacht werden. Bei einer akuten Entzündung ist das klinische Bild charakterisiert durch Rötung, Schwellung und zum Teil stärkerer Sekretion der Bindehäute, was sich in wässrigem, schleimigem oder eitrigem Augenausfluss zeigt. Die Augenlider verkleben und es bilden sich „Tränenstraßen" aus. Juckreiz und Lichtscheue können das Bild abrunden. Eine Konjunktivitis kann isoliert oder als Begleitsymptom einer Allgemeinerkrankung auftreten. Man findet sie häufig als Symptom von Infektionskrankheiten, wie zum Beispiel beim Katzenschnupfen oder bei der Pferdeinfluenza.

Behandlungsstrategie
Beseitigung der Ursache, entzündungshemmende Maßnahmen.

Allopathie
- Bekämpfung der Ursache: Beseitigen von Fremdkörpern aus dem Bindehautsack, Vermeidung von Zugluft. Bei allergischen Prozessen: Cortison- und antihistaminhaltige Augensalben/-tropfen, z. B. Dexa-Sine Augentropfen (Vetoquinol/Chassot), Einträufeln von 0,25 %iger Argentum nitricum-Lösung in den Bindehautsack. Bei Virusinfektion: Aciclovir, z. B. Zovirax Augensalbe und Paramunitätsinducer, z. B. Baypamune (Pfizer), Dosis pro Injektion: 1,0 ml/Hund, Katze, 2,0 ml/Pferd. Bei bakteriellen Infektionen: Antibiotische Augensalben/-tropfen, z. B. Kan-Ophtal (Albrecht), Isopto Max (Vetoquinol/Chassot).
- Entzündungshemmende Maßnahmen: Spülungen des Bindehautsacks mit physiologischer Kochsalzlösung oder milden desinfizierenden Lösungen (Acridinfarbstoffe,

Kaliumpermanganat 0,05–0,1 %), lokale Anwendungen von milden Adstringenzien und Vasokonstriktoren, z. B. Oculosan (Novartis).

Homöopathie
- Monopräparate, je nach Arzneimittelbild: **Belladonna** D4, D6, D30, **Apis** D4, D6, D30, **Euphrasia** D4, D6, Argentum nitricum D6, D12, D30, Kalium bichromicum D6, D12, Mercurius solubilis D6, D12, D30, Pulsatilla D4, D6, D30
- Kombinationspräparate: **Keratisal** (Biokanol), **Belladonna Homaccord** (Heel), Vetokehl Not (Mastavit), Quentakehl D6 (Mastavit), Oculoheel (Heel), Conjunctisan B Augentropfen (vitOrgan), EuphraVet-Augentropfen (PlantaVet).

Phytotherapie
- Pflanzen: Fenchel, Augentrost, Calendula
- Bindehautsack-Spülungen und Augenkompressen mit Tee aus Fenchel, Augentrost, Calendula oder 5–10 %igen Lösungen von Augentrost-, Hypericum- oder Calendulatinktur. Kamille sollte man am Auge nicht zu oft verwenden, da es austrocknend wirkt.

15.7.2 Gehörgangsentzündung

Die Entzündung des äußeren Gehörgangs (Ohrzwang, **Otitis externa**) ist ein häufiges Krankheitsbild bei Hund und Katze. Durch das Eindringen von Fremdkörpern oder Infektionen kann es zu entzündlichen Reizungserscheinungen im Gehörgang kommen. Ein begünstigender Faktor hierbei ist die Stellung der Ohren – Hängeohren behindern eine gute Durchlüftung des Gehörgangs. Typische Symptome der Otitis sind Kopfschütteln, Kopfschiefhaltung, Juckreiz mit Kratzen und Reiben der Ohrmuschel, entzündliche Veränderungen im Gehörgang mit Rötung, Schwellung, Schmerz, vermehrter Wärme und je nach Art der Entzündung schmieriger, eitriger Ausfluss aus dem Gehörgang. Bei chronischen Prozessen kommt es vor allem beim Fleischfresser oft zu Verdickungen und Wucherungen im Gehörgang, bis hin zum völligen Verschluss. Eine zentrale Rolle bei der Entstehung der Otitis externa spielen die Ohrmilben bei Hund und Katze. Als Komplikation treten oft bakterielle und pilzbedingte Infekte hinzu.

Behandlungsstrategie
Reinigung des Gehörgangs, Bekämpfung der Erreger, chirurgische Maßnahmen.

Allopathie
- Reinigung des Gehörgangs: Mit Watteträgern und Spülflüssigkeit, z. B. physiologische Kochsalzlösung, Wasserstoffperoxidlösung (3 %), Chlorhexidinlösung (1 %) oder handelsüblichen Ohrreinigern (z. B. Otifree/Vetoquinol-Chassot, Penochron/Merial)

Sinnesorgane

- Bekämpfung des Erregers: Es ist sinnvoll, mittels eines Abstrichs die Erreger labortechnisch zu bestimmen und dann gezielt zu behandeln. Die meisten Ohrmedikamente haben ein breites Wirkspektrum, z. B. Surolan (Janssen)
- Chirurgische Behandlung: Bei chronischen, therapieresistenten Fällen kann durch eine Ohroperation (nach Hinz oder nach Zepp) der Gehörgang wieder durchgängig gemacht, besser durchlüftet und drainiert werden, was oft entscheidend die Heilung unterstützt.

Homöopathie

- Monopräparate, je nach Arzneimittelbild: **Hepar sulfuris** D6, D12, D30, **Mercurius solubilis** D6, D12, D30, Belladonna D4, D6, D30, Causticum D6, D12, D30, Graphites D6, D12, Kalium bichromicum D6, D12, D30, Mercurius sublimatus corrosivus D6, Pulsatilla D4, D6, D30, Silicea D30, Sulfur D6, D12, D30, Tellurium D6, D12, D30
- Kombinationspräparate: **Staphylosal** (Biokanol), **Mercurius Heel** S, Psorinoheel (Heel), Vetokehl Not D5 (Mastavit), Tonsillusal (Biokanol).

Phytotherapie

- Pflanzen/Substanzen: **Calendula, Echinacea, Propolis**
- Reinigung des Gehörgangs und Einträufeln von unverdünnten Tinkturen von Calendula oder Echinacea, mehrmals täglich, oder Einbringen von Salbenpräparaten dieser Pflanzen. Nach Professor Dr. W. Heinze bewährt sich bei der Entzündung des äußeren Gehörgangs besonders die Verwendung von öligen Propolispräparaten 7–10 %ig (Vorsicht bei Katzen kein Propolis!).
- Fertigpräparate: PhlogAsept (Plantavet), VulnoPlant (Plantavet).

15.7.3 Grauer Star

Unter Grauem Star (**Katarakt**) versteht man jede Form der Linsentrübung. Die Pupille erscheint grau und durch die Trübung kommt es zu einer Beeinträchtigung der Sehkraft, die bis zur Erblindung führen kann. Eine häufige Form ist der „Altersstar", bei dem es durch Degeneration und Verquellung der Linsenfasern zur Eintrübung der Linse kommt. Bei verschiedenen Augenerkrankungen, z. B. bei der periodischen Augenentzündung des Pferdes oder bei der Zuckerkrankheit des Hundes kann es als Folge von Ernährungsstörungen der Linse zum Grauen Star kommen.

Behandlungsstrategie

Behandlung des Grundleidens, Regulation des Augenstoffwechsels.

Allopathie

- Behandlung des Grundleidens: z. B. periodische Augenentzündung oder Zuckerkrankheit (siehe unter dem jeweiligen Kapitel)

- Regulation des Augenstoffwechsels: z. B. Clarvisor-Augentropfen (Vetoquinol/Chassot)
- Bei erheblich eingeschränkter Sehkraft – operative Entfernung der Linse.

Homöopathie
- Monopräparate, je nach Arzneimittelbild: **Phosphor** D30, D200, **Atropinum sulf.** D6, D30, **Calcium fluoratum** D6, D12, Causticum D6, D12, Conium D6, D12, Euphrasia D4, D6, Naphtalinum D6, D12, Natrium muriaticum D6, D12, D30, D200, Secale D6, D30, Silicea D6, D12, D200
- Kombinationspräparate: **Mucokehl D5 Augentropfen** (Sanum Kehlbeck), **Lens suis Injeel** (Heel), Coenzyme compositum (Heel).

Phytotherapie
Einträufeln einer Lösung von Cineraria (Silbereiche) in das Auge, mehrmals täglich, über Monate.

15.7.4 Grüner Star

Beim Grünen Star **(Glaukom)** kommt es zu einer andauernden Erhöhung des Augeninnendrucks. Fast immer ist die Ursache hierfür eine Verlegung der Abflusswege des Kammerwassers, meist bedingt durch entzündliche Prozesse im vorderen Augenbereich. Der erhöhte Druck kann zur Schädigung des Sehnervs und damit zur Erblindung führen.

Behandlungsstrategie
Senkung des Augeninnendrucks, Beseitigung des Grundleidens.
Ein Glaukom muss augenärztlich abgeklärt werden!!

Allopathie
- Senkung des Augeninnendrucks: Durch Senkung der Kammerwasserproduktion – Medikamentös: Carboanhydrasehemmer, Acetazolamid (z. B. Diamox), Hund, Katze 5–10 mg/kg p.o. – 2–3× täglich, Diclofenamid, Hund 10 mg/kg p.o. – 2–3× täglich, Epinephrin 1–2 % Augentropfen, 1–2× täglich. Chirurgisch: Partielle Zerstörung des Ziliarkörpers. Durch Erhöhung des Kammerwasserabflusses – Parasympathomimetika, z. B. Pilocarpin 1–2%ige Augentropfen, 3–4× täglich
- Beseitigung des Grundleidens: z. B. Behandlung entzündlicher Prozesse im Auge.

Homöopathie
Homöopathika können zusätzlich zur augenärztlichen Behandlung eingesetzt werden. Sofortige Maßnahmen zur Senkung des Augeninnendrucks sind notwendig, um bleibende Sehschäden zu vermeiden. Außerdem sollten regelmäßig Messungen des Augeninnendrucks und Untersuchungen des Augeninnenraums vorgenommen werden.

Monopräparate, je nach Arzneimittelbild: **Belladonna** D4, D6, D30, **Atropinum sulf.** D6, D30, **Phosphor** D30, D200, Colocynthis D6, D30, Euphrasia D4, D6, Gelsemium D6, D30, Physostigma venosum D3, Secale D6, D30, Spigelia D6, D30.

15.7.5 Hornhautentzündung

Die entzündliche Reaktion der Hornhaut (**Keratitis**), meist ausgelöst durch Verletzungen oder Infektionen, zeigt klinisch eine deutliche Gefäßeinsprossung, die vom Rand (Limbus) der Hornhaut ausgeht. Gefäßeinsprossung, Zellinfiltration und Ödematisierung führen zu einer milchigen Eintrübung der Hornhaut, die im gesunden Zustand frei von Gefäßen und glasklar ist, um optimale Lichtdurchlässigkeit zu gewährleisten. Als weitere Symptome kann man Tränenfluss, Lichtscheue, Schmerzhaftigkeit und geschlossene Augenlider beobachten. Die Hornhautentzündung ist häufig mit einer Bindehautentzündung kombiniert.

Behandlungsstrategie

Beseitigung der Ursache, entzündungshemmende und chirurgische Maßnahmen, Stimulation der Hornhautregeneration.

Bei einer Keratitis sollte tierärztlich mittels Fluoreszein-Färbung abgeklärt werden, ob eine Hornhautverletzung oder ein Gewebedefekt vorliegt!

Allopathie

- Beseitigung der Ursache: Bei Virusinfektionen: Aciclovir, z. B. Zovirax Augensalbe und Paramunitätsinducer, z. B. Baypamune (Pfizer), Dosis pro Injektion: 1,0 ml/Hund, Katze, 2,0 ml/Pferd. Bei bakteriellen Infektionen: Antibiotische Augensalben/-tropfen, z. B. Kan-Ophtal (Albrecht), IsoptoMax (Vetoquinol/Chassot). Bei allergischen Prozessen und Immunopathien: Cortison- und antihistaminhaltige Augensalben/-tropfen, z. B. Dexa-Sine Augentropfen (Vetoquinol/Chassot) oder subkonjunktivale Injektionen von Corticosteroiden. Bei Pilzinfektionen: Antimykotische Augensalben, z. B. Amphotericin B 1 %, Natamycin (z. B. Pima Biciron N Augensalbe)
- Entzündungshemmende Maßnahmen: Augenspülungen mit physiologischer Kochsalzlösung oder milden desinfizierenden Lösungen. Bei ulzerativen Prozessen: Reinigen der Geschwürsregion und Touchieren/Betupfen der Geschwürsränder mit einer 5 %igen Jodlösung, lokale Applikation und subkonjunktivale Injektion eines Antibiotikums
- Chirurgische Maßnahmen: Bei schweren Hornhautdefekten kann der Heilungsprozess unterstützt werden durch chirurgische Maßnahmen: z. B. „Konjunktivaschürze" oder das Hochnähen der Nickhaut. Dadurch wird die Hornhaut abgedeckt und „ruhiggestellt". Auch das Abtragen erkrankter Hornhautschichten kann, je nach Indikation, den Heilungsvorgang unterstützen und beschleunigen

- Stimulation der Hornhautregeneretion: Vitamin A-haltige Augensalben, z. B. Regepithel (Vetoquinol/Chassot)
- Schutz des Auges vor Sonnenlicht, Zugluft und Staub.

Homöopathie
- Monopräparate, je nach Arzneimittelbild: **Mercurius sublimatus corrosivus** D6, **Kalium bichromicum** D6, Argentum nitricum D6, D12, D30, Aurum metallicum D6, D30, Belladonna D4, D6, D30, Conium D6, D30, Euphrasia D4, D6, Mercurius solubilis D6, D12, Silicea D6, D12, D30, D200, Symphytum D4
- Kombinationspräparate: **Cornea suis Injeel** (Heel), **Keratisal** (Biokanol), Euphrasia Injeel (Heel), Belladonna Homaccord (Heel), EuphraVet-Augentropfen (PlantaVet).

Phytotherapie
- Pflanzen: Augentrost, Calendula
- Lokale Anwendungen in Form von Augenspülungen und -kompressen mit Tee von Calendula und Augentrost oder Calendula- und Augentrosttinkturen (Lösungen 5 – 10 %ig) oder entsprechenden Augentropfen/-salben.

15.7.6 Luftsackerkrankungen

Luftsackentzündungen oder Luftsackvereiterungen (Luftsackempyem) beim Pferd sind meist fortgeleitete Entzündungen von Rachen, Nase oder fortgeleitete virale Infekte des Atmungstrakts. Auch eine Druse kann Luftsackvereiterungen zur Folge haben. Typische Symptome sind gestreckte Kopfhaltung, Fress- und Schluckbeschwerden und ein- oder beidseitiger Nasenausfluss, vor allem dann, wenn das Tier beim Weiden den Kopf nach unten nimmt. Der Ausfluss ist dünnflüssig, gelblich-weiß, schleimig-eitrig. Zu einer Eiteransammlung im Luftsack kommt es, wenn der Abfluss behindert ist, beispielsweise durch eine verklebte Eustachische Röhre.

Behandlungsstrategie
Entzündungshemmende Maßnahmen, Bekämpfung der Erreger, Behandlung des Grundleidens, Fütterung vom Boden.

Allopathie
- Entzündungshemmende Maßnahmen: Luftsackspülungen, mit Wasserstoffperoxid-Lösung (3 %) oder physiologischer Kochsalzlösung
- Bekämpfung der Erreger: Nach Bestimmung des Erregers (Laborabstrich), lokale Verabreichung von Antibiotika zur Bekämpfung bakterieller Infektionen. Bei Pilzinfektionen, tägliche Luftsackspülungen mit Jodophormlösung (500 ml), Inhalationen mit Natamycin (0,1 %ig)
- Behandlung des Grundleidens (soweit noch vorhanden): z. B. Atemwegsinfekte, Druse, etc. (siehe dort)

- Fütterung vom Boden: Fördert den Sekretabfluss
- Chirurgische Maßnahmen: Operatives Entfernen von stark eingedickten Sekreten oder Konkrementen.

Homöopathie

- Monopräparate, je nach Arzneimittelbild: **Pulsatilla** D4, D6, D30, **Hepar sulfuris** D6, D12, D30, **Mercurius sublimatus corrosivus** D6, D30, Belladonna D4, D6, D30, Bryonia D4, D6, D30, Hydrastis D6, D30, Kalium bichromicum D6, D12, D30, Luffa D6, Silicea D6, D12, D30
- Kombinationspräparate: **Euphorbium compositum** (Heel), **Staphylosal** (Biokanol), Vetokehl Not D5 (Mastavit), Mucosa compositum (Heel).

Phytotherapie

- Pflanzen: Echinacea, Calendula, Kamille
- Luftsackspülungen mit Lösungen (10–20 %) oben genannter Pflanzen
- Fertigpräparate: z. B. PhlogAsept (PlantaVet), Kamillosan (VIATRIS).

15.7.7 Mittelohrentzündung

Die Mittelohrentzündung (Otitis media) stellt sich in der Regel als eine Vereiterung der Paukenhöhle dar. Meist geht der Prozess von einer Entzündung des äußeren Gehörgangs aus, der über ein beschädigtes Trommelfell ins Mittelohr weitergeleitet wird. Beim Pferd muss man auch daran denken, dass eine Luftsackerkrankung die Entzündung über die Eustachische Röhre ins Mittelohr weiterleiten kann. Der Patient zeigt Symptome wie Kopfschiefhaltung, Juckreiz und Kopfschütteln, Hörstörungen, Fieber und ein gestörtes Allgemeinbefinden. Bei perforiertem Trommelfell kann es auch zu Ohrausfluss kommen. Wenn kein ausreichender Abfluss der Entzündungssekrete über den äußeren Gehörgang oder die Eustachische Röhre stattfindet, kann der Entzündungsprozess auch auf das Innenohr übergreifen.

Behandlungsstrategie

Bekämpfung der Erreger, chirurgische Maßnahmen, Beseitigung der Ursache.

Allopathie

- Bekämpfung der Erreger: Hohe Dosen von Breitbandantibiotika – sehr oft sind Staphylokokken und Streptokokken für die Infektion verantwortlich! (Vorsicht mit Antibiotika, die das Gehör schädigen können, z. B. Streptomycin, Neomycin, Chloramphenicol)
- Chirurgische Maßnahmen: Einschnitt in das Trommelfell (Parazentese), Spülung des Mittelohrs mit physiologischer Kochsalzlösung oder milden Desinfizienzien und anschließender antibiotischer Versorgung. Durchgängigmachen der Eustachischen Röhre – Durchblasen, Durchspülen

- Beseitigung der Ursache: z. B. Behandlung von Erkrankungen der Luftsäcke oder der äußeren Gehörgänge (siehe dort).

Homöopathie
- Monopräparate, je nach Arzneimittelbild: **Pulsatilla** D4, D6, D30, D200, **Hepar sulfuris** D6, D12, D30, D200, Belladonna D4, D6, D30, Kalium bichromicum D6, D12, Kalium chloratum D6, Mercurius dulcis D6, Silicea D6, D12, D30
- Kombinationspräparate: **Euphorbium compositum** (Heel), **Staphylosal** (Biokanol), Vetokehl Not D5 (Mastavit), Belladonna Homaccord (Heel), Auris interna (vitOrgan).

15.7.8 Mondblindheit, Periodische Augenentzündung

Die Mondblindheit gilt heute als Autoimmunerkrankung und ist charakterisiert durch eine Entzündung von Iris, Ziliarkörper und Aderhaut (Iritis-Zyklitis-Chorioiditis), verbunden mit einer Hornhaut- und Bindehautentzündung. Als typische Symptome findet man erhöhte Temperatur, Engstellung der Pupille, Lichtempfindlichkeit und Lichtscheue, Tränenfluss, Schmerzhaftigkeit des Auges, Trübung der Hornhaut und entzündliche Fibrinausschwitzungen in der vorderen Augenkammer. Es kann zu Verklebungen von Iris und Linse kommen, sowie zu Linsen- und Glaskörperveränderungen. Die Ursache der Erkrankung ist noch nicht völlig geklärt, jedoch spielen allergische Prozesse offensichtlich eine zentrale Rolle in der Krankheitsentstehung. Auch bakterielle Infekte, speziell Leptospiren, werden für das Krankheitsgeschehen mitverantwortlich gemacht. Diese Augenerkrankung der Pferde tritt anfallsweise auf und neigt zur Rückfälligkeit. Es können ein oder alle beide Augen davon betroffen sein. Jeder Rückfall schädigt das Auge mehr, bis hin zur Erblindung. Ein akuter Anfall dauert etwa ein bis zwei Wochen und klingt dann wieder ab. Männliche Tiere sind häufiger betroffen als weibliche, ebenso Jungtiere mehr als Ältere. Es gibt sogenannte Mondblindheitsdistrikte, was besagt, dass die Krankheit an bestimmte Orte und Regionen gebunden zu sein scheint.

Behandlungsstrategie
Weitstellung der Iris, entzündungshemmende Maßnahmen, allgemeine Maßnahmen

Allopathie
- Weitstellung der Iris: Mydriaka; z. B. Atropin (2 %ig), Augensalbe/-tropfen oder subkonjunktivale Injektionen
- Entzündungshemmende Maßnahmen: Corticosteroide, Triamcinolon, subkonjunktivale Injektion (10 mg) oder lokal als Augensalbe/-tropfen. Antiprostaglandine, Flunixin (z. B. Finadyne/Essex) 1,1 mg/kg i.v.
- Allgemeine Maßnahmen: Bei Fieber: Antibiotikainjektionen, z. B. Penicillin-Streptomycin. Gefäßstabilisierende Maßnahmen: Infusion von Calciumgluconat-Lösungen, täglich 100–200 ml. Aderlass, circa 2 l. Futterreduktion und Futterwechsel

zur Umstimmung des Darmmilieus. Schutz der Augen vor grellem Sonnenlicht, Zugluft und Staub. Stallhaltung, abgedunkelte Box, Augenklappen. Vorbeugende Bekämpfung von Ratten und Mäusen, als mögliche Überträger von Leptospiren. Ortswechsel, da die Erkrankung ortsgebunden vorkommen soll. Im anfallsfreien Stadium – unspezifische Reiztherapie mit Eigenblut.

Homöopathie
- Monopräparate, je nach Arzneimittelbild: **Aconit** D6, D30, **Belladonna** D4, D6, D30, Conium D6, D30, Euphrasia D4, D6, Kalium bichromicum D6, D30, D200, Mercurius sublimatus corrosivus D6, Prunus spinosa D6, Silicea D6, D12, D30, D200
- Kombinationspräparate: **Keratisal** (Biokanol), **Belladonna Homaccord** (Heel), Vetokehl Not D5 (Mastavit), Vetokehl Muc D5 Augentropfen (Mastavit), Lymphaden (Hevert), Oculus totalis suis Injeel (Heel), Apis comp. PLV (PlantaVet).

Phytotherapie
- Pflanzen: Augentrost, Calendula, Hypericum, Centaurea cyanus (Kornblume)
- Augentropfen und Augenkompressen mit 5–10 %igen Lösungen von Tinkturen der oben genannten Pflanzen.

15.7.9 Ohrhämatom

Unter Ohrhämatom (**Othämatom**) versteht man einen Bluterguss im Bereich der Ohrmuschel (Blutohr). Aufgrund von Gefäßzerreißungen kommt es zu Einblutungen zwischen Haut und Ohrknorpel. Meist sind Verletzungen dafür verantwortlich, die verursacht werden durch häufiges Kopfschütteln bei juckenden Ohrentzündungen, durch Anschlagen des Ohres an einen harten Gegenstand, durch Scheuern und bei Kämpfen. Othämatome findet man bei allen Tierarten, besonders betroffen sind jedoch Hund, Katze und Schwein. Nach Abheilen des Blutergusses bleibt oft eine Deformation der Ohrmuschel zurück.

Behandlungsstrategie
Verhinderung von Nachblutungen, chirurgische Maßnahmen, Beseitigung der Ursachen, Unterstützung der Resorption des Blutergusses.

Allopathie
- Verhinderung von Nachblutungen: „Ruhigstellen" des Ohres, z. B. mit einem Halskragen, kühlende äußerliche Anwendungen z. B. Eispackungen, Abwarten bis sich die Blutmasse im Ohr organisiert hat.
- Chirurgische Maßnahmen: Operative Entfernung der Blutmassen, Reinigung der Wundhöhle, Anbringen eines Druckverbandes, um ein erneutes Nachbluten zu verhindern, antibiotische Versorgung
- Beseitigung der Ursachen: z. B. Behandlung von Ohrentzündungen (siehe dort).

Homöopathie

- Monopräparate, je nach Arzneimittelbild: **Arnica** D6, D30, Hamamelis D4, D6, Millefolium D4, D6, Bellis D6, D30
- Kombinationspräparate: **Traumeel** (Heel), **Traumisal** (Biokanol), **Sangostyptal** (Biokanol), Cinnamomum Homaccord (Heel), Infitraumex (Infirmarius Rovit), Hewetraumen (Hevert), Arnica e planta tota PLV D5 (Plantavet), Arnica S-logoplex (Ziegler).

Phytotherapie

- Pflanzen: Calendula, Arnica, Hypericum
- Äußerliche Anwendung von Salben oder Lösungen (10–20 %) oben genannter Pflanzen.

16 Hormonsystem

16.1 Grundbegriffe und Bedeutung des Hormonsystems

Das Hormonsystem wird auch endokrines System genannt. Es umfaßt die **innersekretorischen (endokrinen) Drüsen**, die ihr Sekret direkt in die Blutbahn abgeben. Im Gegensatz dazu stehen die exokrinen Drüsen, die ihr Sekret mittels Ausführungsgängen an eine äußere oder innere Körperoberfläche abgeben (z. B. Speicheldrüsen, Schweißdrüsen, Bauchspeicheldrüse). Das Sekret der endokrinen Drüsen sind die Hormone. **Hormone** sind **Botenstoffe** und Informationsträger, die über das Blut Signale auf chemischem Weg übertragen. Sie sind bereits in kleinsten Mengen hoch wirksam. Hormone koordinieren Zellfunktionen, regulieren und kontrollieren Stoffwechselprozesse, Organfunktionen, Wachstumvorgänge und psychisches Befinden. Sie stimmen lebenswichtige Vorgänge im Organismus aufeinander ab. Für ihre Wirkung an bestimmten Zielorganen bedarf es spezieller Rezeptoren, an die sie ankoppeln müssen (Schlüssel-Schloß-Prinzip). Das Hormonsystem ist neben dem Nervensystem das zweite wichtige Regulationssystem des Körpers. Beide Systeme beeinflussen sich gegenseitig und sind eng miteinander verbunden. Impulse des vegetativen Nervensystems regen die Produktion von Hormonen an, umgekehrt beeinflussen Hormone die Reaktionslage des vegetativen Nervensystems. Organfunktionen, vegetative Lebensvorgänge und alle damit zusammenhängenden Stoffwechselprozesse werden über diese Regelsysteme koordiniert. Einzelne Hormondrüsen sind in verschiedenen Lebensabschnitten unterschiedlich aktiv. Einige unterliegen einer Periodizität und bestimmten Rhythmen. So ist die Thymusdrüse vorwiegend in der Wachstumsphase aktiv, während die Keimdrüsen – Eierstock und Hoden – erst in der Pubertät voll aktiv werden. Ziel dieser Regelsysteme ist es, die Balance des inneren Milieus (Homöostase) aufrechtzuerhalten. Temperatur, pH-Wert, Elektrolytkonzentrationen und osmotischer Druck sind nur einige dieser konstant zu haltenden Parameter. Die Hormone werden ihrer chemischen Natur nach eingeteilt in Peptidhormone, Steroidhormone, Hormone mit tyrosinähnlicher Struktur und Hormone, die von ungesättigten Fettsäuren abstammen (Prostaglandine). Neurohormone sind Hormone, die von Nervenzellen produziert und abgegeben werden – zum Beispiel: Acetylcholin, Adrenalin, Noradrenalin, Adiuretin und Oxytocin.

16.2 Übersicht über wichtige Hormondrüsen

Hypothalamus – Hypophyse – Epiphyse – Schilddrüse – Nebenschilddrüse – Thymus – Nebennieren – Pankreas (Langerhansscher Inselapparat) – Eierstöcke – Hoden.

16.3 Hypothalamus-Hypophysen-System

Der **Hypothalamus** ist Teil des Zwischenhirns. Er produziert die **Releasing-Hormone** (Freisetzungshormone), die **Inhibiting-Hormone** (Hemmhormone), sowie **Oxytocin** und **Adiuretin**. Releasing-Hormone des Hypothalamus regulieren Produktion und Ausschüttung der Hypophysenvorderlappenhormone, die Inhibiting-Hormone hemmen die Hormonauschüttung. Oxytocin und Adiuretin, von Nervenzellen des Hypothalamus produziert, werden direkt über Nervenfasern zum Hinterlappen der Hypophyse transportiert und dort gespeichert. Hypophyse und Hypothalamus sind also als funktionelle Einheit zu betrachten. Der Hypothalamus ist das übergeordnete Regelorgan im gesamten Hormonsystem. Über die Releasing- und Inhibiting-Hormone steuert er die Hypophyse und damit viele hormonelle Vorgänge.

16.3.1 Hormone des Hypothalamus

- TRH (Thyreotropin-Releasing-Hormon) – stimuliert die TSH-Freisetzung im HVL.
- SRH (Somatotropin-Releasing-Hormon) – stimuliert die STH-Freisetzung im HVL.
- SIH (Somatotropin-Inhibition-Hormon) – hemmt die STH-Freisetzung im HVL.
- GnRH (Gonadotropin-Releasing-Hormon) – stimuliert die LH und FSH-Freisetzung im HVL.
- CRH (Corticotropin-Releasing-Hormon) – stimuliert die ACTH-Freisetzung im HVL.
- PRH (Prolaktin-Releasing-Hormon) – stimuliert die Prolaktin-Freisetzung im HVL.
- PIH (Prolaktin-Inhibition-Hormon) – hemmt die Prolaktin-Freisetzung im HVL.
- MRH (Melanotropin-Releasing-Hormon) – stimuliert die MSH-Freisetzung im HVL/HML.
- MIH (Melanotropin-Inhibition-Hormon) – hemmt die MSH-Freisetzung im HVL/HML.
- ADH – Antidiuretisches Hormon, hemmt die Wasserausscheidung in der Niere.
- Oxytocin – Wirkt auf die glatte Muskulatur der Gebärmutter und der Milchdrüse, es stimuliert die Milchejektion („Einschießen" der Milch) und löst Kontraktionen an der sensibilisierten Gebärmutter aus, zum Beispiel während der Geburtsphase (Wehen).

16.3.2 Hypophyse

Die Hypophyse ist ein rundliches, ovales Gebilde, das unterhalb der Hirnbasis liegt. Sie wird auch als Hirnanhangsdrüse bezeichnet – quasi ein Anhängsel am Hypothalamus, mit dem sie über einen Stiel verbunden ist. Man unterteilt die Drüse in einen **Hypophysenvorderlappen/HVL (Adenohypophyse)** und einen **Hypophysenhinterlappen/HHL (Neurohypophyse)**. Manche Autoren bezeichnen den hinteren Abschnitt des HVL als Hypophysenmittellappen (HML), der das MSH produziert. Er besteht aber ebenfalls wie der Vorderlappen aus echtem Drüsengewebe. Der HHL hingegen besteht aus Nervengewebe, daher auch der Name Neurohypophyse. Die Hypophyse steht mit dem Hypothalamus anatomisch direkt in Kontakt über den Hypophysenstiel und hat funktionell eine sehr enge Beziehung zum Zwischenhirn. Die Hypophyse hat eine Schlüsselstellung unter den Hormondrüsen, da sie deren Funktion mit ihren Hormonen beherrscht. Sie kann ihre Aufgabe jedoch nur in Zusammenarbeit mit dem Hypothalamus erfüllen, der seinerseits die Hypophyse steuert.

16.3.3 Hormone des Hypophysenvorderlappens

- FSH – Follikelstimulierendes Hormon, stimuliert die Reifung der Follikel im Eierstock, stimuliert Spermienbildung und Hodenwachstum.
- LH – Luteinisierendes Hormon, essenziell für den Eisprung und die Gelbkörperbildung, regt Wachstum und Sekretion der Leydigschen Zwischenzellen in den Hoden an.
- STH – Somatotropes Hormon/Wachstumshormon, steuert das Körperwachstum.
- TSH – Thyreotropes Hormon, stimuliert die Schilddrüsentätigkeit.
- ACTH – Adrenocorticotropes Hormon, stimuliert die Nebennierenrinde zur Produktion und Freisetzung von Corticoid-Hormonen.
- MSH – Melanozyten-stimulierendes Hormon, stimuliert die Melaninproduktion in den Pigmentzellen.
- Prolaktin – Fördert das Wachstum der Milchdrüsen und die Milchproduktion.

16.3.4 Hormone des Hypophysenhinterlappens

- Adiuretin – ADH, antidiuretisches Hormon, Vasopressin, wird im Hypothalamus produziert und im HHL gespeichert, hemmt die Harnausscheidung, harnkonzentrierend, reguliert und steuert den Wasser- und Elektrolythaushalt, blutdrucksteigernd.
- Oxytocin – wird im Hypothalamus produziert und im HHL gespeichert, löst bei der Geburt die Wehen aus.
- Gonadotropine – darunter fasst man die Hormone FSH, LH und Prolaktin zusammen, diese Hormone stimulieren und steuern die weiblichen und männlichen Geschlechtsdrüsen.

16.4 Epiphyse

Die Epiphyse, auch Zirbeldrüse genannt, ist ein Teil des Zwischenhirns. Sie zählt zu den endokrinen Drüsen. Ihr Produkt ist das Hormon **Melatonin**, ein Gegenspieler zum MSH (Melanozyten-stimulierendes Hormon). Die Bedeutung und Funktion der Epiphyse ist noch nicht restlos geklärt, jedoch wird ihr eine zentrale Stellung bei der Regulation von körpereigenen Zyklen, die einem zirkadianen oder saisonalen Rhythmus unterliegen, zugesprochen. Als „biologische Uhr" oder Zeitgeber koordiniert die Zirbeldrüse, je nach Lichtintensität, offensichtlich derartige Organfunktionen und endokrine Vorgänge. Licht als regulierender Faktor, der über die Netzhaut zum Gehirn und weiter zur Epiphyse gelangt, spielt hierbei offenbar die entscheidende Rolle. Die Epiphyse hat einen Einfluss auf die Entwicklung der Geschlechtsdrüsen und steuert mit der Hypophyse und den Keimdrüsen die sexuellen Funktionen und Aktivitäten.

16.5 Schilddrüse

Die Schilddrüse (**Thyreoidea**), ein schildförmiges Organ, liegt etwas unterhalb des Kehlkopfes direkt der Luftröhre auf. Aus Jod und der Aminosäure Tyrosin bildet sie die beiden Hormone **Thyroxin** (Tetrajodthyronin, T4) und **Trijodthyronin** (T3). T3 ist etwa fünfmal so wirksam wie T4. Das Gewebe der Schilddrüse formt bläschenartige Zellen, so genannte Drüsenfollikel, in denen die Schilddrüsenhormone gespeichert werden. Produktion und Ausschüttung der Hormone werden durch einen Feedback-Mechanismus (Regelkreis) reguliert. Der Hypothalamus mit TRH (Thyreotropin-Releasing-Hormon) und die Hypophyse mit TSH (Thyreoidea-stimulierendes Hormon) stimulieren Synthese und Freisetzung der Schilddrüsenhormone. Die Blutspiegel von T3 und T4 auf der anderen Seite hemmen die Freisetzung von TRH und TSH (negative Rückkoppelung) und runden so den Regelkreis ab. Die Hormone der Schilddrüse steuern und regulieren komplexe Stoffwechselvorgänge in den Organen und Zellen. Grundumsatz, Wärmeregulation, Wachstum und Entwicklung von Organen und Geweben, Kohlenhydrat-, Eiweiß- und Fettstoffwechsel, Wasser- und Salzhaushalt werden wesentlich von der Schilddrüse beeinflusst. Es besteht eine enge Beziehung zum Sauerstoff- und Energiehaushalt der Gewebe. Eine Unterfunktion der Schilddrüse führt zur Verlangsamung von Stoffwechsel und geistigen Funktionen, zu Fettsucht und Trägheit. Eine Überfunktion hingegen hat Nervosität, gesteigerten Grundumsatz, Abmagerung und Herzrhythmusstörungen zur Folge. Eine Vergrößerung der Schilddrüse nennt man Kropf oder Struma. Neben den typischen Follikelzellen findet man die sogenannten **C-Zellen**, hellere Zellen, die das Hormon **Calcitonin** bilden. Calcitonin senkt den Calcium- und Phosphorspiegel im Blut und fördert gleichzeitig den Einbau von Calcium in den Knochen. Der Schwerpunkt der Hormonwirkung liegt in der Entwicklung des Skeletts. Mit seinem Gegenspieler, dem Parathormon, reguliert es den Calciumhaushalt des Körpers.

16.6 Nebenschilddrüse

Die Nebenschilddrüse (Parathyreoidea), auch **Epithelkörperchen** genannt, ist ein kleines, linsengroßes Organ. Auf beiden Seiten des Körpers sind normalerweise je zwei derartige Epithelkörperchen ausgebildet. Eines liegt im Schilddrüsengewebe verborgen, das andere ist neben der Schilddrüse lokalisiert. Das Produkt der Nebenschilddrüse, das **Parathormon,** reguliert den Calcium- und Phosphorspiegel des Blutes. Die Ausscheidung von Phosphor über die Niere wird gefördert, während Calcium vermehrt aus dem Knochen mobilisiert wird. Gleichzeitig werden die Calciumresorption im Dünndarm und die Rückresorption in der Niere gesteigert. Zusammen mit dem Calcitonin der Schilddrüse reguliert das Parathormon die Konstanz der Blutwerte von Calcium und Phosphor.

16.7 Bauchspeicheldrüse

Die Bauchspeicheldrüse **(Pankreas)** hat neben dem exokrinen Anteil, der die Verdauungsenzyme produziert und in den Dünndarm abgibt, auch einen kleinen endokrinen Teil. Dieser hormonbildende Teil ist der sogenannte **Langerhanssche Inselapparat**. In diesen Inseln findet man zwei verschiedene Zelltypen, die **A-Zellen** und die **B-Zellen**. Die A-Zellen bilden das Hormon Glucagon, die B-Zellen das Insulin. Beide Hormone regulieren den Zuckerhaushalt und sorgen für einen ausgeglichenen Blutzuckerspiegel. **Insulin** senkt den Blutzuckerspiegel. Es fördert die Aufnahme von Glucose in die Zellen, stimuliert die Bildung von Glycogen (Speicherform der Glucose) in der Leber und beeinflußt in diesem Sinne Fett- und Eiweißstoffwechsel. Das **Glucagon** der A-Zellen ist der Gegenspieler des Insulins. Es steigert den Blutzuckerspiegel. Glycogen der Leber wird abgebaut, Fett und Eiweiß werden verstoffwechselt und dadurch wird Glucose für den Körper bereitgestellt.

16.8 Thymus

Die Thymusdrüse (Bries) liegt im Brustkorb, im Mittelfellspalt, zwischen Herz und Brustbein. Die Drüse ist vorwiegend in der Wachstumsphase aktiv, nach der Geschlechtsreife bildet sie sich zurück. Der Thymus zählt zu den lymphatischen Organen und spielt eine besondere Rolle für die Entwicklung und Differenzierung der Immunzellen (T-Lymphozyten), außerdem werden Körperwachstum und Knochenstoffwechsel beeinflusst. Sein Hormon Thymosin ist an diesen Aktivitäten wesentlich beteiligt.

16.9 Nebenniere

Die Nebenniere (Glandula suprarenalis) ist ein paarig ausgebildetes, annähernd dreieckiges Organ. Es ist anatomisch eng mit der Niere verbunden und liegt vor der Niere und außerhalb des Bauchraums, zwischen Bauchfell und Bauchwand. Man unterscheidet die **Nebennierenrinde** (NNR) von dem **Nebennierenmark** (NNM). Rinde und Mark haben embryologisch verschiedene Ursprünge. Die Rinde stammt vom mittleren Keimblatt, während das Mark vom Nervengewebe (äußeres Keimblatt) stammt.

16.9.1 Nebennierenrinde

Die hellere Nebennierenrinde (NNR) erscheint im Querschnitt radiär gestreift. Sie ist absolut lebensnotwendig und ihr Ausfall bedeutet den Tod. Die von der NNR gebildeten Hormone sind Steroidhormone, die **Corticosteroide** genannt werden. Ihrer Wirkung nach teilt man die Hormone ein in Mineralocorticoide, Glucocorticoide und androgene Corticoide. Die beiden wichtigsten Vertreter der **Glucocorticoide** sind **Cortisol** und **Corticosteron**. Sie steuern vor allem den Kohlenhydratstoffwechsel. Sie sind wichtig für die Aufrechterhaltung des normalen Grundumsatzes, für die Konstanterhaltung der Körpertemperatur und unterstützen bei Stressbelastung die Anpassungs- und Adaptationsvorgänge des Körpers. Sie haben eine antiallergische Wirkung, einen antientzündlichen Effekt und unterdrücken körpereigene Abwehrvorgänge (Immunsuppression). Produktion und Freisetzung der Hormone werden von Hypothalamus (Releasing-Hormon) und Hypophyse (ACTH) gesteuert. Die **Mineralocorticoide** steuern vor allem den Mineralstoff- und Wasserhaushalt. Das wichtigste Hormon dieser Gruppe ist das **Aldosteron**. Parameter, welche die Aldosteronausschüttung beeinflussen, sind vor allem das extrazelluläre Flüssigkeitsvolumen des Körpers und die Kaliumkonzentration des Blutes. Über das Renin-Angiotensin-System wird Aldosteron aktiviert (siehe unter Kap. 16.11 Gewebshormon). Unter den **androgenen Corticoiden** spielt das **Testosteron** die wichtigste Rolle. Es wird in geringem Umfang in der NNR produziert.

16.9.2 Nebennierenmark

Das Nebennierenmark (NNM) bildet die beiden Hormone **Adrenalin** und **Noradrenalin**. Adrenalin hat einen starken Effekt auf den Kohlenhydratstoffwechsel und das Kreislaufsystem. Adrenalin ist in vieler Hinsicht ein Gegenspieler zum Insulin. Es mobilisiert Glucose und stellt es dem Körper zur Verfügung. Der Blutzucker wird erhöht, Glucosebildung aus Leberglykogen stimuliert. Es gilt als Notfall- und Bereitschaftshormon und wird bei Angst, Aggression und Verteidigungssituationen freigesetzt. Die Impulse dafür werden über den Sympathikus (vegetatives Nervensystem) gesetzt. Adrenalin versetzt den Körper in einen Zustand gesteigerter Energiebereitschaft für eine erfolgreiche Flucht oder einen ernsthaften Kampf. Adrenalin wirkt blutdrucksteigernd, es beschleunigt den Herzschlag, die Pupille wird weit gestellt, die Skelettmuskulatur wird besser durchblutet, die Bronchien werden weitgestellt. Noradrenalin wirkt hauptsächlich blutdruckregulierend und spielt eine Rolle als Überträgersubstanz (Neurotransmitter) im vegetativen Nervensystem (Sympathikus). NNM-Hormone wirken gemeinsam mit Glucocorticoiden und dem Schilddrüsenhormon bei Anpassungs- und Adaptationsvorgängen.

16.10 Keimdrüsen

Die Keimdrüsen (Gonaden) haben neben ihrer Funktion, männliche Keimzellen (Spermien), beziehungsweise weibliche Keimzellen (Eizellen) zu produzieren, auch die Aufgabe, geschlechtsspezifische Hormone (Sexualhormone) zu bilden. Die Sexualhormone sind ihrer chemischen Natur nach Steroidhormone. Sie dienen der Ausbildung und Reifung der Geschlechtsmerkmale und der Fortpflanzung.

16.10.1 Hoden

Die männlichen Keimdrüsen (Hoden = Testis) produzieren die männlichen Geschlechtshormone, auch **Androgene** genannt. Das wichtigste Androgen ist das **Testosteron**. Es wird in den Leydigschen Zwischenzellen des Hodens gebildet. Auch die Nebennierenrinde produziert geringe Mengen Androgen. Testosteron ist wichtig für die Entwicklung der männlichen Geschlechtsorgane, die Förderung der Spermienbildung, die Ausbildung der sekundären Geschlechtsmerkmale, das spezifische Sexualverhalten und für die Libido (Sexualtrieb). Es hat einen anabolen Effekt, es fördert den Eiweißansatz und fördert den Schluss der Epiphysenfuge gegen Ende der Wachstumsphase. Es ist also für die Entwicklung des männlichen Individuums von entscheidender Bedeutung. Die Steuerung der Hormonproduktion erfolgt über den Hypothalamus (Releasing-Hormon) und die Hypophyse (LH/ICSH).

16.10.2 Eierstock

In den Eierstöcken (Ovarien) werden zyklusabhängig die weiblichen Geschlechtshormone Estrogen und Progesteron produziert.

Estrogen ist ein Steroidhormon und wird vor allem in den Tertiär- und den Graafschen Follikeln gebildet. Auch Nebennierenrinde, Hoden und Plazenta (Eihäute) bilden Estrogene. Estrogen ist wesentlich für das Wachstum der Fortpflanzungsorgane und die Ausbildung der sekundären Geschlechtsmerkmale beim weiblichen Tier. Es steuert Wachstum und Funktionsfähigkeit der Milchdrüse, reguliert weibliches Sexualverhalten und die Libido. Geschlechtsreife, Zyklusaktivitäten, Trächtigkeit, Geburt und Laktation werden maßgeblich beeinflusst. Alle Vorgänge des Fortpflanzungsgeschehens werden von Estrogenen und Progesteron gesteuert. Estrogen beeinflusst auch sehr stark allgemeine Stoffwechselvorgänge. Die Eiweißsynthese wird stimuliert, Natrium und Wasser werden im Körper vermehrt zurückgehalten, Durchblutung und Gefäßdurchlässigkeit werden erhöht und Calcium wird vermehrt in den Knochen eingelagert.

Das zweite weibliche Geschlechtshormon ist das **Progesteron**. Es ist ebenfalls ein Steroidhormon und gehört zur Gruppe der Gestagene (Hormone mit progesteronähnlicher Wirkung). Das Progesteron wird auch Gelbkörperhormon genannt. Produktionsort ist vor allem der Gelbkörper (Corpus luteum), aber auch die Plazenta und die Nebennierenrinde können Progesteron bilden. Man nennt es auch Schwangerschaftsschutzhormon, da es seine volle Bedeutung erst während der Trächtigkeit erlangt. Progesteron aktiviert die Sekretion der Drüsen der Gebärmutterschleimhaut und schafft so die Voraussetzung für die Einnistung (Nidation) der befruchteten Eizelle und die Ernährung des Embryos. Die Gebärmuttermuskulatur wird durch Progesteron ruhiggestellt, die Cervix enggestellt und zäher Schleim gebildet, der den Cervixkanal dicht verschließt. Auch für das Wachstum der Milchdrüse ist Progesteron notwendig. Verschiedene allgemeine Stoffwechselvorgänge werden beeinflusst, jedoch häufig entgegengesetzt der Estrogenwirkung.

16.11 Gewebshormone

Als Gewebshormone bezeichnet man Stoffe, die nicht in Hormondrüsen gebildet werden, sondern in spezialisierten Zellen in den unterschiedlichsten Körpergeweben. Meistens entfalten sie ihre Wirkung in unmittelbarer Nähe ihrer Produktion. **Histamin** wird beispielsweise in Gewebsmastzellen und basophilen Granulozyten gebildet und bewirkt eine Weitstellung der Kapillaren, eine Permeabilitätssteigerung der Gefäßwände und spielt eine wichtige Rolle bei allen Entzündungsvorgängen und allergischen Reaktionen. **Serotonin** ist ebenfalls ein Gewebshormon. Es wird im Gehirn, Darm und in den Thrombozyten gebildet. Es hilft bei der Blutgerinnung, fungiert als Überträgersubstanz (Neurotransmitter) im ZNS und erhöht die Peristaltik des Magen-Darm-Traktes. **Prostaglandine** kommen in allen Geweben vor. Sie sind bei Entzündungsvorgängen und bei der Blutgerinnung beteiligt und beeinflussen unter anderem auch den Eierstockzyklus (Gelbkörperrückbildung = Luteolyse). **Acetylcholin** ist eine der Überträgersubstanzen im Nervensystem. Das Enzym **Renin** wird in der Niere (juxtaglomeruläre Zellen) produziert und bei zu geringen Natriumkonzentrationen im Blut, bei Blutdruckabfall oder verminderter Nierendurchblutung oder bei Flüssigkeitsmangel freigesetzt. Renin aktiviert seinerseits über Angiotensinogen und Angiotensin das Aldosteron. Angiotensin steigert den Blutdruck, Aldosteron erhöht die Natriumrückresorption in der Niere und gleichzeitig die Kaliumausscheidung. Das Wasser folgt dem Natrium, was seinerseits zum Blutdruckanstieg führt.

16.12 Ausgewählte Krankheitsbilder mit Therapievorschlägen

16.12.1 Cushing-Syndrom

Beim Cushing-Syndrom kommt es zu einer vermehrten Bildung von Glucocorticoidhormonen in den Nebennieren, was die Zuckerneubildung stimuliert und gleichzeitig die Eiweißsynthese hemmt. Die Ursache dafür können tumoröse Veränderungen in Hypothalamus, Hypophyse oder Nebennierenrinde sein, die zu einer gesteigerten Hormonproduktion führen. Auch lange, hochdosierte Cortisonbehandlungen können das Krankheitsbild auslösen. Ein gesteigerter Appetit und ungezügelter Fresstrieb führen rasch zu Gewichtszunahme und Fettleibigkeit. Der Tonus der Skelettmuskulatur nimmt ab, es kommt zu Muskelschwund und Muskelschwäche, die Bauchdecke wird schlaff. Beim weiblichen Tier kann es zu Zyklusstörungen und Brunstlosigkeit kommen, beim männlichen Tier stehen Hodenrückbildung und verminderter Sexualtrieb im Vordergrund. Typisch sind auch Hautveränderungen mit „mottenfraßartigem" Haarausfall und starker Schuppenbildung, die vor allem am Rumpf ausgeprägt auftreten kann, und die Entwicklung einer Osteoporose. Vermehrter Durst und Harnabsatz können beobachtet werden. Die Krankheit tritt hauptsächlich bei Hunden im mittleren und höheren Lebensalter auf, diskutiert werden eine Geschlechts- und Rassedisposition, da weibliche Tiere vermehrt erkranken und Zwergpudel, Dackel und Boxer häufiger betroffen sein sollen.

Behandlungsstrategie
Beseitigung der Ursache, Regulation des Hormonhaushalts.

Allopathie
Beseitigung der Ursache: Operative Entfernung der übermäßig hormonproduzierenden Drüsengewebe. Zytostatika: Mitotane, z. B. Lysodren, Hund 50 mg/kg p.o. – 1× täglich für 3–5 Tage, danach Dosierung, je nach Erfolg (ACTH-Test) 50 mg/kg p.o. – 1×/Woche oder 1×/jede 2.Woche (Dosierungsschema nach W. Kraft, siehe auch Fachliteratur).

Homöopathie
- Monopräparate, je nach Arzneimittelbild: **Cortison** D6, D12, D30, D200, **Glandulae suprarenales** D6, D12, D30, D200, (z. B. Fa. Staufen Pharma)
- Kombinationspräparate: **Glandula suprarenalis suis Injeel** (Heel), Cortison Injeel (Heel), Hypophysis suis Injeel (Heel), Suprarenales comp. PLV (PlantaVet).

16.12.2 Hypersexualität

Der übermäßige Geschlechtstrieb männlicher Tiere ist vor allem beim Rüden und Kater zu beobachten. Die Tiere streunen herum, sind leicht erregbar, aggressiv und setzen überall ihre Duftnoten (Markieren). Abnormes „Aufreiten"- Bespringen anderer Hunde oder Aufspringen auf Personen und Gegenstände – ist typisch.

Behandlungsstrategie
Regulation des Sexualhormonhaushalts, Kastration.

Allopathie
- Regulation des Hormonhaushalts: Delmadinonacetat, z. B. Tardastrex (Pfizer), Hund 1,0–2,0 mg/kg i.m./s.c.
- Chirurgische Maßnahmen: Kastration.

Homöopathie
- Monopräparate, je nach Arzneimittelbild: **Platinum** D30, D200, **Origanum** D6, Agnus castus D6, Cantharis D6, D30, Hyoscyamus D6, D30, Naja tripudans D30, D200, Ustilago D6, D12
- Kombinationspräparate: Platinum metallicum Injeel (Heel).

16.12.3 Nymphomanie

Die Nymphomanie ist eine Störung des Sexualhormonhaushalts beim weiblichen Tier. Die Ursache liegt in einem Entgleisen des Estrogenhaushalts, an dem Hypothalamus-Hypophyse und Eierstöcke beteiligt sind. Zysten am Ovar spielen dabei oft eine zentrale Rolle. Familiäre Veranlagungen, Verabreichung von estrogenen Substanzen, Haltungs- und Fütterungsfehler können als Auslöser für dieses Krankheitsgeschehen in Frage kommen. Das klinische Bild reicht von unregelmäßigen Brunstintervallen bis hin zur Dauerbrunst mit starken Brunsterscheinungen. Typische Verhaltensänderungen sind Unruhe, Aggressivität, Widerspenstigkeit, Reizbarkeit und Übernervosität. Ein übersteigerter Geschlechtstrieb und sexuelle Übererregbarkeit sind häufig zu beobachten.

Behandlungsstrategie
Regulation des Sexualhormonhaushalts, Kastration, Beseitigung von Haltungs- und Fütterungsfehlern.

Allopathie
- Regulation des Hormonhaushalts: Progesteron, Rind 0,5–0,7 mg/kg i.m., Choriogonadotropin (HCG), Pferd 1500–5000 I.E./Tier i.v., Rind 3000 I.E./Tier i.v., Schaf/Ziege 1000 I.E./Tier i.m., Hund/Katze 100–500 I.E. i.m. (z. B. Ovogest/Intervet), Releasing-Hormone, z. B. Fertagyl (Janssen), Rind, 5,0 ml i.m.
- Chirurgische Maßnahmen: Operative Entfernung der Eierstöcke (Hund, Katze, Pferd)
- Beseitigung von Haltungs- und Fütterungsmängel: Zufütterung von Mineralstoffen, Betacarotin und Vitaminen, z. B. Fruba (Schätte). Injektionen von Vitamin A und E.

Homöopathie
- Monopräparate, je nach Arzneimittelbild: **Platinum** D30, D200, **Murex purpurea** D6, D30, Agnus castus D6, Apis D6, D30, Aurum D6, D30, Bufo D6, D30, Cantharis D6, D30, Colocynthis D6, Lilium tigrinum D6, D30, Pulsatilla D4, D6, D30, D200
- Kombinationspräparate: **Nymphosal S** (Biokanol), **Hormeel** (Heel), **Bryophyllum compositum** (PlantaVet), Platinum metallicum Injeel (Heel), Ovaria/Hypophysis comp. A PLV (PlantaVet), Oestrovetsan N (DHU).

16.12.4 Prostatavergrößerung

Die nicht entzündliche Vergrößerung der Prostatadrüse (Prostatahypertrophie) findet man sehr häufig beim älteren unkastrierten Hund, andere Haustiere sind davon weniger betroffen. Die bis zu faustgroßen Vergrößerungen der Drüse sind schmerzlos und von derber Konsistenz. Vermutlich kommt es durch Regulationsstörungen im Hormonhaushalt zu einem veränderten Estrogen-Androgen-Verhältnis mit einer verstärkten Androgenproduktion, die zu den Wucherungen der Drüse führt. Als Folge davon treten Kotabsatzbeschwerden, Verstopfung, beständiger Stuhldrang und Perinealhernien („Bruch" im Bereich des Damms) auf. Im weiteren Verlauf kann es zu Störungen im Allgemeinbefinden, Gewichtsabnahme und Nachhandschwäche kommen.

Behandlungsstrategie
Regulation des Hormonhaushalts, Kastration, Anpassung der Fütterung.

Allopathie
- Regulation des Hormonhaushalts: Gestagene, z. B. Delmadinonacetat, Hund 1,0– 2,0 mg/kg i.m./s.c. (z. B. Tardastrex/Pfizer).
- Chirurgische Maßnahmen: Kastration
- Anpassung der Fütterung: Ballaststoffreiche Fütterung, Weizenkleie, Getreideflocken, Vollkornbrot. Bei allen Ballast- und Volumenstoffen ist auf eine reichliche Flüssigkeitszufuhr zu achten. Keine Verfütterung von Knochen
- Viel Bewegung zur Anregung der Darmmotorik.

Homöopathie
- Monopräparate, je nach Arzneimittelbild: **Pulsatilla** D30, Chimaphila umbellata D1, D2, Pareira brava D4, D6, Populus tremuloides D1, D2, Sabal serrulatum D3, Solidago D6
- Kombinationspräparate: Populus compositum (Heel), Sabal Homaccord (Heel).

Phytotherapie
- Pflanzen: Kürbissamen, Brennesselwurzel, Sägepalmenfrüchte
- Fertigpräparate: Prostamed (Dr. Klein), Cefasabal (Cefak).

16.12.5 Schilddrüsenüberfunktion

Die Schilddrüsenüberfunktion (Hyperthyreose) ist gekennzeichnet durch eine gesteigerte Produktion und Ausschüttung von Schilddrüsenhormon. Dieses Krankheitsbild kommt bei unseren Haustieren selten vor. Ursächlich kommen hormonell aktive Tumoren, ein gestörter Funktionskreis von Schilddrüse und Hypophyse und eine übermäßige Aufnahme thyreogener Substanzen in Frage. Typische Symptome sind Nervosität, Unruhe, Übererregbarkeit, Gewichtsverlust, Ängstlichkeit, erhöhte Puls- und Herzfrequenz, Durchfall, vermehrter Durst und Harnabsatz. Das Haarkleid ist im typischen Fall lang, seidig und dünn.

Behandlungsstrategie

Normalisierung des Blutspiegels der Schilddrüsenhormone, Beseitigung der Ursache, Regulation des Schilddrüsenstoffwechsels.

Allopathie

Beim Pferd liegen nicht sehr viele Erfahrungswerte vor. Bei Hund und Katze werden folgende Therapiemöglichkeiten empfohlen:
- Thyreostatika: z. B. Thiamazol, Hund 1,0–5,0 mg/kg p.o., z. B. Methimazol, Katze 5 mg/kg p.o. 2–3× täglich
- Operative Entfernung der Schilddrüse und lebenslange Substitution der Schilddrüsenhormone, z. B. Levothyroxin-Natrium, Katze 0,01–0,02 mg/kg/Tag p.o., Hund 0,005 mg/kg p.o., 2× tgl. (initial), dann 0,01–0,015 mg/kg p.o., 2× tgl. (z. B. Euthyrox/Merck)
- Radiojodbestrahlung und lebenslange Substitution der Schilddrüsenhormone (siehe Levothyroxin-Natrium)

Der Schilddrüsenpatient muss medikamentös individuell eingestellt werden, was über eine Bestimmung der Plasmathyroxinwerte erreicht wird.

Homöopathie

Bei sehr tiefen Potenzen ist eine individuelle Einstellung des Patienten anzustreben. Hierzu wird einschleichend dosiert und bis zur notwendigen Dauerdosis gesteigert. Die Schilddrüsentherapie muss langfristig angelegt sein und über Monate erfolgen.
- Monopräparate, je nach Arzneimittelbild: **Lycopus virginicus** D4, D6, Jodum D12, D30, D200, Thyreoidinium D4, D6, D12, D30, Chininum arsenicosum D4, D6, Badiaga D4, D6
- Kombinationspräparate: **Strumisal** (Biokanol), **Thymus comp. PLV** (PlantaVet), Infi Thyreoidinum (Infirmarius Rovit), Thyreo comp. PLV (PlantaVet), Thyreo Pasc N/Injectropas SD (Pascoe).

Phytotherapie

Auch bei phytotherapeutischen Arzneimitteln ist eine individuelle Einstellung des Patienten anzustreben. Hierzu wird einschleichend dosiert und bis zur notwendigen Dauerdosis gesteigert. Die Schilddrüsentherapie muss langfristig angelegt sein und über Monate erfolgen.

- Die wichtigste antithyreoide Pflanze ist der virginische und europäische Wolfsfuß (Lycopus virginicus/europaeus)
- Fertigpräparate: z. B. Thyreologes (Loges), Mutellon (Dr. Klein).

17 Haut

Die Haut (Cutis) ist die äußerste Begrenzung des Organismus und bildet eine Schranke zwischen Umwelt und innerem Milieu. Sie grenzt das Individuum physisch und „psychisch" gegen sein Umfeld ab. Die Haut schützt das Gewebe gegen mechanische, chemische und physikalische Schädigungen von außen, sowie gegen das Eindringen von Krankheitserregern. Sie übernimmt wichtige Aufgaben bei der Regulation des Wasser- und Wärmehaushaltes. Über Verengung und Erweiterung der Hautgefäße, sowie durch Verdunstung von Schweiß, wirkt sie wärmeregulierend. Die Fettpolster der Unterhaut schützen den Organismus vor Wärmeverlusten. Die isolierende Eigenschaft der Haut verhindert eine zu starke Austrocknung, andererseits unterstützt sie über die Schweißsekretion auch in gewissem Maße die Ausscheidungsfunktion der Nieren. Eine Vielzahl von Nervenrezeptoren, wie Schmerz-, Druck- und Temperaturrezeptoren, machen die Haut auch zu einem sehr wichtigen Sinnesorgan, das den Körper vor Schaden bewahrt. Sie ist außerdem essenziell wichtig für die Kommunikation und das Sozialverhalten unserer Haustiere. Gegenseitiges Belecken bei der Fellpflege führt zu Wohlbefinden und Hygiene, das Haarsträuben zeigt Aggressivität und Kampfbereitschaft an und die Duftdrüsen der Haut spielen eine große Rolle beim Markieren von Territorien, bei der Mutter-Kind-Bindung und beim Sexualverhalten.

17.1 Aufbau der Haut

Die Haut besteht aus drei Schichten: **Oberhaut** (Epidermis), **Lederhaut** (Korium) und **Unterhaut** (Subcutis). Epidermis und Korium zusammen werden als **Cutis** bezeichnet. Darunter befindet sich die Subcutis. Die **Epidermis** ist aus einem mehrschichtigen, verhornenden Plattenepithel aufgebaut, das gefäßfrei ist und über Diffusion von der darunter liegenden Lederhaut ernährt wird. Man kann an ihr fünf Schichten unterscheiden: Die **Basalzellschicht** (Stratum basale), die **Stachelzellschicht** (Stratum spinosum), die **Körnerzellschicht** (Stratum granulosum), die **Glanzschicht** (Stratum lucidum) und die **Hornzellschicht** (Stratum corneum). Die Regeneration der Epidermis erfolgt in der Basalzellschicht. Diese produziert ständig neue Zellen, die nach „oben" wandern, degenerieren und verhornen. Die oberste Hornzellschicht hat gute Isolations- und Schutzeigenschaften. Die **Lederhaut** wird von straffem Bindegewebe gebildet, das der Haut große Stabilität, Festigkeit und Elastizität verleiht. Man unterscheidet zwei Schichten: Den **Papillarkörper** (Stratum papillare) und die **Netzschicht** (Stratum reticulare). Der Papillarkörper, die obere Schicht der Lederhaut, verzahnt mit ihren zapfenförmigen Papillen die Epidermis mit ihrer Unterlage. In der Netzschicht sind die Bindegewebsfasern vernetzt angeordnet, was zur großen Elastizität der Haut beiträgt. Die Lederhaut geht ohne scharfe Grenzen in die Subcutis über. Das Unterhautgewebe ist aus lockerem Bindegewebe aufgebaut, in das mehr oder weniger Fettgewebe eingelagert ist. Ihre Funktion ist es, die Haut mit dem darunter liegenden Gewebe zu verbinden. Das Fettgewebe der Unterhaut dient als Energiespeicher, als Wärmeisolierung und als Polsterung – besonders über knöchernen Strukturen.

17.2 Haare

Haare (Pili) sind biegsame Hornfäden (Keratin) von unterschiedlicher Länge, Dicke und Farbe. Man unterscheidet an ihnen **Haarwurzel, Haarschaft, Haarzwiebel** und **Haarpapille**. Die Haarwurzel liegt im **Haarbalg**, einer Epidermistasche, die tief in die Haut eingesenkt ist. Haarschaft wird der Teil des Haares genannt, der aus der Haut herausragt. Die Haarwurzel ist an ihrem unteren Ende zur Haarzwiebel verdickt. Dort befindet sich die Wachstumszone des Haares. Stammzellen, die hier sitzen, teilen sich, werden nach oben geschoben, verhornen und bilden so das Haar. Für die Ernährung des Haares ist die Haarpapille verantwortlich, ein bindegewebiger Zapfen mit vielen Blutgefäßen, der keilförmig in die Haarzwiebel hineinragt. Ebenfalls hier lokalisiert sind die

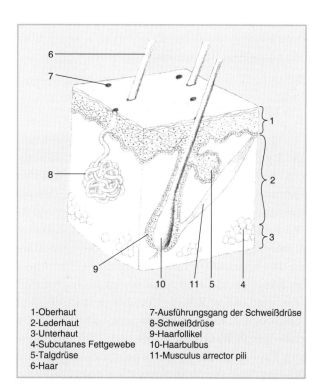

Abb. 17-1 Schematischer Querschnitt durch die Haut. Modifiziert nach Schäffler, Schmidt, Raichle 1996

1-Oberhaut
2-Lederhaut
3-Unterhaut
4-Subcutanes Fettgewebe
5-Talgdrüse
6-Haar
7-Ausführungsgang der Schweißdrüse
8-Schweißdrüse
9-Haarfollikel
10-Haarbulbus
11-Musculus arrector pili

Melanozyten, Pigment bildende Zellen, die dem Haar die Farbe verleihen. Die Haarfarbe ist erblich festgelegt und hängt ab von der Menge **Melanin** (Pigment), das von den Melanozyten der Haarzwiebel produziert und an das wachsende Haar abgegeben wird. **Kleine Haarmuskeln** (Musculus arrector pili) aus glatten Muskelfasern setzen an den Haarbälgen an und können die Haare aufrichten. Dadurch kann einerseits ein isolierender Luftmantel zum Schutz gegen Kälte aufgebaut werden, andererseits wird durch das Haarsträuben die Körperkontur vergrößert, was einen möglichen Gegner beeindrucken soll. Eine Besonderheit sind die **Sinushaare**. Diese besonders langen Haare befinden sich im Bereich von Mund, Nasenlöchern und Augen und dienen dem Tastsinn. Im Wurzelbereich der Sinushaare finden sich vermehrt Tastnervenendigungen, die jede geringste Berührung registrieren. Im Bereich der Körperöffnungen befinden sich sogenannte **Gitterhaare**, die Schutz vor dem Eindringen von Insekten oder Fremdpartikeln bieten. Das Haar bietet also sowohl Schutz, dient aber auch der sozialen Kommunikation. Schönheit von Haar, Fell oder Federkleid lockt Geschlechtspartner an und unterstreicht werbendes Imponiergehabe. Bei der Abschreckung von Feinden signalisiert ein gesträubtes Fell erhöhte Verteidigungsbereitschaft und Aggressivität. Bei unseren Haustieren findet ein **periodischer Haarwechsel (Mauser)** statt, der durch die Rückbildung der Haarpapille und das Sistieren des Haarlängenwachstums eingeleitet wird. Meist findet ein einmaliger Haarwechel im Frühjahr statt. Zu Beginn der kalten Jahreszeiten wächst dann lediglich die Sommerdecke länger nach – zusätzliches Wollhaar verdichtet gleichzeitig das Fell.

17.3 Hautdrüsen

Die Haut der Säugetiere ist meist reich an Drüsen. Sie spielen eine wichtige Rolle für die Wärmeregulation, als Ausscheidungsorgan, für die Einfettung von Haut und Fell und als Duftorgan für das Erkennen von Artgenossen und das Anlocken von Geschlechtspartnern.

Talgdrüsen (Glandulae sebaceae): Die Talgdrüsen, auch Haarbalgdrüsen genannt, entstammen der Haaranlage und sind in der Regel an das Haar gebunden. Sie liegen relativ oberflächlich in der Haut und sind ringförmig um die Haarbälge angeordnet. Ihr Sekret, der Talg, fettet Haut und Haar ein, verleiht ihnen eine wasserabweisende Schutzschicht, hält sie geschmeidig und schützt sie vor Austrocknung. Freie Talgdrüsen, die nicht an die Haaranlage gebunden sind, findet man im Genitalbereich, um die Lippen und um den Anus. Diese Drüsen haben eine besondere biologische Bedeutung, da sie Duftorgane bilden können, deren spezifischer Geruch wichtig für das Erkennen von Geschlechtspartnern oder artgleichen Individuen ist.

Schweißdrüsen (Glandulae sudoriferae): Schweißdrüsen sind nicht an die Haaranlage gebunden und liegen in den tieferen Schichten der Unterhaut. Man findet sie vorwiegend an schwach behaarten oder unbehaarten Stellen. Ihr Sekret, der Schweiß, hat mannigfaltige Funktionen. Er dient der Regulation der Körperwärme, ist in den Wasser-

und Salzhaushalt eingebunden und spielt in der Ausscheidung bestimmter Stoffe eine gewisse Rolle. Schweiß bildet auch einen Säureschutzmantel auf der Haut, der das Bakterien- und Pilzwachstum hemmt. Nur bei großer Hitze, Anstrengung oder Angst, wird soviel Schweiß gebildet, dass er bei manchen Tierarten sichtbar wird. Beim Pferd enthält er beträchtliche Mengen an Eiweiß, der ihn dann schaumig erscheinen lässt. Beim Fleischfresser sind die Schweißdrüsen in der Haut nur mäßig ausgebildet, bei der Katze fehlen sie fast gänzlich. Bei diesen Tieren findet man Schweißdrüsen jedoch in großer Zahl im Sohlenballenbereich. Unter den Schweißdrüsen gibt es ebenfalls Duftdrüsen, die individualspezifische Duftstoffe produzieren und an manchen Stellen konzentriert vorkommen. Die spezifische Duftmarke und der individuelle „Stallgeruch", sexuelle Attraktion und Territorialverhalten sind wichtige Aspekte des Soziallebens unserer Tiere – hierbei spielt die Welt der Gerüche eine wichtige Rolle.

17.4 Sinnesorgan Haut

Die Haut enthält vielfältige Nervenstrukturen, die auf den Empfang bestimmter Reize spezialisiert sind. Auf diese Weise befindet sich die Haut in ständiger Tuchfühlung mit ihrer unmittelbaren Umgebung und es findet ein permanenter Informationsaustausch mit der Umwelt statt. Man unterscheidet zwischen **Mechanorezeptoren, Thermorezeptoren** und **Schmerzrezeptoren**. Mechanorezeptoren vermitteln Tastsinn und reagieren auf Druck und Berührung. Zu ihnen zählen die Meißnerschen Tastkörperchen, die Merkelschen Tastscheiben und die Vater-Pacini-Lamellenkörperchen. Die Thermorezeptoren teilt man in Kälterezeptoren (Krause-Körperchen) und Wärmerezeptoren (Ruffini-Körperchen) ein. Für das Empfinden von Schmerz sind freie Nervenendigungen zuständig. Diese Rezeptoren befinden sich in verschiedenen Hautschichten. Sie alle können nur eine ganz spezifische Reizqualität aufnehmen, die dann über sensible Nervenfasern dem Rückenmark und Gehirn zugeleitet werden, wo sie registriert und verarbeitet werden.

17.5 Spezielle Hautveränderungen/Effloreszenzen

Macula	Fleck
Papula	Knötchen
Nodus	Knoten
Pustula	Eiterbläschen
Vesicula	Bläschen
Bulla	Blase
Quaddel	Beetartige Erhebung, bedingt durch ein umschriebenes Ödem in der Haut
Squama	Schuppe
Crusta	Kruste

Erosion	Oberflächlicher Substanzdefekt von Haut oder Schleimhaut
Ulcus	Geschwür, tiefgreifender Substanzdefekt von Haut oder Schleimhaut
Rhagade	Tiefer Einriss in die Haut
Cicatrix	Narbe
Lichenifikation	Hautverdickung, Vergrößerung der Oberhautfelderung

17.6 Ausgewählte Krankheitsbilder mit Therapievorschlägen

17.6.1 Demodikose

Die Demodikose ist eine Hauterkrankung, die durch Haarbalgmilben (Demodex) verursacht wird. Sie kommt bei allen Haustieren vor, hat jedoch fast ausschließlich beim Hund klinische Bedeutung. Die Demodikose ist in der Regel eine Jungtiererkrankung und tritt bevorzugt bei jungen, geschwächten Tieren auf. Mangelernährung, Wurmbefall, Infektionskrankheiten und ein geschwächtes Immunsystem sind Voraussetzungen für die Entwicklung der Krankheit. Junghunde kurzhaariger Rassen sind bevorzugt betroffen, jedoch können alle Altersstufen und alle Rassen daran erkranken. Die Haarbalgmilbe lebt in den Haarfollikeln und wird meist beim Saugakt von der Mutter auf den Welpen in den ersten Lebenstagen übertragen. Sehr viele Hunde sind Träger der Milbe, ohne jedoch zu erkranken. Die Parasiten vermehren sich erst, wenn die Widerstandskraft des Wirtstieres erheblich und über längere Zeit herabgesetzt ist. Das typische klinische Bild zeigt eine Rötung, Schuppung und Haarausfall. Es können sich Knötchen bilden, die durch eine bakterielle Sekundärinfektion auch zu eitrigen Pusteln werden und das Bild einer eitrigen Hautentzündung entwickeln können. Juckreiz besteht normalerweise nicht. Primär betroffen sind die Regionen Kopf, Oberlippe, Augenlider, Augenregion („Brille"), Nasenrücken, Wangen, Ohren – später werden auch Vorderbeine, Pfoten und Rumpf miteinbezogen. Haarlose Stellen treten vereinzelt oder generalisiert auf. Die Haut ist leicht gerötet – mit einer mehr oder weniger starken Schuppung. Bei chronischem Krankheitsverlauf kommt es häufig zu Hautverdickungen und runzeligen, auch nässenden, derben Hautveränderungen. Demodikose bei älteren Hunden ist ungünstig zu bewerten, da sie als Folge einer Immunschwäche betrachtet werden muss.

Behandlungsstrategie

Bekämpfung der Parasiten, Stärkung des Immunsystems, optimale Haltung, Pflege und Fütterung. Demodikose sollte vom Tierarzt behandelt werden. Homöopathika und Phytotherapeutika können sehr gut ergänzend eingesetzt werden.

Allopathie

- Bekämpfung der Parasiten: **Scheren** der betroffenen Hautbezirke (Einverständnis des Besitzers). **Lokale Anwendungen** von Akariziden: Amitraz (z. B. Ectodex/Intervet) 0,025–0,05 %ige wässrige Lösungen, Waschungen/Bäder/Betupfen wöchentlich,

später ausschleichend. (Nicht anzuwenden bei Chihuahuas, trächtigen oder säugenden Hündinnen, Welpen). Der Therapie-Erfolg sollte durch regelmäßige Hautgeschabsel kontrolliert werden. Bei Behandlungen im Bereich der Augen muss vorher eine schützende Augensalbe verabreicht werden. Bei eitrigen Hautkomplikationen: Zusätzliche Verabreichung von Antibiotika (Resistenztest)
- Stärkung des Immunsystems: z. B. Paramunitätsinducer, z. B. Baypamune (Pfizer), Hund, 1,0 ml/Tier, Eigenblut-Therapie, Vitamingaben, UV-Bestrahlung
- Optimierung von Ernährung, Haltung und Pflege: Vollwertige, tierartgerechte Ernährung!

Homöopathie
Monopräparate: **Sulfur** D6 – 3× täglich oder D30 – 2× pro Woche, zusätzlich zur äußerlichen Demodikose-Behandlung. Zur Stärkung des Immunsystems: Echinacea D1.

Phytotherapie
- Pflanzen/Substanzen: Thymian, Schafgarbe, Zinnkraut, Hauswurz (Sempervivum tectorum), Lorbeer, Efeu, Teebaum, Lavendel, Nelken, Schwefel
- Äußerliche Anwendungen: Einreibungen, Waschungen oder Bäder mit Tee von Thymian, Schafgarbe, Lavendel, Efeu. Shampoos, die mit Teebaumöl (1 Teelöffel – Esslöffel) angereichert sind, 10–15 Minuten einwirken lassen, bevor man es abwäscht.
- Äußerliche Anwendungen mit Perubalsam, Schafgarbe- oder Zinnkraut-Salben
- Einreibungen mit Lorbeeröl oder Hauswurzöl, das man mit ätherischen Ölen versetzen kann: Ätherisches Öl vom Teebaum, Lavendel, Thymian, Nelken
- Unterstützend gegen entzündliche Hautveränderungen wirken Waschungen mit Zinnkraut- oder Stiefmütterchentee, Walnussblätterabsud und Molkebäder
- Verfüttern von rohen Knoblauchzehen oder handelsüblichen Knoblauchpellets. Verfüttern von Vitamin-B-Komplex Präparaten, z. B. Formel-Z (Biokanol).
- Regelmäßige Bäder (1–2× pro Woche) mit schwefelhaltigen Präparaten.

17.6.2 Flohdermatitis, Flohekzem

Flöhe können auf verschiedene Weise entzündliche Hautveränderungen hervorrufen. Es kommt zu einer Irritation der Haut durch Herumwandern auf der Hautoberfläche, durch Stiche, die sich sekundär infizieren können, oder durch eine Sensibilisierung gegen den Speichel oder den Kot der Parasiten, die zu allergischen Reaktionen führt. Flöhe sind Hautparasiten, die sich durch Blutsaugen ernähren. Durch die Stiche werden lokale Hautreaktionen mit starkem Juckreiz hervorgerufen. Die betroffenen Tiere sind sehr unruhig und kratzen, nagen, scheuern und lecken sich permanent, um den Reiz zu lindern. Bei Massenbefall kommt es zu Ekzembildung, Abmagerung und vor allem bei Welpen zur Blutarmut. Hautrötung, Knötchen-, Bläschen- und Quaddelbildung, Krusten, Haarbruch und Haarausfall können das klinische Bild bestimmen. Durch bakterielle Sekundärinfektionen kann sich eine eitrige Hautentzündung entwickeln. Kommt es zu einer Sensibilisierung der Haut gegen Speichel oder Kot der Flöhe, genügen schon wenige Parasiten, um eine allergische Dermatitis auszulösen und zu unterhalten. Die allergische Reaktion führt zu nässenden Ekzemen mit Krusten- und Knötchenbildung. Bei genauer Untersuchung der Patienten findet man meist die kleinen dunklen Parasiten, die sich flink zwischen den Haaren bewegen, und den Flohkot, der als kleine dunkle Krümel auf der Haut sichtbar ist.

Behandlungsstrategie
Bekämpfung der Parasiten auf dem Tier und in dessen Umgebung, entzündungshemmende Maßnahmen.

Allopathie
- Bekämpfung der Parasiten mit Insektiziden: Fipronil (z. B. Frontline), Fenthion (z. B. Tiguvon), Pyrethrum (z. B. ContrAcar) – Puder, Spray, Shampoo, Halsband, oder Spot-on-Verfahren. Trächtige und laktierende Tiere und Welpen sollten nicht mit Insektiziden behandelt werden. Auch Kleinkinder sollten keinen zu engen Kontakt zu frisch behandelten Tieren haben. Die manuelle Entfernung der Flöhe und das Durchkämmen mit einem Flohkamm ist die schonendste Methode – sinnvoll bei kleinen Tieren und Welpen.
- Sanierung der Umgebung des Tieres: Die Lagerstätten und Aufenthaltsbereiche der Tiere sind ebenfalls in die Behandlung miteinzubeziehen. Kissen und Decken kann man waschen – Teppiche, Möbel, Fußböden sollten gründlich gereinigt und mehrmals abgesaugt werden, um Flöhe, Larvenstadien und Eier zu entfernen.
- Entzündungshemmende Maßnahmen: Bei starkem Juckreiz, z. B. Prednisolon, Hund, Katze 0,5–2 mg/kg/Tag
- Verbesserung von Haltung und Pflege: Regelmäßige Haar- und Fellpflege
- Zu beachten ist: Flöhe sind Zwischenwirte für Bandwürmer, die sinnvollerweise gleich mitbehandelt werden.

Homöopathie
Monopräparate: **Sulfur** D30, D200.

Phytotherapie
- Pflanzen/Substanzen: Teebaum, Knoblauch, Thymian, Lavendel, Walnussblätter, Rainfarn, Obstessig
- Äußerliche Anwendungen mit insektenabweisender Wirkung: Einreibungen, Waschungen oder Bäder mit Tee von Thymian, Rainfarn, Lavendel. Walnussblätterabsud, Essigwasser und Shampoos, die mit Teebaumöl angereichert sind.
- Aufträufeln pflanzlicher Öle, die mit ein paar Tropfen ätherischer Öle mit insektenabweisender Wirkung versetzt sind: Ätherisches Öl von Teebaum, Lavendel, Thymian, Zitronenmelisse, Nelken (Vorsicht bei Katzen mit ätherischen Ölen!!)

- Verfüttern von rohen Knoblauchzehen oder handelsüblichen Knoblauchpellets. Verfüttern von Vitamin-B-Komplex Präparaten, z. B. Formel-Z (Biokanol)
- Kräuterkissen mit insektenabweisender Wirkung ins Körbchen, auf Liegedecken und in die Hundehütte – mit Knoblauch, Lavendel, Rainfarn, Thymian
- Unterstützend gegen entzündliche Hautveränderungen wirken Waschungen mit Zinnkraut- oder Stiefmütterchentee.

17.6.3 Hautentzündung

Die Entzündung der Haut (**Dermatitis**) kann oberflächliche oder tiefe Hautschichten betreffen. Sie tritt lokalisiert oder als generalisiertes Geschehen auf. Erkrankungen der Haut sind häufig schwierige und komplizierte Prozesse, da viele Faktoren daran beteiligt sein können. Psyche, Haltung und Pflege genauso wie Futter, Infektionen (Viren, Bakterien, Pilze, Parasiten) und organische Krankheiten. Am Beginn des Krankheitsprozesses stehen oft äußere Einwirkungen, wie Sonnenbrand, ungeeignete Shampoos oder Waschmittel, Verletzungen und Flohbisse. Lecken, Kratzen und Beißen verschlimmern dann meist die Anfangssymptomatik und führen oft zu bakteriellen Sekundärinfekten mit Eitererregern. Auslöser für Hautentzündungen oder begünstigend sind Faktoren wie langes, dichtes Fell, falsche Ernährung, psychischer Stress, ungeeignete und mangelhafte Fell- und Hautpflege, sowie konstitutionelle Belastungen. Das klinische Bild von Hautentzündungen variiert sehr stark: Rötung, Schwellung, Schmerz und vermehrte Wärme als allgemeine Entzündungszeichen finden sich ebenso wie Bläschen, Knoten, Schuppen, Krusten, Geschwüre und Hautverdickungen. Typisch für eine Dermatitis sind haarlose Stellen oder verklebte Haare mit deutlichen Entzündungserscheinungen, häufig verbunden mit Juckreiz. Bei bakteriellen Sekundärinfektionen findet man meist zusätzlich eitrige Veränderungen. In chronischen Fällen kommt es oft zu farblichen Veränderungen der Haut im Sinne einer vermehrten oder verminderten Pigmentierung. Eine spezielle Form der Dermatitis ist das **Ekzem**. Dabei handelt es sich um eine oberflächliche Hautentzündung, die meist mit starkem Juckreiz einhergeht und zum chronischen Verlauf neigt.

Behandlungsstrategie

Beseitigung der Ursache, entzündungshemmende Maßnahmen, gezielte Bekämpfung spezifischer Erreger, Linderung von Juckreiz, Stärkung des Hautstoffwechsels, Verbesserung von Haltung und Pflege.

Allopathie
- Beseitigung der Ursache: Allergietestung, Absetzen von unverträglichen Futtermitteln, Beseitigung von allergieauslösenden Faktoren (gegebenenfalls Stallwechsel), Behandlung von zugrundeliegenden Organerkrankungen (z. B. Niere, Leber)
- Entzündungshemmende Maßnahmen: Scheren – wenn notwendig (Einverständnis des Besitzers), Reinigung der betroffenen Hautregionen: Warmes Wasser und milde Antiseptika, z. B. Wasserstoffperoxid 2–3 %ige Lösung, Acridinfarbstoffe (z. B.

Rivanol 1 %ige Lösung), bei starker Krustenbildung – Ölumschläge zum Aufweichen (pflanzliche Öle)
- Gezielte Bekämpfung von Erregern: Antibiotika bei bakteriellen Infektionen, Antimykotika bei Pilzbefall, Insektizide bei Flohbefall, Akarizide gegen Milben (siehe unter dem jeweiligen Kapitel)
- Linderung von Juckreiz: z. B. Prednisolon, Hund, Katze 0,5–2 mg/kg, Pferd 0,2–1 mg/kg
- Stärkung des Hautstoffwechsels: Regelmäßige Bäder (1–2×/Woche) mit schwefelhaltigen Präparaten, UV-Bestrahlung, Licht, Luft, Sonne
- Verhindern von Kratzen, Belecken und Benagen der betroffenen Hautpartien durch Halskragen, Verbände, etc.
- Futterumstellung: Bei Fleischfressern wenn möglich mit 1–2 Fasttagen als Übergang.

Homöopathie
- Monopräparate, je nach Arzneimittelbild: **Sulfur** D6, D12, D30, **Arsenicum album** D6, D12, D30, **Cardiospermum** D3, D4, D30 (auch äußerlich als Cardiospermum-Salbe), **Calcium carbonicum** D6, D12, D30, D200, Acidum formicicum D6, D12, Apis D6, D30, Belladonna D6, D30, Echinacea D1, D2, D3, Graphites D6, D12, D30, Hepar sulfuris D6, D12, D30, Mercurius solubilis D6, D12, D30, Natrium muriaticum D6, D12, D30, Petroleum D6, D30, Rhus toxicodendron D6, D12, D30, Psorinum D30, Silicea D6, D12, D30, D200, Thuja D6, D12, D30
- Kombinationspräparate: **Dermisal** (Biokanol), **Cutis compositum N** (Heel), **Formidium** (DHU), Vetokehl Not D5 (Mastavit), Vetokehl Sub D4 (Mastavit), Graphites Homaccord (Heel), Mercurius Heel S, Sulfur compositum (Heel), Staphylosal (Biokanol), Urtica/Stannum comp. PLV (Plantavet), Sulfur-logoplex (Ziegler).

Phytotherapie
- Pflanzen: Calendula, Echinacea, Kamille, Johanniskraut, Nussbaumblätter, Zinnkraut, Stiefmütterchen
- Lokale entzündungshemmende Maßnahmen: Kompressen, Bäder, Waschungen oder Umschläge mit Tinkturen oder 10–20 %igen Lösungen von Calendula, Kamille, Johanniskraut oder Echinacea, Nussbaumblätterbäder, äußerliche Anwendungen mit Calendula-Salbe/Öl, Echinacea-Salbe oder Johanniskrautöl
- Fertigpräparate: z. B. Kamillosan (VIATRIS), **PhlogAsept** (Plantavet), WundBalsam (Plantavet)
- Unterstützend gegen entzündliche Hautveränderungen wirken Waschungen mit Zinnkraut- oder Stiefmütterchentee, Walnussblätterabsud und Molkebäder.

17.6.4 Hautpilzinfektionen

Mikrosporie und Trichophytie sind die beiden wichtigsten Pilzerkrankungen der Haut (**Dermatomykosen**) bei unseren Haustieren. Beide Pilzerkrankungen sind nicht wirtsspezifisch und kommen bei allen unseren Haustieren vor. Mikrosporon-Arten befallen vor allem Hund, Katze und Pferd, Trichophyton-Arten findet man schwerpunktmäßig bei Rind und Pferd – außerdem sind beide Pilzerkrankungen auf den Menschen übertragbar (Zoonosen). Die Übertragung erfolgt durch direkten oder indirekten Kontakt. Bei Pilzerkrankungen spielen prädisponierende Faktoren eine besondere Rolle. Begünstigend hierfür sind Abwehrschwächen der Haut, Haltungs-, Hygiene- und Fütterungsfehler, zu häufiges Baden und lange Antibiotika- oder Cortisontherapien. Typische Symptome sind runde, scharf begrenzte Herde von unterschiedlicher Größe. Die Flecken sind charakterisiert durch Haarlosigkeit oder Haarbruch, durch Rötung, feine bis starke Schuppung und teilweise graue, asbestartige Beläge. Manchmal besteht Juckreiz. Die Borkenflechte (Glatzflechte/Trichophytie) beginnt mit Knötchen und Bläschen, die platzen und dann zu grauen, kreisrunden, dicken Krusten eintrocknen. Die Borkenflechte kommt vor allem bei Rind und Pferd vor. Mikrosporie äußert sich bei Hund und Katze in runden Flecken mit Haarbruch. Die Haut darunter ist gerötet, schuppend und mit Knötchen und Bläschen durchsetzt. Die Flecken dehnen sich zentrifugal aus. Für die Diagnose eignen sich die mikroskopische Untersuchung abgebrochener Haare, die Anzüchtung des Pilzes aus Haaren oder Hautschuppen und die Wood'sche Lampe.

Behandlungsstrategie

Bekämpfung des Erregers, Stärkung des Immunsystems, Verbesserung von Haltung und Pflege.

Allopathie

- Bekämpfung des Erregers: **Scheren** der betroffenen Hautbezirke (Einverständnis des Besitzers). Antimykotika, **lokale Anwendungen**: Enilconazol 0,2 %ige Lösung (z. B. Imaverol/Janssen), Pferd, Hund, Waschungen/Bäder/Betupfen, 2×/Woche für 2–4 Wochen oder z. B. Surolan. Bei Mikrosporie: Zusätzliche Verabreichung von Antimykotika, Griseofulvin (z. B. Likuden M/Intervet), über 4–8 Wochen p.o., Hund 5–10 mg/kg, Katze 10 mg/kg (Griseofulvin darf nicht an trächtige Tiere verabreicht werden!). Bei Mikrosporie oder Trichophytie: Prophylaktisch oder therapeutisch, z. B. Insol Dermatophyton (Boehringer), Hund 0,3–0,5 ml/Tier i.m., Katze 1,0 ml/Tier i.m., Pferd 0,3–0,5 ml/Tier i.m.
- Stärkung des Immunsystems: Paramunitätsinducer, z. B. Baypamune (Pfizer), Hund, Katze 1,0 ml/Tier, Pferd 2,0 ml/Tier, Eigenbluttherapie, Vitamingaben, vollwertige, tierartgerechte Ernährung, UV-Bestrahlung
- Optimierung von Ernährung, Haltung, Pflege und Hygiene: Regelmäßige, gründliche Reinigung und Desinfektion von jeweiliger Umgebung, Liegeplatz, Stallbox, Stallinventar, Futternapf, Ausrüstungs- und Pflegegegenständen (Bürsten, Striegel,

Kämme, etc). Betroffene Hautpartien trocken halten – keine zu hohe Luftfeuchtigkeit.
Vorsicht: Diese Hautpilzerkrankungen sind auf den Menschen übertragbar!

Homöopathie
- Monopräparate, je nach Arzneimittelbild: **Sulfur** D6, D12, D30, D12, D30, **Sepia** D30, D200, **Mikrosporie-Nosode** D30, D200, **Trichophytie-Nosode** D30, D200, Arsenicum album D6, D12, D30, Bacillinum D200, Chrysarobinum D4, D6, Tellurium D6, D12, D30
- Kombinationspräparate: **Vetokehl Ver D5** (Mastavit), **Vetokehl Trich D5** (Mastavit), **Dermisal** (Biokanol), Pefrakehl D6 (Mastavit), Coenzyme compositum (Heel), Cutis compositum N (Heel), Psorinoheel (Heel), Sulfur-logoplex (Ziegler).

Phytotherapie
- Pflanzen/Substanzen: Propolis, Echinacea, Calendula, Teebaum, Klette, Seifenrinde (Quillaja), Seifenkraut (Bei Katzen kein Propolis!)
- Äußerliche Anwendungen – Waschungen, Bäder, Betupfen: Propolis (10 %ige Lösung/Salbe). Tinktur oder 10–20 %ige Lösungen von Echinacea, Calendula. Teebaumöl – pur oder in 10–20 %iger Verdünnung (Öl/wässrige Lösung). Klettenwurzel – Öl oder Abkochungen/Tee. Seifenrinde – Abkochungen/Tee. Seifenkraut – Abkochungen/Tee
- Unterstützend wirken auch Waschungen mit Essigwasser, Zinnkrauttee und Molke.

17.6.5 Mauke

Unter Mauke versteht man ein Ekzem in der Fesselbeuge von Pferden, das durch eine schlechte Pflege, ungeeignete Aufstallung, Nässe, Schmutz und zu langes, ungepflegtes Kötenhaar begünstigt wird. Im akuten Fall entwickelt sich eine Hautrötung, Knötchen und Bläschen, die schließlich platzen und ein nässendes Ekzem hervorrufen. Die Tiere sind unruhig und stampfen. Wird die Mauke chronisch, so dominiert eine käsige, schmierige Entzündung, borkenartige Verdickungen und Schwielenbildung. Neben den begünstigenden Faktoren, die oben aufgeführt sind, werden ursächlich auch Räudemilben (Chorioptes) und bakterielle Sekundärinfektionen genannt. Außerdem werden allergische Reaktionen und Futterunverträglichkeiten diskutiert. Man kann zwischen einer trockenen und nässenden Mauke unterscheiden. Die Erkrankung neigt zum chronischen Verlauf mit schlechter Heiltendenz.

Behandlungsstrategie

Beseitigung der Ursache, entzündungshemmende Maßnahmen, Verbesserung von Haltung und Pflege.

Allopathie

- Beseitigung der Ursache: Scheren – wenn notwendig (mit Einverständnis des Besitzers). Gründliche Reinigung der betroffenen Hautregionen: Warmes Wasser und milde Waschmittel, Wasserstoffperoxid (2–3 %ig), Betaisodona, Kamillenlösungen, bei starker Krustenbildung – Ölumschläge zum Aufweichen (pflanzliche Öle). Bei bakteriellen Infektionen: Antibiotika- oder Sulfonamidsalben. Bei Räudemilbenbefall: Ivermectin (z. B. Ivomec/Merial), 0,2 mg/kg. Bei Futterunverträglichkeiten: Einige Tage Magerkost (nur Heu) und Futterwechsel
- Entzündungshemmende Maßnahmen: Nässende, eitrige Mauke: Angussverbände mit Rivanol (1 %ige Lösung). Trockene Mauke: Zinkoxidsalben, Sulfonamid-Zink-Lebertran-Salben, Ichthyolsalben, Schwefelsalben, bei starker Hautverdickung (Hyperkeratose) – Salicylsäuresalben
- Optimierung von Haltung, Pflege und Hygiene: Trockene, saubere Aufstallung und regelmäßige Pflege der Kötenhaare.

Homöopathie

- Monopräparate, je nach Arzneimittelbild: **Sulphur** D6, D12, D30, D200, **Calcium carbonicum** D6, D12, D30, D200, **Malandrinum** D200, Antimonum crudum D6, D12, D30, Arsenicum album D6, D12, D30, Cardiospermum D3, D4, D30 (auch äußerlich als Cardiospermum-Salbe), Graphites D6, D12, D30, Petroleum D6, D30, Thuja D6, D12, D30
- Kombinationspräparate: **Dermisal** (Biokanol), Graphites Homaccord (Heel), Cutis compositum N (Heel), Carduus compositum (Heel), Tarantula N-logoplex (Ziegler), Urtica/Stannum comp. PLV (Plantavet).

Phytotherapie

- Pflanzen/Substanzen: Calendula, Hypericum, Echinacea, Kamille, Dulcamara (Bittersüß), Propolis, Ballistolöl
- Lokale entzündungshemmende Maßnahmen: Salben und Umschläge mit 10 %igen Lösungen oder Ölen von Dulcamara, Calendula, Hypericum, Kamille, Echinacea und Propolis
- Fertigpräparate: z. B. Cefabene (Cefak), Kamillosan (VIATRIS), **PhlogAsept** (Plantavet), VulnoPlant (PlantaVet).

17.6.6 Pyodermie

Die Pyodermie ist eine eitrige Entzündung der Haut und ihrer Anhangsgebilde. Die Ursache liegt in einer bakteriellen Infektion mit Eitererregern, meist Staphylokokken oder Streptokokken. Wichtige Kriterien sind, ob oberflächliche oder tiefe Hautschichten betroffen sind und ob die Entzündung lokal begrenzt oder generalisiert, akut oder chronisch verläuft. Zur Pyodermie zählt beispielsweise die **Hautfaltenpyodermie** (Intertrigo), die sich vorwiegend im Bereich von Hautfalten entwickelt. Durch permanentes Reiben der Hautfalten gegeneinander kommt es zu entzündlichen Reaktionen, die sich bakteriell infizieren. Feuchtigkeit, Wärme und Luftabschluss in diesen Hautpartien bieten den Eitererregern optimale Wachstumsbedingungen. Typische Stellen für die Intertrigo sind Lippenfalten, Nasenfalten, Schwanzfalten, Zehen und überall dort, wo viel lockere Haut zu Falten aufgeworfen ist. Bei der **Follikulitis** kommt es zu kleinen Abszessen in den Haarfollikeln und ihrer Umgebung. Betroffen sind vor allem Junghunde und Kurzhaar-Rassen. Charakteristische Stellen sind Achsel- und Schenkelfalten, Rücken, seitlicher Brustkorb und Extremitäten. Eine weitere Form der Pyodermie ist die **Impetigo**. Die Impetigo ist eine oberflächliche Pyodermie der Welpen und Junghunde. Aus anfänglich roten Flecken entwickeln sich Pusteln, die platzen und ein honigfarbenes Sekret ausschwitzen. Das Sekret trocknet ein und bildet typische Krusten. Juckreiz besteht normalerweise nicht. Faktoren, die eine Impetigo begünstigen, sind Mängel in Haltung und Fütterung, sowie Parasitenbefall.

Behandlungsstrategie

Bekämpfung der Erreger, Stärkung des Immunsystems, Verbesserung von Haltung und Pflege.

Allopathie

- Bekämpfung der Erreger: **Scheren** (Einverständnis des Besitzers), regelmäßige, gründliche **Reinigung** der betroffenen Hautregionen mit warmem Wasser und milden Antiseptika, z. B. Wasserstoffperoxid (2–3 %ig), Betaisodona, Acridinfarbstoffen (z. B. Rivanol, 1 %ig). **Antibiotika-Injektionen** und **lokale Anwendungen** mit antibiotischen Salben, Lotionen oder Suspensionen. Verhindern von Kratzen, Belecken und Benagen der betroffenen Hautpartien durch Halskragen, Verbände, etc.
- Stärkung des Immunsystems: Paramunitätsinducer, z. B. Baypamune (Pfizer), Hund, Katze 1,0 ml/Tier, Pferd 2,0 ml/Tier, Eigenbluttherapie, Vitamingaben, vollwertige, tierartgerechte Ernährung, UV-Bestrahlung
- Optimierung von Ernährung, Haltung, Pflege und Hygiene: Regelmäßige Pflege von Haar, Fell und Haut. Regelmäßige Reinigung von Ausrüstungs- und Pflegegegenständen (Bürsten, Striegel, Kämme, etc.).

Homöopathie
- Monopräparate, je nach Arzneimittelbild: **Hepar sulfuris** D6, D12, D30, D200, **Sulphur** D6, D12, D30, D200, **Silicea** D6, D12, D30, D200, **Myristica sebifera** D3, Calcium sulfuricum D6, D12, Echinacea D1, D2, D3, Mercurius solubilis D6, D12, D30, Rhus toxicodendron D6, D12, D30, Tarantula cubensis D6
- Kombinationspräparate: **Staphylosal** (Biokanol), **Vetokehl Not D5** (Mastavit), **Echinacea compositum** (Heel), Vetokehl Sub D4 (Mastavit), Dermisal (Biokanol), Mercurius Heel S, Sulfur compositum (Heel), Sulfur-logoplex (Ziegler), Laseptal (DHU).

Phytotherapie
- Pflanzen: Calendula, Echinacea, Kamille, Nussbaumblätter
- Lokale entzündungshemmende Maßnahmen: Kompressen, Bäder, Waschungen oder Umschläge mit Tinkturen oder 10–20 %igen Lösungen von Calendula, Kamille oder Echinacea. Nussbaumblätterbäder.
- Fertigpräparate: z. B. Kamillosan (VIATRIS), PhlogAsept (Plantavet), WundBalsam (PlantaVet).

17.6.7 Räude

Die Räude (Krätze, Scabies) ist die wichtigste parasitäre Hautkrankheit der Haustiere. Sie wird durch verschiedene Gattungen von Räudemilben verursacht (Sarcoptes, Psoroptes, Chorioptes). Die Übertragung erfolgt in der Regel durch Kontakt. **Psoroptes** sind Saugmilben, die auf der Hautoberfläche leben und sich von Lymphe ernähren. Psoroptesmilben bevorzugen lang- und dichtbehaarte Hautstellen und Gelenkbeugen. **Chorioptes**, die Nagemilben, leben in den oberen Hautschichten und ernähren sich ebenfalls von Lymphe. Sie sitzen bevorzugt an den Extremitäten. **Sarcoptes** sind Grabmilben, die in der Haut Bohrgänge anlegen, in die das Weibchen ihre Eier ablegt. Allen Räudeerkrankungen gemeinsam ist der **starke Juckreiz**. Beim **Rind** kommt hauptsächlich die **Sarcoptesräude** vor. Sie tritt bevorzugt im Kopf- und Halsbereich auf. Nach anfänglicher Hautrötung kommt es zu Knötchen- und Schuppenbildung mit Haarausfall. Im fortgeschrittenen Stadium kommt es zu Hautverdickung mit Krusten- und Borkenbildung. Beim **Pferd** ist ebenfalls die **Sarcoptesräude** die wichtigste Form. Sie beginnt meist am Kopf und Widerrist und breitet sich dann über den ganzen Körper aus. Betroffen sind hauptsächlich die kurzbehaarten Hautpartien. Das klinische Bild zeigt starken Juckreiz, Knötchen, haarlose Stellen, Schuppenbildung, Hautverdickungen und starke Krustenbildung. Die Sarcoptesräude des Pferdes kann auf den Menschen übertragen werden. Chorioptes, die Fußräude, manifestiert sich beim Pferd hauptsächlich in der Fesselbeuge. Unruhe, Fußstampfen, Haarausfall, Hautverdickung, Borken- und Krustenbildung können beobachtet werden. Die **Psoroptesräude** beginnt beim Pferd meist am Mähnen- und Schweifansatz. Haarausfall, große, knotige Hautveränderungen, starker Juckreiz und Krustenbildung kennzeichnen das klinische Bild. Psoroptesmilben verursachen auch die Ohrräude des Pferdes, die häufig als eitrige Ohrentzündung auftritt. Psoroptes und Sarcoptesräude beim Pferd sind anzeigepflichtig! Beim **Hund** sind vor allem die Sarcoptesräude und die Ohrräude von Bedeutung. Die **Sarcoptesräude** beginnt meist am Kopf (Augenbogen, Ohrränder), von wo sie sich auf Beine (Ellbogen) und Rumpf ausbreitet. Anfänglich zeigen sich rote Flecken, Knötchen, Pusteln und vermehrte Schuppenbildung mit Juckreiz. Nach und nach verdickt sich die Haut, es kommt zu Haarausfall und Krustenbildung. Die **Ohrräude** des Hundes wird durch die **Otodectes-Milbe** hervorgerufen. Es entwickelt sich eine Entzündung des äußeren Gehörgangs. Juck- und Kratzreiz sind immer massiv ausgeprägt. Infolge heftigen Kopfschüttelns kann dies zum Othämatom (Blutohr) führen. Bei der **Katze** findet man die **Kopfräude**, die durch **Notoedres cati** hervorgerufen wird. Sie beginnt am Kopf und breitet sich dann auf die anderen Körperteile aus. Die Hautveränderungen gleichen denen der Sarcoptesräude des Hundes. Für die **Ohrräude** der Katze, die auch durch **Otodectes-Milben** verursacht wird, gilt dasselbe wie beim Hund. Auch hier kommt es zu einer Entzündung des äußeren Gehörgangs, die mit starkem Juckreiz einhergeht.

Behandlungsstrategie

Bekämpfung der Milben auf dem Tier und in seiner Umgebung, Verbesserung von Haltung, Pflege und Fütterung. Räudeerkrankungen sollten vom Tierarzt behandelt werden! Homöopathika und Phytotherapeutika können sehr gut ergänzend eingesetzt werden.

Allopathie

- Bekämpfung der Milben: Gegebenenfalls **Scheren** der betroffenen Hautbezirke (Einverständnis des Besitzers). **Lokale Anwendungen** von Akariziden: Waschungen/Bäder/Sprays, Deltamethrin (z. B. Butox 50/Intervet), Rind 0,06–0,1 %ige wässrige Lösung, 1–2×, Pyrethrum-Präparate (z. B. ContrAcar/Plantavet), Hund, Katze, Pferd, 1–2×/Woche über 2–4 Wochen. Amitraz (z. B. Ectodex/Intervet), Hund 0,025–0,05 % ige wässrige Lösungen, Waschungen, Bäder, wöchentlich, später ausschleichend. (Nicht anzuwenden bei Chihuahuas, trächtigen und säugenden Hündinnen, Welpen). Trächtige Tiere und Welpen sollten nicht mit Insektiziden behandelt werden. Auch Kleinkinder sollten keinen zu engen Kontakt zu frisch behandelten Tieren haben. **Injektionen** von Ivermectin (z. B. Ivomec/Merial), Hund, Katze, Pferd, Rind, 0,2 mg/kg s.c. (nicht zugelassen für Hund und Katze, Nebenwirkungen möglich, Aufklärungspflicht!). Vorsicht beim Hund: Collies, Shelties und Bobtails dürfen nicht mit Ivermectin behandelt werden, beim Rind – nicht anzuwenden bei Tieren, die der Milchgewinnung dienen und allgemein bei hochträchtigen Tieren. Bei der Ohrräude von Hunden und Katzen sind die Ohren gründlich zu reinigen, bevor Akarizide lokal verabreicht werden. Bei der Kopfräude der Katze können starke Krusten- oder Borkenbildungen durch Ölumschläge/Betupfen vorher aufgeweicht werden (pflanzliche Öle/Paraffinum liquidum). In einem Bestand/Herde sollten alle Tiere mitbehandelt werden – beim Einzeltier, die Kontakttiere ebenfalls.

- Sanierung der Umgebung des Tieres: Reinigung und Desinfektion der jeweiligen Umgebung – Liegeplatz, Stallbox, Stallinventar, Futternapf, Ausrüstungs- und Pflegegegenstände (Bürsten, Striegel, Kämme, etc.), Lagerstätten und Aufenthaltsbereiche der Tiere
- Optimierung von Ernährung, Haltung und Pflege: Vollwertige, tierartgerechte Ernährung! Vitamingaben.

Die Sarcoptes- und Psoroptes-Räude der Einhufer ist anzeigepflichtig, ebenso die Psoroptes-Räude des Schafs!

Homöopathie
Monopräparate: **Sulfur** D6, D12, D30, D200.

Phytotherapie
- Pflanzen/Substanzen: Thymian, Schafgarbe, Zinnkraut, Hauswurz (Sempervivum tectorum), Lorbeer, Efeu, Teebaum, Lavendel, Nelken, Walnussblätter, Schwefel
- Äußerliche Anwendungen: Einreibungen, Waschungen oder Bäder mit Tee von Thymian, Schafgarbe, Lavendel, Efeu. Shampoos, die mit Teebaumöl (1 Teelöffel-Esslöffel) angereichert sind, 10–15 Minuten einwirken lassen, bevor man es abwäscht. (Vorsicht bei Katzen mit ätherischen Ölen!)
- Äußerliche Anwendungen mit Schafgarbe- oder Zinnkrautsalben
- Einreibungen mit Perubalsam, Lorbeeröl oder Hauswurzöl, das man mit ätherischen Ölen versetzen kann: Ätherisches Öl vom Teebaum, Lavendel, Thymian, Nelken (Vorsicht bei Katzen mit ätherischen Ölen!!)
- Unterstützend gegen entzündliche Hautveränderungen wirken Waschungen mit Zinnkraut- oder Stiefmütterchentee, Walnussblätterabsud und Molkebäder
- Verfüttern von rohen Knoblauchzehen oder handelsüblichen Knoblauchpellets. Verfüttern von Vitamin-B-Komplex Präparaten, z. B. Formel-Z (Biokanol)
- Regelmäßige Bäder (1–2×/Woche) mit schwefelhaltigen Präparaten.

17.6.8 Sommerekzem

Das Sommerekzem ist eine Erkrankung der Pferde und zählt zu den allergisch bedingten Hautentzündungen. Betroffen sind alle Rassen und Altersstufen mit einem besonderen Schwerpunkt bei den nordländische Ponyrassen (z. B. Isländer). Die allergischen Prozesse werden durch Mückenstiche (Culicoides-Arten) ausgelöst. Als weitere Ursachen werden noch genetische Dispositionen und allergische Reaktionen auf ein erhöhtes Eiweißangebot (junge, frische Weide) diskutiert. Die Erkrankung tritt besonders im Sommer auf, bestimmte Gegenden sind vorzugsweise betroffen (Mückenbiotop und Freilandhaltung). Während der kühleren Jahreszeiten und bei Stallhaltung findet man das Krankheitsbild seltener. Zu Beginn der Erkrankung bilden sich entzündliche Reaktionen mit Knötchen und Bläschen, Schuppen und Krusten. Die Haare verkleben, brechen ab und fallen aus. Starker Juckreiz führt zu Scheuern und Benagen der betroffenen Hautpartien und bakterielle Sekundärinfekte bedingen nässende, eitrige Entzündungen. Besonders betroffen sind Mähne, Kopf, Widerrist und Schweifansatz. Häufig kommt es zum wiederholten Auftreten der Erkrankung. Langstehende Irritationen führen zu wulstigen Verdickungen der Haut, die faltig und trocken wird.

Behandlungsstrategie
Beseitigung der Ursache, antiallergische Behandlung, Juckreiz stillen, entzündungshemmende Maßnahmen.

Allopathie
- Beseitigung der Ursache: Mückenbekämpfung, Aufstallen während der Sommermonate (Mückensaison), Anbringen von Mückengittern im Stall, Stallwechsel in mückenfreie Gebiete, täglich mehrmaliges Auftragen von insektenabweisenden Mitteln (Repellenzien). Bei Futtermittelallergie: Futterwechsel, einige Tage Magerkost (nur Heu), anschließend kontrollierte Gabe von Grünfutter mit ausreichender Beifütterung von Raufutter.
- Antiallergische Behandlung, Juckreiz stillen, entzündungshemmende Maßnahmen: Corticosteroide, Prednisolon, Pferd 1 mg/kg i.v./i.m./p.o., Dexamethason, Pferd 0,02–0,08 (–0,2) mg/kg i.v./i.m., Antihistaminika, Diphenhydramin (1 %ig) (z. B. Benadryl parenteral) Pferd 0,5–1,0 mg/kg i.m./i.v.

Homöopathie
- Monopräparate, je nach Arzneimittelbild: **Calcium carbonicum** D6, D12, D30, D200, **Sulfur** D6, D12, D30, D200, **Cardiospermum** D3, D4, D30 (auch äußerlich als **Cardiospermum-Salbe**), Arsenicum album D6, D12, D30, Ledum D6, D30, D200, Medorrhinum D200, Psorinum D30, D200, Rhus toxicodendron D6, D12, D30, Staphisagria D6, D12
- Kombinationspräparate: **Alleosal** (Biokanol), **Dermisal** (Biokanol), **Formidium** (DHU), Urtica/Stannum compositum (PlantaVet), Apis comp. PLV (Plantavet), Traumeel (Heel), Histamin Injeel forte (Heel), Urtica Injeel forte (Heel), Sulfur-logoplex (Ziegler).

Phytotherapie
- Pflanzen: Calendula, Kamille, Hypericum, Dulcamara (Bittersüß), Teebaum, Nelken, Zitrone, Knoblauch
- Lokale entzündungshemmende Maßnahmen: Öle, Salben, Lösungen von Dulcamara, Calendula, Hypericum, Teebaum, Kamille
- Fertigpräparate: z. B. Cefabene (Cefak), Kamillosan (VIATRIS), PhlogAsept (Plantavet), VulnoPlant (PlantaVet)

- Insektenabweisenden Maßnahmen: Einreibungen mit Ölen oder Lösungen, die ätherische Öle enthalten von Nelke, Zitrone, Teebaum. Verfütterung von rohen Knoblauchzehen.

Vorbeugende Maßnahmen können in den krankheitsfreien Monaten durchgeführt werden: Eigenbluttherapie mit Formicain, Formidium D6, D12. Umstimmungstherapie mit Sulfur.

18 Spezifische haarlose Hautorgane

Zu den spezifischen haarlosen Hautorganen unserer Haustiere zählen die Zehenendorgane Huf, Klauen, Kralle und Nägel, sowie Sporn und Kastanie des Pferdes und die Hörner der Wiederkäuer. In diesen Organen sind Oberhaut (Epidermis) und Lederhaut (Korium) beibehalten – im Gegensatz zur „normalen" Haut fehlen jedoch Hautdrüsen und Haare. Diese Organe sind charakterisiert durch eine stark verhornte Oberhaut und eine kräftig entwickelte Lederhaut mit ausgeprägtem Papillarkörper.

18.1 Huf, Sporn und Kastanie, Klauen, Hörner

Beim Pferd erhalten die Extremitäten durch die Rückbildung vom Vierzeher zum „Einzeher" eine beachtliche Stabilität und Festigkeit. Das Zehenendorgan ist beim Pferd als **Huf** ausgebildet und besteht aus Stützelementen und dem „Hautüberzug". Zu den Stützteilen zählen Hufbein, Strahlbein, Hufknorpel, Bänder, Sehnen und Hufrollenschleimbeutel. Der Hufrollenschleimbeutel, das Strahlbein und die tiefe Beugesehne bilden zusammen den **Strahlbeinapparat (Hufrolle)**. Der Hautüberzug besteht aus drei Schichten: Hufunterhaut, Huflederhaut, Hufepidermis (Hufoberhaut). Die Hufunterhaut ist im Bereich von Hufwand und Hufsohle identisch mit der Knochenhaut. Im Bereich von Hufsaum, Hufkrone, Ballen und Strahl bildet die Unterhaut bindegewebige Polster – Ballenkissen, Strahlkissen, Kronkissen und Saumkissen. Sie ist dort besonders dick und enthält viele elastische Fasern. Diese Strukturen sind wichtig für den elastischen Federungsmechanismus, der zur Stoßbrechung des Hufs dient. Die Hufkapsel hat trotz ihrer Festigkeit eine bedeutende Elastizität. Beim Belasten der Gliedmaße weichen die Trachten des Hufes auseinander und die Sohle flacht sich etwas ab **(Hufmechanismus)**. Dieser Abfederungsvorgang wird noch unterstützt durch das keilförmige Strahlpolster und die Winkelung von Huf-, Kron- und Fesselgelenk (Stoßdämpfermechanismus). Die nächste Schicht, die Huflederhaut, ist stark durchblutet. Die Epidermis schließlich bildet den Hornschuh mit einer mehr oder weniger starken Hornwand. Am Hornschuh unterscheidet man eine Hornsohle mit den Sohlenästen, den Strahl (zwei Strahlschenkel) mit einer mittleren und zwei seitlichen Strahlfurchen, den Hornballen, eine Hornwand mit Rückenteil, Seitenwänden und Trachten, die in die Eckstreben übergehen, das Kronsegment und das Saumsegment. Die Sohle und die Wand berühren sich im Tragrand. Der Kronrand markiert die obere Begrenzung des Hufs. Die Wand des Hornschuhs hat verschiedene Schichten. Die äußerste, die Glasurschicht, ist sehr dünn, wird vom Saumsegment der Huflederhaut gebildet und nützt sich bereits in den oberen Hufabschnitten sehr schnell ab. Darauf

Spezifische haarlose Hautorgane

folgt die Schutzschicht, die den Hauptanteil des Hornschuhs ausmacht. Sie ist sehr dick, besteht aus Röhrchenhorn, der von der Lederhaut des Kronsegments gebildet wird, und wächst vom Kronrand hin zum Tragrand. Nach innen hin folgt auf die Schutzschicht die Verbindungsschicht. Sie besteht aus lamellenartig angeordneten Blättchenhornstrukturen, die im Bereich der Hufwand eine innige Verbindung von Hornschuh und Huflederhaut bewirken. Das Horn der Verbindungsschicht ist unpigmentiert und bildet an der Sohle die weiße Linie.

Sporn und Kastanie des Pferdes sind Überbleibsel der Sohlen- und Fußwurzelballen. Sie bestehen aus Röhrchenhorn der stark verhornten Epidermis.

Die **Klauen** des Rindes sind im Prinzip aufgebaut wie der Huf des Pferdes. Der Strahl fehlt bei den Klauen.

Die **Hörner** der Wiederkäuer sitzen wie Huf oder Klaue ebenfalls einer speziellen Lederhaut auf. Auch sie sind spezielle Bildungen der Epidermis und bestehen aus Röhrchenhorn.

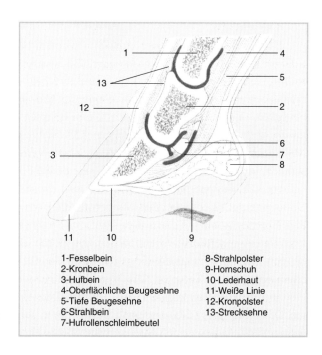

Abb. 18-1 Sagittalschnitt durch einen Pferdehuf. Modifiziert nach Ellenberger und Baum 1943

1-Fesselbein
2-Kronbein
3-Hufbein
4-Oberflächliche Beugesehne
5-Tiefe Beugesehne
6-Strahlbein
7-Hufrollenschleimbeutel
8-Strahlpolster
9-Hornschuh
10-Lederhaut
11-Weiße Linie
12-Kronpolster
13-Strecksehne

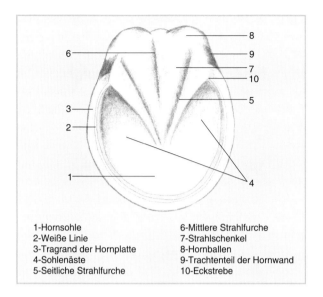

Abb. 18-2 Sohlenfläche eines Pferdehufs. Modifiziert nach Ellenberger und Baum 1943

18.2 Ausgewählte Krankheitsbilder mit Therapievorschlägen

18.2.1 Rehe

Unter Rehe (Hufverschlag, Pododermatitis aseptica diffusa) versteht man eine nicht infektiöse Entzündung der Huflederhaut. Gewöhnlich sind beide Vorderextremitäten betroffen, es können aber auch die Hintergliedmaßen oder alle vier Extremitäten erkrankt sein. Im akuten Fall kommt es zu plötzlicher, **hochgradiger Lahmheit**, der Gang wird „klamm" („wie auf Nadeln"), die Schritte werden kurz und schnell, wobei die Zehen entlastet und die Trachten und Ballen belastet werden (typische Trachtenfußung). Bei schwerem Krankheitsverlauf sind die Tiere wegen der großen Schmerzen nicht mehr von der Stelle zu bewegen oder kommen ganz zum Festliegen. Der lokale Befund am Huf zeigt vermehrte Wärme der Hufkapsel, speziell im Kronsaumbereich, pochende Pulsation der Mittelfußarterie und eine deutliche Schmerzhaftigkeit beim Beklopfen des Hufes oder Druckausübung mit der Hufzange. Bei leichten Fällen sind Appetit, Körpertemperatur und Allgemeinbefinden normal. Schwere Fälle können zu Appetitlosigkeit, Schweißausbrüchen, Fieber und Unruheerscheinungen führen. Ursächliche Faktoren für die Rehe sind Überanstrengung, exzessive Arbeit, „frischer Hufbeschlag" oder harter Boden, die eine **Traumatisierung** der Huflederhaut bewirken können. Falsche oder übermäßige Verfütterung energiereicher **Futtermittel** („fette" Weiden, „Haferkiste", zuviele Kohlenhydrate), bei gleichzeitig unzureichender körperlicher Arbeit oder giftige **Futterpflanzen** (z. B.

Wiesenschaumkraut) spielen ebenfalls eine wichtige, ursächliche Rolle. Auch infektiöse Erkrankungen, **Nachgeburtsverhaltungen** oder Koliken, bei denen es zur Einschwemmung von Giftstoffen in das Kreislaufsystem mit entsprechenden Folgeschäden kommt, können eine Rehe auslösen. Meist gehen der Rehe Störungen im Verdauungssystem voran, die mittelbar oder unmittelbar mit dem Futter zusammenhängen. Letztlich kommt es immer zu Kreislaufstörungen im Huf mit einer Minderdurchblutung der Huflederhaut und nachfolgender Schädigung der Kapillargefäße, die schließlich zur lokalen entzündlichen Reaktion führt. Flache, spitz gewinkelte Hufe scheinen eher anfällig für eine Rehe zu sein, übergewichtigen Tieren und Kaltblütern wird ebenfalls eine Veranlagung für diese Erkrankung nachgesagt. Ponys sind besonders häufig betroffen (Haltung- und Fütterungsfehler, Hufform). Kommt es zur chronischen Rehe, kann es zu einer Lockerung des Aufhängeapparates zwischen Hufbein und Hornschuh kommen, was dann zu einer Senkung und Drehung des Hufbeins und zum Einsinken des Kronrandes führt. Klinisch zeigt sich dies in Ringfurchenbildungen der Hornwand oder knolligen Verdickungen am Huf (Rehe- und Knollhuf). Die weiße Linie wird breiter. Im Extremfall kommt es zum Sohlendurchbruch oder zum Ausschuhen.

Behandlungsstrategie

Beseitigung der Ursachen, entzündungshemmende, schmerzlindernde Maßnahmen, Förderung der Hufdurchblutung.

Allopathie

- Beseitigung der Ursachen: z. B. Futterumstellung, Absetzen bestimmter Arzneimittel, Abnahme der Nachgeburt
- Aderlaß: 4–8 l (1. Tag) – evtl. Wiederholung (ca. 2 l) am 2. Tag oder später
- Entzündungshemmende, schmerzlindernde Maßnahmen: Akutes Stadium – kühlende Hufverbände (Eispackungen), Wasserbäder. Antiphlogistika: z. B. Phenylbutazon, 4 mg/kg für 3–5 Tage, dann ausschleichen.
- Abnahme der Hufeisen, soweit möglich – zumindest Ziehen der Zehennägel, Zehenwand dünnraspeln
- Weiche Aufstallung, tiefe Einstreu
- Wasserentzug, Futterentzug für 24 Stunden – dann Magerkost, halbe Ration gutes Heu
- Bei fütterungsbedingter Rehe: Abführmittel, um Resorption von Giftstoffen aus dem Darm zu verringern, z. B. Paraffinöl, 4 l, verabreicht über die Nasenschlundsonde
- Infusion von Calciumlösungen, z. B. 200 ml Calciumgluconat
- Diuretika, z. B. Furosemid 0,5–1 (–2) mg/kg
- Verbesserung der Durchblutung: Isoxsuprin 0,6–1,2 mg/kg p.o.
- Bei chronischer Rehe: Orthopädischer Hufbeschlag mit Reheeisen.

Homöopathie
- Monopräparate, je nach Arzneimittelbild: **Belladonna** D4, D6, D30, Bryonia D4, D6, D30, Nux vomica D6, D30, Ginkgo biloba D1, D2, D3, Calcium fluoratum D12, D30, Silicea D6, D12, D30
- Kombinationspräparate: **Belladonna Homaccord** (Heel), Traumeel (Heel), Vetokehl Muc D5 (Sanum Kehlbeck), Ginkgobakehl (Sanum Kehlbeck), Infi-Tabacum (Infirmarius Rovit), Apis comp. PLV (Plantavet).

Die Rehebehandlung kann sehr effektiv mit naturheilkundlichen Verfahren durchgeführt werden. Die Beseitigung der Ursachen, Aderlass, Abnahme der Hufeisen, lokal kühlende Anwendungen und andere begleitende Maßnahmen werden in gleichem Maße durchgeführt wie beim schulmedizinischen Therapieansatz.

18.2.2 Strahlbeinlahmheit

Die Strahlbeinlahmheit (Podotrochlose) ist eine degenerative Erkrankung der Hufrolle und wird den Arthrosen zugerechnet. Es kommt zu vermehrten Abbau- und Umbauvorgängen am Strahlbein und zu degenerativen Knochenzubildungen, die schmerzhafte Zustände zur Folge haben. Für die Erkrankung macht man mehrere Faktoren verantwortlich. Neben einer genetischen Veranlagung diskutiert man Stellungsanomalien der Gliedmaßen, Überbeanspruchung und eine mangelhafte Hufversorgung. Der ständige Wechsel von Zug- und Druckkräften, der auf das Strahlbein einwirkt, zusammen mit den oben genannten Faktoren kann zu diesem Krankheitsbild führen. Das zentrale Symptom der Podotrochlose ist die Lahmheit. In der Regel ist sie gering- bis mittelgradig ausgeprägt und nimmt einen schleichenden Verlauf. Das Erscheinungsbild ist jedoch sehr variabel und kann auch plötzlich auftreten. Betroffen sind eine oder beide Vordergliedmaßen. Die Podotrochlose ist die bedeutendste Lahmheitsursache an den Vordergliedmaßen bei Reit- und Springpferden. Um Schmerz zu vermeiden wird die Fußung auf den Zehenrand verlagert und die Schenkelenden entlastet („Schongang"). Dadurch kommt es langfristig zu charakteristischen Veränderungen am Huf und der Hufmechanismus – und damit auch die Hufdurchblutung – werden stark beeinträchtigt.

Behandlungsstrategie

Beseitigung oder Linderung der Schmerzsymptome, Entlastung des betroffenen Gelenks, Förderung der Hufdurchblutung, Regulation der Degenerationsprozesse an Knochen- und Knorpelgewebe, gründliche Hufpflege.

Allopathie
- Entlastung des Gelenks: Huf- und Beschlagskorrektur. Längere Arbeitsruhe, Weidegang
- Förderung der Hufdurchblutung: z. B. Isoxsuprin 0,6–1,2 mg/kg p.o.
- Chirurgische Maßnahmen: Neurektomie, Desmotomie.

Homöopathie

- Monopräparate, je nach Arzneimittelbild: **Ginkgo biloba** D4, D6, **Symphytum** D12, **Hekla lava** D6, D8, D12, Ruta D6, D30, Harpagophytum D4, D6, Calcium carbonicum D12, D30, Calcium fluoratum D6, D12, D30, Silicea D6, D12, D30
- Kombinationspräparate: **Zeel** (Heel), **Articulatio comp. N PLV** (Plantavet), Osteoheel S (Heel), Steirocall (Steierl), Steiroplex (Steierl), Symphytum Tropfen (Infirmarius Rovit), Harpagophytum Hevert, Ney Arthros/Ney Chondrin (vitOrgan).

19 Tierseuchen

Als Seuche bezeichnet man die Anhäufung einer Infektionskrankheit in einem bestimmten Gebiet über eine bestimmte Zeit. Schon von alters her sind Tierseuchenzüge bekannt, die zum Teil erhebliche Ausmaße erreichten und großen Schaden in den betroffenen Tierpopulationen anrichteten. Bis zum 18. Jahrhundert fehlten gesetzliche Bestimmungen infolge mangelnder Fachkenntnisse völlig. Die Seuchenbekämpfung oblag Ärzten, Schmieden, Tierhaltern und Laienbehandlern. Das 19. Jahrhundert brachte die Gründung der ersten tierärztlichen Universitäten, die Entdeckung der Bakterien als Tierseuchenerreger und schließlich auch die ersten staatlichen Maßnahmen zur Tierseuchenbekämpfung. Im Laufe der Zeit wurden die gesetzlichen Bestimmungen erweitert und je nach Bedarf den epidemiologischen Entwicklungen und Gegebenheiten angepasst. Die staatlichen Bestimmungen sind folglich nicht ein für alle Male fixiert, sondern ändern sich nach Bedarf. **Maßgebend für die staatliche Tierseuchenbekämpfung ist das Tierseuchengesetz** (TierSG). Dies regelt die Bekämpfung von Seuchen, die bei Haustieren, Süßwasserfischen oder anderen Tieren auftreten, oder auf diese übertragen werden können. Es legt Maßnahmen fest, die sowohl der Vorbeugung gegen Seucheneinschleppung als auch der Tilgung entstandener Seuchenherde dienen. Außerdem werden Anzeigenpflicht und Meldepflicht bestimmter Tierseuchen geregelt. Es ist festgelegt, wer eine Tierseuche anzuzeigen beziehungsweise zu melden hat, wo und wann angezeigt beziehungsweise gemeldet werden muss und welche Folgen damit verbunden sind. Außerdem werden auch Maßnahmen zur Bekämpfung von Zoonosen darin aufgeführt. **Die Durchführung der Gesetzesvorschriften und der erlassenen Rechtsvorschriften obliegt den zuständigen Landesbehörden und deren Ausführungsorganen, den staatlichen Veterinärbeamten.**

Seuchenbekämpfungsmaßnahmen sind abhängig von ihrer Wirksamkeit, ihrer Realisierbarkeit, vom Charakter der jeweiligen Seuche und dem Ziel, das verfolgt wird – wie zum Beispiel Ausrottung oder Begrenzung einer Seuche. Staatliche Maßnahmen treten dann in Kraft, wenn Seuchen in der Landwirtschaft große finanzielle Verluste verursachen oder bei Seuchen, die gemeingefährlich sind, sowie bei Zoonosen – Infektionskrankheiten, die sowohl bei Wirbeltieren, als auch bei Menschen vorkommen und die vom Tier auf den Menschen übertragen werden können und umgekehrt.

Zum Schutz gegen eine Seuchengefahr und für deren Dauer können von der Veterinärbehörde besondere Maßnahmen getroffen werden (z. B. Quarantäne, Impfmaßnahmen, Keulung). Tierverluste (Nutztiere) durch anzeigepflichtige Tierseuchen werden vom Staat und von der Tierseuchenkasse unter bestimmten Voraussetzungen entschädigt. Für bestimmte Seuchen gelten besondere Vorschriften (z. B. Tollwut, vesikuläre Schweinekrankheit). Angestrebt wird immer die völlige Tilgung der Seuche. Die Bekämpfungsmaßnahmen reichen von Impfung und Therapie von Tieren bis hin zu Einfuhrkontrollen, Anzeige- und Meldepflicht, Keulung, Absperrung, Quarantäne und Desinfektion. Dadurch konnte beispielsweise die Rinderpest in Deutschland ausgerottet werden. Die Schweinepest ist andererseits ein Beispiel dafür, dass dies nicht immer gelingt. Bei Hund, Katze und Pferd liegt die Seuchenbekämpfung großteils in privater Hand. Hier steht das Einzeltier mehr im Vordergrund.

19.1 Anzeigepflichtige Tierseuchen (Fassung: 11.04.2001)

Afrikanische Pferdepest, Afrikanische Schweinepest, Amerikanische Faulbrut, Ansteckende Blutarmut der Einhufer, Ansteckende Blutarmut der Salmoniden, Ansteckende Schweinelähmung (Teschener Krankheit), Aujeszky'sche Krankheit, Beschälseuche der Pferde, Blauzungenkrankheit, Bovine Herpesvirus Typ1-Infektion, Brucellose der Rinder, Schafe, Schweine und Ziegen, Enzootische Hämorrhagie der Hirsche, Enzootische Leukose der Rinder, Geflügelpest, Infektiöse Hämatopoetische Nekrose der Salmoniden, Lumpy-skin-Krankheit (Dermatitis nodularis), Lungenseuche der Rinder, Maul- und Klauenseuche (MKS), Milzbrand, Newcastle-Krankheit, Pest der kleinen Wiederkäuer, Pferdeenzephalomyelitis, Pockenseuche der Schafe und Ziegen, Psittakose, Rauschbrand, Rifttal-Fieber, Rinderpest, Rotz, Salmonellose der Rinder, Schweinepest, Stomatitis vesikularis, Tollwut, Transmissible Spongiforme Enzephalopathie (BSE), Trichomonadenseuche der Rinder, Tuberkulose der Rinder, Vesikuläre Schweinekrankheit, Vibrionenseuche der Rinder, Virale Hämorrhagische Septikämie der Salmoniden.

Wer ist anzeigenpflichtig? Alle Personen, die aufgrund ihrer Ausbildung und ihrer Tätigkeit Kenntnisse über Tierseuchen besitzen: Tierärzte, Tierbesitzer und ihre Vertreter, Tierhalter, Viehhändler, Metzger, Tierpfleger, etc.

Wo muss angezeigt werden? Beim Amtstierarzt, beim Landratsamt (zuständige Behörde)

Wann muss angezeigt werden? Wenn eine anzeigepflichtige Tierseuche ausgebrochen ist, wenn Anzeichen dafür bestehen oder bereits der Verdacht einer Krankheit oder Ansteckung besteht.

19.2 Meldepflichtige Tierkrankheiten (Fassung: 11.04.2001)

Ansteckende Gehirn-Rückenmarksentzündung der Einhufer (Borna'sche Krankheit), Ansteckende Metritis des Pferdes (CEM), Bösartiges Katarrhalfieber des Rindes (BKF), Bovine Virusdiarrhoe oder Mucosal Disease (BVD, MD), Chlamydienabort des Schafes, Ecthyma contagiosum (Parapox-Infektion), Equine Virus-Arteriitis-Infektion, Euterpocken des Rindes (Parapox-Infektion), Frühlingsvirämie der Karpfen (SVC), Infektiöse Laryngotracheitis des Geflügels (ILT), Gumboro Krankheit, Infektiöse Pankreasnekrose der Forellen und forellenartigen Fische (IPN), Leptospirose, Listeriose, Maedi, Marek'sche Krankheit (akute Form), Ornithose (außer Psittakose), Partuberkulose des Rindes, Q-Fieber, Rhinitis atrophicans, Säugerpocken (Orthopox-Infektion), Stomatitis papulosa des Rindes (Parapox-Infektion), Toxoplasmose, Transmissible Virale Gastroenteritis des Schweines (TGE), Tuberkulose des Geflügels, Tularämie, Visna, Vogelpocken (Avipox-Infektion).

Meldepflichtige Tierkrankheiten sind der zuständigen Behörde zu melden. Sie werden in der Regel nicht staatlich bekämpft. Die Meldepflicht ermöglicht es dem Staat einen ständigen Überblick über das Seuchengeschehen zu haben, um gegebenenfalls staatliche Maßnahmen ergreifen zu können.

Wer ist meldepflichtig? Tierärzte, Leiter von staatlichen Untersuchungsämtern, Tiergesundheitsdiensten, wissenschaftlichen Instituten und Forschungsanstalten, etc.

Wo muss gemeldet werden? Bei den zuständigen Behörden (Veterinärreferat der Landesregierung).

Wann muss gemeldet werden? Nur bei gesichertem Nachweis der meldepflichtigen Tierkrankheit.

20 Besonderheiten der Arzneitherapie bei Tieren

20.1 Homöopathie

Bei der Behandlung von Tieren mit homöopathischen Arzneimitteln ist zu beachten, dass eine Reihe von Substanzen in den tiefen Verdünnungsstufen (meist bis einschließlich Potenz D3, Opium bis einschließlich D5!) verschreibungspflichtig ist.

Außerdem ist zu beachten, dass für Tiere, die der Lebensmittelgewinnung dienen, besondere arzneimittelrechtliche Vorschriften gelten. Nach § 56a des Arzneimittelgesetzes (AMG) darf ein Tierarzt registrierte oder von der Registrierung freigestellte homöopathische Arzneimittel in jedem Fall verschreiben, abgeben und anwenden, wenn der Verdünnungsgrad die sechste Dezimalpotenz nicht unterschreitet. Homöopathika in D6 und höheren Verdünnungsstufen können also unbedenklich eingesetzt werden. Dies gilt auch für Humanarzneimittel. Homöopathische Arzneimittel mit niedrigeren Potenzen als D6 dürfen nur dann angewendet und verabreicht werden, wenn die entsprechenden Arzneimittel für die jeweilige Tierart registriert und zugelassen sind. Für Tierhalter und andere Personen, die nicht Tierärzte sind (z. B. Tierheilpraktiker), gilt nach § 58 Abs. 1 Satz 2 AMG: Nicht verschreibungspflichtige Arzneimittel, die nicht für den Verkehr außerhalb der Apotheken freigegeben sind und deren Anwendung nicht aufgrund einer tierärztlichen Behandlungsanweisung erfolgt, dürfen nur angewendet werden,

- wenn sie zugelassen sind oder ohne Zulassung in den Verkehr gebracht werden dürfen,
- für die in der Kennzeichnung oder Packungsbeilage der Arzneimittel bezeichneten Tierarten und Anwendungsgebiete und
- in einer Menge, die nach Dosierung und Anwendungsdauer der Kennzeichnung des Arzneimittels entspricht.

Dies bedeutet, dass homöopathische Arzneimittel vom Nichttierarzt (z. B. Tierhalter, Tierheilpraktiker) bei Tieren, die der Gewinnung von Lebensmitteln dienen, nur dann eingesetzt werden dürfen, wenn sie ausdrücklich für die jeweilige Tierart zugelassen oder registriert sind und Dosierungsempfehlung und Anwendungsdauer eingehalten werden. Dies betrifft sowohl Einzelmittel als auch Komplexpräparate.

Zu den Lebensmitteln zählen alle Tiere, die einer Tierart angehören, die üblicherweise zur menschlichen Ernährung dient. Neben Rind, Schwein, Ziege, Schaf gehören auch Speisefische, Bienen und das Pferd zu dieser Gruppe. Eine schriftliche Versicherung des Pferdebesitzers (Equidenpass), dass das Tier nicht der lebensmitteltechnischen Verwertung zugeführt wird, entbindet den Behandler von den lebensmittelrechtlichen Vorschriften. Bei allen Nicht-Lebensmitteltieren, wie beispielsweise Hund, Katze, Zootiere und Heimtiere, können homöopathische Einzelmittel, Komplexpräparate und auch Humanarzneimittel eingesetzt werden.

Bei der Therapie mit homöopathischen Mitteln besteht keine Abhängigkeit von Gewicht, Alter und Rasse des Patienten und der zu verabreichenden Menge der Arznei. Homöopathika wirken bei großen und kleinen Tieren jeden Alters in gleicher Weise. Wichtig ist nur, dass der Organismus regulationsfähig ist, das heißt, dass er in der Lage ist, auf den homöopathischen Arzneireiz zu reagieren. So gibt es bestimmte Substanzen, die den Körper in dieser Reaktionsfähigkeit blockieren und dadurch die Wirkung der homöopathischen Therapie verhindern. Zu diesen Substanzen gehören Corticosteroide und Bestrahlungstherapien. Auch starke ätherische Öle beeinträchtigen Homöopathika in ihrer Wirksamkeit. In der Homöopathie gibt es keine bindende Regel für die Potenzhöhe. Zu diesem Thema gibt es die verschiedensten Meinungen, je nach Schule und Lehrmeister. Homöopathika werden in verschiedenen Arzneiformen angeboten. Die gängigsten Formen sind Tabletten, Tropfen, Globuli und Injektionsampullen. Die perorale Applikation der Homöopathika wird als optimale Verabreichungsart angesehen. Alle genannten Arzneiformen eignen sich gut für diese Art der Verabreichung. **Alkoholische Tropfen sollte man bei Katzen nicht peroral verabreichen**. Die meisten Katzen reagieren auf den Alkohol mit starkem Speicheln. Die Injektion von Homöopathika stellt beim Tier eine wertvolle Alternative zur peroralen Verabreichung dar. Intravenös oder subkutan verabreichte Arzneien garantieren dem Behandler die Sicherheit der Arzneiaufnahme, besonders, wenn die perorale Verabreichung schwierig ist. Zu beachten ist, dass eine subkutan verabreichte Injektion einer alkoholischen Lösung manchmal eine schmerzhafte Schwellung nach sich zieht (Vorsicht beim Pferd!). Die Dosierung von homöopathischen Arzneimitteln unterliegt erfahrungsgemäß einer großen Streuung. Als allgemeine Richtlinie für Dosierung und Verabreichung kann folgendes Schema gelten – eine Dosis eines homöopathischen Arzneimittels entspricht bei: Hund, Katze 5–10 Globuli, 0,5–1 Tablette, 5–10 Tropfen, 1–2 ml Injektionslösung, Rind, Pferd 20–30 Globuli, 2–3 Tabletten, 20–30 Tropfen, 5–10 ml Injektionslösung, Schwein 10 Globuli, 1–2 Tabletten, 10 Tropfen, 2–5 ml Injektionslösung. Tiefpotenzen (D1–D8) werden 2–3× täglich verabreicht, mittlere Potenzen (–D22) 1–2× täglich und Hochpotenzen (D23 und höher) je nach Fall. Bei einer akuten Erkrankung kann man eine Dosis D30 jede halbe Stunde bis zum Eintritt der Wirkung oder 1× täglich verabreichen, Einzelmittel in D200 oder D1000 werden oft als Einzelgabe für einen längeren Zeitraum gegeben (Wochen bis Monate). Eine Festlegung einer konstanten Dosierung ist nicht möglich. Grundsätzlich gilt: Bei Eintritt der Besserung ist die Verabreichungshäufigkeit zu verringern oder das Mittel abzusetzen.

20.2 Phytotherapie

Phytotherapie ist die Vorbeugung und Behandlung von Krankheiten durch Pflanzen, Pflanzenteile und deren Zubereitungen. Unter Droge versteht man die getrocknete Heilpflanze oder deren Teile. W. Heintze empfiehlt die Erweiterung des Begriffs Phytotherapeutika zu Naturstofftherapeutika – Präparationen aus Pflanzen, Pilzen, niederen Tieren und natürlich vorkommenden Mineralien. Bei der Verwendung von phytotherapeutischen Arzneimitteln für die Behandlung von Tieren sind verschiedene Dinge zu beachten: Verschreibungspflichtige Substanzen dürfen nur vom Tierarzt verschrieben werden. Das Arzneimittelgesetz regelt die **Verschreibungspflicht**. Für Tiere, die der **Lebensmittelgewinnung** dienen, ist die **Rückstandsproblematik** zu beachten. Die Rückstandshöchstmengenverordnung-VO 2377/90 – EWG regelt, was rückstandsrelevant ist und was nicht. Zu den „Lebensmitteltieren" zählen neben Rind, Schwein, Ziege und Schaf auch das Pferd! Eine schriftliche Versicherung des Pferdebesitzers (Equidenpass), dass das Tier nicht der lebensmitteltechnischen Verwertung zugeführt wird, entbindet den Behandler von den lebensmittelrechtlichen Vorschriften. Bei entsprechender Verwendung der Tiere sind auch die **Doping-Richtlinien** zu berücksichtigen. Nicht verschreibungspflichtige Stoffe sind beim „Nicht-Lebensmitteltier" zulässig. Werden Phytotherapeutika, die regulär für Tiere zugelassen sind, für Lebensmitteltiere verwendet, muss das Arzneimittel mindestens für eine (andere) Lebensmitteltier-Spezies zugelassen sein. Die Verwendung von Human-Phytotherapeutika für Tiere ist nur zulässig für „Nicht-Lebensmitteltiere". Möchte man Humandosierungen auf Tiere umrechnen, kann man die entsprechende Dosierung über die Körperoberfläche oder das metabolische Körpergewicht ermitteln (siehe Tab. 20.1.). Die Dosierung pro Kilogramm Körpergewicht wird umgerechnet in Dosis pro Körperoberfläche oder metabolisches Körpergewicht.

Pflanzen mit stark wirksamen Inhaltsstoffen werden Forte-Drogen genannt – z.B. Fingerhut/Digitalis. Sie haben ein entsprechend hohes Risikopotenzial bezüglich der Nebenwirkungen. Pflanzen mit mild wirkenden Inhaltsstoffen werden Mite-Drogen genannt – z.B. Melisse. Eine schwache Wirkung heißt nicht, dass diese Pflanzen unwirksam sind, sondern nur, dass ihre Wirkung nicht so unmittelbar ist, wie etwa bei Digitalis. Die schwach wirkenden Pflanzen können unbedenklich über längere Zeit eingenommen werden und es besteht keine unmittelbare „Giftigkeit". Der Übergang von schwach zu stark wirkenden Pflanzen ist fließend. Beide Pflanzen-Kategorien können nicht als schadlos, sprich frei von Nebenwirkungen, eingestuft werden. So muss man beispielsweise auch bei Echinacea und Hypericum ein allergisches Potenzial mit einkalkulieren.

Ein Grundproblem der Phytotherapie ist, dass, je nach Standort der Pflanze, Witterung, Pflanzensorte, Erntezeitpunkt und Verarbeitungstechnik, das Pflanzenmaterial unterschiedliche Qualitäten und Wirkstoffmengen aufweist. Um eine jeweils gleiche Ausgangsbasis für Dosierung und Therapie zu erhalten, ist eine standardisierte Qualität der Phytotherapeutika nötig. Dies kann nur von Fertigarzneimitteln spezialisierter Firmen garantiert werden. Wichtig ist dies vor allem bei den Forte-Drogen. Bei den Mite-Drogen

Tab. 20-1 Umrechnung des Körpergewichts [kg] in metabolisches Körpergewicht [kg^{0,75}]

Körpergewicht [kg]	Körperoberfläche [m²]	Metabolisches Körpergewicht [kg^{0,75}]
0,5	0,06	0,59
1	0,1	1
2	0,16	1,7
5	0,20	3,3
10	0,46	5,6
15	0,61	7,6
20	0,74	9,5
30	0,97	12,8
40	1,17	15,9
50	1,36	18,8
100	2,15	31,6
200		53,2
300		72,1
400		89,4
500		105,7
700		136,1
Erwachsener Mensch (65 kg)	1,62	22,9
Umrechnungsfaktor	40	2,84

kann auf eine exakte Dosierung weniger Wert gelegt werden, da diese Drogen eine große therapeutische Breite haben. Für phytotherapeutische Arzneimittel gelten **Dosis-Wirkungsbeziehungen**, das heißt, dass sich die zu verabreichende Menge des Arzneimittels nach dem Körpergewicht richtet. Dadurch grenzt sich die Phytotherapie eindeutig von der Homöopathie ab. Es empfiehlt sich, phytotherapeutische Fertigpräparate zu verwenden. Bei diesen Fertigpräparaten garantiert und haftet der Hersteller für die Einhaltung rechtlicher und lebensmittelrechtlicher Vorschriften, sowie für standardisierte Pflanzenqualitäten und Wirkstoffgehalte. Außerdem beschreibt er die Anwendbarkeit bei den verschiedenen Tierarten und die entsprechenden Dosierungsmöglichkeiten.

Gängige phytotherapeutische Verabreichungsformen sind: Tee, Tinktur (alkoholischer Auszug) und Fertigarzneimittel in Form von Tabletten, Tropfen, Sirup, Presssaft, Pulver und Pellets, Salben, Gele, Zäpfchen und Injektionsampullen. Anwendung und Dosierung der Fertigarzneimittel sind vom Hersteller detailliert beschrieben. Bei der Verwendung von Tees ist darauf zu achten, wie sie zubereitet werden müssen. Alle Drogen mit ätherischen Ölen werden nur mit kochendem Wasser gebrüht (Infus) und anschließend lässt man sie abgedeckt (wegen der Flüchtigkeit der ätherischen Öle!) 5–10 Minuten ziehen. Alle Rinden und Wurzeldrogen werden in der Regel gekocht (Dekokt). Je nach Droge liegt die Kochzeit bei 1–3 Minuten, aber auch bis zu 20 Minuten. Einfaches Brühen reicht hier nicht aus, um die Wirkstoffe in Lösung gehen zu lassen. Beim Kaltauszug, der so genannten Mazeration, gibt man zur Droge kaltes Wasser und lässt sie für die Zeitdauer von 6–8 Stunden abgedeckt ziehen. Die Dosierung von Tees kann im Allgemeinen großzügig gehandhabt werden. Die übliche Dosis ist 1–2 Teelöffel Droge auf ein Glas Wasser (ca. 150 ml). Tee wird warm und täglich zweimal verabreicht. Der Geschmack kann durch Zucker oder Honig oder andere Geschmacksverbesserer verändert und damit die Akzeptanz beim Tier erhöht werden. Der Tee sollte täglich frisch zubereitet werden. Teeverordnungen sind nur dann wirksam, wenn sie regelmäßig und über eine längere Zeit durchgeführt werden (Teekur) – aber auch nicht unbegrenzt!

21 Besondere Formen der Arzneimittelapplikation beim Tier

21.1 Inhalation

Unter Inhalation versteht man das Einatmen von Rauch, Gasen, Dämpfen, Aerosolen und Stäuben. Die Inhalation gehört zu den äußeren Anwendungen und ermöglicht es, in optimaler Weise arzneiliche Substanzen auf die Schleimhäute der Atemwege zu verbringen. Dadurch erreicht man einen hohen Wirkspiegel und Wirkungsgrad dieser Substanzen direkt am Ort des Krankheitsgeschehens. Die gängigste Verabreichungsform ist die Dampfinhalation. Hierbei werden Wasserdampf und die in ihm gelösten Teilchen, z. B. die leicht flüchtigen ätherischen Öle verschiedener Pflanzen, eingeatmet. Die ätherischen Öle können so ihre entzündungshemmende, entkrampfende, sekretionsfördernde, schleimlösende und desinfizierende Wirkung direkt auf den Schleimhäuten der Atemwege entfalten. Bei der klassischen Dampfinhalation gibt man auf einen Liter kochendes Wasser eine Hand voll Kräuter, Kochsalz oder ein paar Tropfen ätherische Öle, deckt Kopf und Gefäß mit einem Tuch ab und atmet langsam und tief den heißen Dampf zehn bis fünfzehn Minuten lang ein. Kleinere Tiere wie Hunde und Katzen kann man mit unter das Tuch nehmen und zusammen mit dem Tier die Inhalation durchführen. Die menschliche Nähe erleichtert oft die Akzeptanz der Tiere für diese Behandlungsform. Neben dieser klassischen Art der Inhalation gibt es heute Ultraschallvernebler oder Düsenvernebler (mit elektrischen Kompressoren betrieben), welche die angesetzten Lösungen in feinste Tröpfchen vernebeln. Das so entstandene Aerosol wird eingeatmet – entweder über spezielle Masken (siehe Fachhandel), in Inhalationszelten oder Inhalationsboxen. Die Dauer der Inhalation sollte zehn bis fünfzehn Minuten betragen. Nach der Anwendung ist Ruhe und eine warme Umgebung (direkte Kälte ist zu vermeiden) empfehlenswert. Es ist ratsam, die Konzentration der angesetzten Inhalationslösung zu überprüfen und darauf zu achten, dass beim Einatmen kein unangenehmer Hustenreiz oder gar heftigere Reaktionen (Atemnot) ausgelöst werden – besonders bei der ersten Inhalation! Ätherische Öle sollten nur in bester Qualität verwendet werden (Reinöle). Bei Vernebelungsgeräten spielt die Teilchengröße eine wichtige Rolle. Tröpfchengrößen von 5 µm und kleiner sind notwendig für die Behandlung des unteren Atmungstrakts (Lunge). Tröpfchengrößen von 10 µm und darüber sind nur für die Behandlung der oberen Atemwege (Nase, Nebenhöhlen, Rachen, Kehlkopf, Bronchien) geeignet. Im Idealfall ist die Inhalationslösung isoton und pH-neutral (z. B. physiologische Kochsalzlösung 0,9 %, Emser Inhalationslösung).

Für die Inhalationstherapie eignen sich folgende Substanzen: Kochsalz, Meersalz, Emser Sole – frische oder getrocknete Kräuter oder ätherische Öle von Melisse, Kamille, Nelken, Rosmarin, Thymian, Eukalyptus, Anis, Fenchel, Cajeput, Lavendel, Latschenkiefer, Fichtennadel, Pfefferminze etc. **Zu beachten ist, dass ätherische Öle bei Katzen und bei Patienten mit überempfindlichen Bronchien zu asthmaartigen Anfällen führen können!!** Es kommt zu Krampfzuständen im Bereich Kehlkopf und Bronchien, die eine starke Atemnot zur Folge haben. Zu berücksichtigen ist weiterhin, dass Kamille bei längerem Gebrauch die Schleimhäute austrocknet. Ganz besonders sollte man auch die **Dosierung von ätherischen Ölen** beachten. Es treten **dosisabhängige Umkehreffekte** auf – kleine Dosen zeigen den gewünschten Effekt, während zu hohe Dosierungen erhebliche Wirkungseinbußen zur Folge haben!! In diesem Rahmen sei auch die **Aromatherapie** erwähnt, bei welcher bestimmte Öle zusammen mit Wasser in Duftlampen verdunstet werden. Man kann auch mittels Luftbefeuchtern oder Zimmerbrunnen ätherische Öle sehr einfach in der Atemluft anreichern. Verbringt man die Patienten in derart vorbereitete Räumlichkeiten, ist eine Behandlung in der Regel problemlos durchzuführen.

22 Lage- und Richtungsbezeichnungen am Tierkörper

Die Lage- und Richtungsbezeichnungen ermöglichen eine exakte Beschreibung von Einzelteilen des tierischen Körpers, ihre Lage und ihren Bezug zum Gesamtkörper. Die wichtigsten Bezeichnungen sind wie folgt:

anterior – vorne, nach vorn
distal – rumpfabgewandt, vom Rumpf weg
dorsal – rückenwärts, zum Rücken hin
externus – außen gelegen
inferior – unten
internus – innen gelegen
kaudal – schwanzwärts
kranial – kopfwärts
lateral – seitwärts, zur Seite hin
medial – zur Mitte hin
Medianebene – durch die Mitte des Tieres in der Längsachse gedachte Vertikalebene
median – in der Mitte/in der Medianebene gelegen
oral/rostral – mundwärts
palmar – zur Handfläche hin (Vorderextremität)
plantar – zur Fußfläche hin (Hinterextremität)
posterior – hinten, nach hinten
profundus – tief gelegen
proximal – rumpfwärts, zum Rumpf hin
Sagittalebene – Ebene, die parallel zur Medianebene verläuft
superficialis – oberflächlich gelegen
superior – oben
Transversalebene – Ebene, die senkrecht zur Längsachse verläuft
ventral – bauchwärts, zum Bauch hin.

Lage- und Richtungsbezeichnungen am Tierkörper

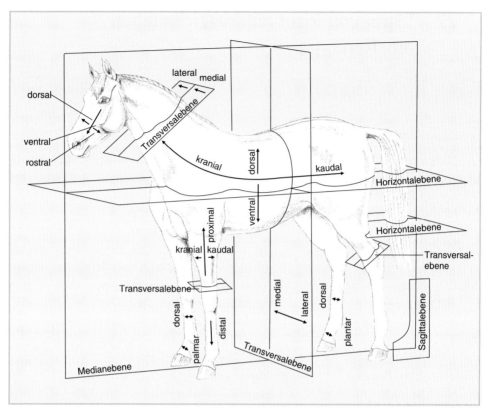

Abb. 22-1   Lage- und Richtungsbezeichnung am Tierkörper. Nach Dyce, Sack, Wensing 1991; aus König, Liebich 1999

23 Diagnostischer Leitfaden

23.1 Hund

Krankheit Leitsymptome	Siehe Seite
Agalaktie	
Fehlende oder mangelnde Milchproduktion	173
Analbeutelentzündung	
Belecken des Afters, Juckreiz im After, „Rutschen auf dem After", beständiger Kotdrang	62
Arthritis	
Lahmheit, Gelenk: schmerzhaft, warm, geschwollen	31
Arthrose	
Lahmheit, Anfangsschmerz – „geht sich ein", Gelenk: steif, verdickt, kalt, schmerzhaft	32
Bandscheibenvorfall	
Schmerzhafter Rücken, steife Körperhaltung, erschwertes Aufstehen, unsicherer Gang, Bewegungsunlust, Lähmungserscheinungen	33
Blasenentzündung	
Harnabsatz: Beschwerlich, schmerzhaft, kleine Portionen	138
Blasenschwäche	
Harnträufeln, unkontrollierter Urinabgang	139
Bronchitis	
Husten, Nasenausfluss, Atembeschwerden	93
Cushing Syndrom	
Gesteigerter Appetit, Fettleibigkeit, Muskelschwäche, Haarausfall, Haar- und Hautveränderungen	220
Demodikose	
Hautentzündung mit Schuppung und Haarausfall	229
Dermatitis	
Entzündliche Hautveränderungen mit/ohne Juckreiz und Haarausfall	232

Durchfall
   Breiig, wässriger Kot ... 63

Eklampsie
   Weibliche Tiere kurz vor oder nach der Geburt:
   Krämpfe, Muskelzuckungen, steifer Gang ... 156

Enzephalitis
   Fieber, zentralnervöse Symptome, Nackensteifigkeit, Krämpfe,
   Koordinationsstörungen, Sensibilitätsstörungen, Verhaltensstörungen ... 186

Enteritis
   Durchfall, beständiger Kotdrang, Blähung ... 66

Epilepsie
   Krampfanfälle, Bewusstseinsverlust ... 185

Flohdermatitis
   Hautentzündung mit Juckreiz ... 230

Gastritis
   Erbrechen, Appetitmangel ... 67

Gebärmutterschleimhautentzündung
   Fieber, Scheidenausfluss ... 157

Gehörgangsentzündung
   Kopfschütteln, Kopfschiefhalten, Juckreiz mit Kratzen und Reiben
   der Ohrmuschel, „dreckige" Ohren ... 203

Gesäugeentzündung
   Fieber, verändertes Milchsekret, Gesäuge: warm, schmerzhaft, geschwollen ... 168

Grauer Star
   Linsentrübung ... 204

Grüner Star
   Erhöhter Augeninnendruck ... 205

Harnsteine
   Blut im Urin, Harnabsatz: beschwerlich, schmerzhaft, unter starkem Pressen,
   Harngries ... 140

Harnverhaltung
   Kein Urinabsatz ... 142

Hautpilzinfektionen
   Runde, scharf begrenzte Herde mit Rötung, Schuppung, Haarausfall
   oder Haarbruch ... 234

Hepatitis
 Gelbe Schleimhäute, Fieber, Verdauungsstörungen
 (Ansteckende Leberentzündung/HCC) 79
Herzinsuffizienz
 Ödeme, Atemnot, Schwäche, rasche Ermüdbarkeit 115
Hüftgelenksdysplasie
 Mühevolles Aufstehen, „läuft sich ein", Gang: unsicher, schwankend, unsauber 34
Hypersexualität
 Übersteigerter Geschlechtstrieb 220

Kehlkopfentzündung
 Heiserkeit, Husten, Würgereiz 97
Keratitis
 Milchige Eintrübung der Hornhaut, Tränenfluss 206
Knochenbruch
 Hochgradige Lahmheit, totale Entlastung und abnorme Beweglichkeit
 der Gliedmaße 35
Konjunktivitis
 Augenausfluss, Bindehäute: Gerötet, geschwollen 202

Leberdegeneration (Hepatose)
 Gelbe Schleimhäute, Leistungsminderung, Gewichtsverlust,
 Verdauungsstörungen 81
Leukose
 Hochgradige Abwehrschwäche, Abmagerung, Blutungen, Tumoren 131
Lungenentzündung
 Fieber, Husten, Atembeschwerden, Nasenausfluss 99
Lungenödem
 Extreme Atemnot, Schwäche 103

Magendrehung
 Plötzliches, starkes Aufblähen, Koliksymptome, Unruhe, Würgebewegungen 70
Mammatumor
 Geschwustbildung im Bereich der Milchdrüse 171
Mandelentzündung
 Schluckbeschwerden, Speicheln, Hustenreiz,
 Halslymphknoten: geschwollen, schmerzhaft 103
Meningitis
 Fieber, Genickstarre, Koordinationsstörungen, Lähmungserscheinungen,
 Sensibilitätsstörungen, Verhaltensstörungen 187

Mittelohrentzündung
  Kopfschiefhalten, Kopfschütteln, Hörstörungen — 208
Muskelentzündung
  Lahmheit, gestörte Motorik, betroffene Muskelpartien:
  schmerzhaft, warm, geschwollen — 37

Nierenentzündung
  Großer Durst, große Harnmengen oder verminderte Harnausscheidung,
  aufgekrümmter, schmerzhafter Rücken, harnartige Ausdünstungen,
  Erbrechen, Magen- und Darmentzündungen — 143
Nierenversagen
  Verminderte Harnausscheidung und zunehmende Harnverhaltung,
  Magen- und Darmentzündungen, Erbrechen, Durchfall, Blutarmut,
  Abmagerung, Ödeme — 145

Ohrhämatom
  Bluterguss im Bereich der Ohrmuschel — 210

Pankreasversagen
  Heißhunger, Abmagerung, graue Stühle — 87
Prostatavergrößerung
  Kotabsatzbeschwerden, Verstopfung — 222
Pyodermie
  Eitrige Hautentzündung — 237
Pyometra
  Vermehrter Durst, vermehrter Harnabsatz, Fieber — 160

Quaddelausschlag
  Flüchtige, schubweise auftretende Hautquaddeln, Juckreiz — 122

Rachenentzündung
  Schluckbeschwerden, Speicheln, Hustenreiz, Halslymphknoten: geschwollen — 107
Rachitis
  Abnorme Weichheit und Biegsamkeit der Knochen,
  Knochenauftreibungen und Knochendeformationen, Lahmheit — 38
Räude
  Entzündliche Hautveränderungen mit starkem Juckreiz — 238
Rhinitis
  Niesen, Nasenausfluss, verkrustete Nasenlöcher — 106

Scheinträchtigkeit
    Wesensveränderungen, angeschwollenes Gesäuge, Nestbau, Unruhe   174
Schilddrüsenüberfunktion
    Nervosität, Übererregbarkeit, Gewichtsabnahme   223
Sehnenentzündung
    Lahmheit, Sehne: geschwollen, schmerzhaft   40
Sehnenscheidenentzündung
    Lahmheit, Sehnenscheide: geschwollen, schmerzhaft   42
Sehnenzerreißung
    Lahmheit, Instabilität der Gliedmaße   43
Sinusitis
    Schleimig, eitriger Nasenausfluss   105
Spondylose
    Versteifung und Bewegungseinschränkung der Wirbelsäule   46
Staupe
    Symptome, je nach Verlaufsform – Atemwege, Magen-Darmtrakt,
    Nervensystem, Haut   189

Tetanus
    Fortschreitende Steifheit der Muskeln, Krämpfe, brettharte Muskulatur   192

Verrenkung
    Lahmheit, Gelenk: schmerzhaft, warm, geschwollen, Gelenkflächen: Verlagert   47
Verstauchung
    Lahmheit, Gelenk: schmerzhaft, warm, geschwollen   48
Verstopfung
    Beschwerden beim Kotabsatz, vergeblicher Kotdrang   73
Vorhautkatarrh
    Gelblich-weißer Ausfluss aus der Vorhaut   162

Zuckerkrankheit
    Gesteigerter Appetit, Heißhunger, starker Durst, große Urinmengen,
    Linsentrübung   86
Zwingerhusten
    Husten: trocken, rau, heiser   109

23.2 Katze

Krankheit Leitsymptome	Siehe Seite
Arthritis	
Lahmheit, Gelenk: schmerzhaft, warm, geschwollen	31
Arthrose	
Lahmheit, Anfangsschmerz – „geht sich ein",	
Gelenk: Steif, verdickt, kalt, schmerzhaft	32
Blasenentzündung	
Harnabsatz: beschwerlich, schmerzhaft, kleine Portionen	138
Blasenschwäche	
Harnträufeln, unkontrollierter Urinabgang	139
Bronchitis	
Husten, Nasenausfluss, Atembeschwerden	93
Demodikose	
Hautentzündung mit Schuppung und Haarausfall	229
Dermatitis	
Entzündliche Hautveränderungen mit/ohne Juckreiz und Haarausfall	232
Durchfall	
Breiig, wässriger Kot	63
Eklampsie	
Weibliche Tiere kurz vor oder nach der Geburt:	
Krämpfe, Muskelzuckungen, steifer Gang	156
Enzephalitis	
Fieber, zentralnervöse Symptome, Nackensteifigkeit, Krämpfe,	
Koordinationsstörungen, Sensibilitätsstörungen, Verhaltensstörungen	186
Enteritis	
Durchfall, beständiger Kotdrang, Blähung	66
Epilepsie	
Krampfanfälle, Bewusstseinsverlust	185
Flohdermatitis	
Hautentzündung mit Juckreiz	230
Gastritis	
Erbrechen, Appetitmangel	67

Gebärmutterschleimhautentzündung
    Fieber, Scheidenausfluss　157
Gehörgangsentzündung
    Kopfschütteln, Kopfschiefhalten, Juckreiz mit Kratzen und Reiben
    der Ohrmuschel, „schmutzige" Ohren　203
Grauer Star
    Linsentrübung　204
Grüner Star
    Erhöhter Augeninnendruck　205

Harnsteine
    Blut im Urin, Harnabsatz: Beschwerlich, schmerzhaft, unter starkem Pressen,
    Harngries　140
Harnverhaltung
    Kein Urinabsatz　142
Hautpilzinfektionen
    Runde, scharf begrenzte Herde mit Rötung, Schuppung,
    Haarausfall oder Haarbruch　234
Hepatitis
    Gelbe Schleimhäute, Fieber, Verdauungsstörungen　79
Herzinsuffizienz
    Ödeme, Atemnot, Schwäche, rasche Ermüdbarkeit　115
Hypersexualität
    Übersteigerter Geschlechtstrieb　220

Katzenschnupfen
    Niesen, Nasenausfluss, Schniefen, verklebte Augen und Nasenöffnungen,
    Bindehautentzündung　96
Kehlkopfentzündung
    Heiserkeit, Husten, Würgereiz　97
Keratitis
    Milchige Eintrübung der Hornhaut, Tränenfluss　206
Knochenbruch
    Hochgradige Lahmheit, totale Entlastung und abnorme Beweglichkeit
    der Gliedmaße　35
Konjunktivitis
    Augenausfluss, Bindehäute: Gerötet, geschwollen　202

Leberdegeneration (Hepatose)
    Gelbe Schleimhäute, Leistungsminderung, Gewichtsverlust,
    Verdauungsstörungen　81

Leukose
Tumoren, hochgradige Abwehrschwäche, Abmagerung, Blutungen — 131

Lungenentzündung
Fieber, Husten, Atembeschwerden, Nasenausfluss — 99

Lungenödem
Extreme Atemnot, Schwäche — 103

Mammatumor
Geschwulstbildung im Bereich der Milchdrüse — 171

Mandelentzündung
Schluckbeschwerden, Speicheln, Hustenreiz, Halslymphknoten: geschwollen, schmerzhaft — 103

Meningitis
Fieber, Genickstarre, Koordinationsstörungen, Lähmungserscheinungen, Sensibilitätsstörungen, Verhaltensstörungen — 187

Mittelohrentzündung
Kopfschiefhalten, Kopfschütteln, Hörstörungen — 208

Muskelentzündung
Lahmheit, gestörte Motorik, betroffene Muskelpartien: schmerzhaft, warm, geschwollen — 37

Nierenentzündung
Großer Durst, große Harnmengen oder verminderte Harnausscheidung, aufgekrümmter, schmerzhafter Rücken, harnartige Ausdünstungen, Erbrechen, Magen- und Darmentzündungen — 143

Nierenversagen
Verminderte Harnausscheidung und zunehmende Harnverhaltung, Magen- und Darmentzündungen, Erbrechen, Durchfall, Blutarmut, Abmagerung, Ödeme — 145

Ohrhämatom
Bluterguss im Bereich der Ohrmuschel — 210

Pyodermie
Eitrige Hautentzündung — 237

Pyometra
Vermehrter Durst, vermehrter Harnabsatz, Fieber, Abmagerung, Erbrechen — 160

Quaddelausschlag
Flüchtige, schubweise auftretende Hautquaddeln, Juckreiz — 122

Rachenentzündung
  Schluckbeschwerden, Speicheln, Hustenreiz, Halslymphknoten:
  Geschwollen   107
Rachitis
  Abnorme Weichheit und Biegsamkeit der Knochen,
  Knochenauftreibungen und Knochendeformationen, Lahmheit   38
Räude
  Entzündliche Hautveränderungen mit starkem Juckreiz   238
Rhinitis
  Niesen, Nasenausfluss, verkrustete Nasenlöcher   106

Schilddrüsenüberfunktion
  Nervosität, Übererregbarkeit, Gewichtsabnahme   223
Sehnenentzündung
  Lahmheit, Sehne: Geschwollen, schmerzhaft   40
Sehnenzerreißung
  Lahmheit, Instabilität der Gliedmaße   43
Sinusitis
  Schleimig, eitriger Nasenausfluss   105
Spondylose
  Versteifung und Bewegungseinschränkung der Wirbelsäule   46

Verrenkung
  Lahmheit, Gelenk: Schmerzhaft, warm, geschwollen,
  Gelenkflächen: verlagert   47
Verstauchung
  Lahmheit, Gelenk: schmerzhaft, warm, geschwollen   48
Verstopfung
  Beschwerden beim Kotabsatz, vergeblicher Kotdrang   73

Zuckerkrankheit
  Gesteigerter Appetit, Heißhunger, starker Durst, große Urinmengen,
  Linsentrübung   86

23.3 Pferd

Krankheit	Siehe Seite
Leitsymptome	

Arthritis
Lahmheit, Gelenk: Schmerzhaft, warm, geschwollen — 31

Arthrose
Lahmheit, Anfangsschmerz — „geht sich ein",
Gelenk: Steif, verdickt, kalt, schmerzhaft — 32

Blasenentzündung
Harnabsatz: Beschwerlich, schmerzhaft, kleine Portionen, Blasenschwäche — 138

Borna
Zentralnervöse Symptome, Wesensveränderung,
Koordinationsstörungen, Lähmungserscheinungen — 185

Bronchitis
Husten, Nasenausfluss, Atembeschwerden — 93

Dermatitis
Entzündliche Hautveränderungen mit/ohne Juckreiz und Haarausfall — 232

Druse
Fieber, Unterkieferlymphknoten: geschwollen, schmerzhaft, abszedierend,
Nasenausfluss, Husten — 95

Durchfall
Breiig, wässriger Kot — 63

Dysbiose
Blähung, Durchfall, Kolik, gestörter Appetit — 65

Eierstockszysten
Unfruchtbarkeit, Nymphomanie, blockierter Sexualzyklus — 155

Enzephalitis
Fieber, zentralnervöse Symptome, Nackensteifigkeit, Krämpfe,
Koordinationsstörungen, Sensibilitätsstörungen, Verhaltensstörungen — 186

Enteritis
Durchfall, beständiger Kotdrang, Blähung — 66

Gebärmutterschleimhautentzündung
Unfruchtbarkeit, Scheidenausfluss, Fieber — 157

Gehörgangsentzündung
Kopfschütteln, Kopfschiefhalten, Juckreiz mit Reiben der Ohrmuschel — 203

Grauer Star
  Linsentrübung   204

Harnsteine
  Harnabsatz: Beschwerlich, schmerzhaft, unter starkem Pressen, Harngries   140
Harnverhaltung
  Kein Urinabsatz   142
Hautpilzinfektionen
  Runde, scharf begrenzte Herde mit Rötung, Schuppung,
  Haarausfall oder Haarbruch   234
Herzinsuffizienz
  Ödeme, Atemnot, Schwäche, rasche Ermüdbarkeit   115
Hypersexualität
  Übersteigerter Geschlechtstrieb   220

Infektiöse Anämie der Einhufer
  Intermittierendes Fieber, Blutarmut, Gelbsucht, Ödeme,
  Schleimhautblutungen, Mattigkeit   128

Kehlkopfentzündung
  Husten   97
Keratitis
  Milchige Eintrübung der Hornhaut, Tränenfluss   206
Knochenbruch
  Hochgradige Lahmheit, totale Entlastung und abnorme Beweglichkeit
  der Gliedmaße   35
Kolik
  Unruhe, Schwitzen, Scharren, unter den Bauch treten, Wälzen,
  Futterverweigerung, Auf- und Niedergehen   69
Konjunktivitis
  Augenausfluss, Bindehäute: gerötet, geschwollen   202
Kreuzverschlag
  Bewegungsunlust, Steifheit, Muskulatur: schmerzhaft, hart,
  Urin verfärbt: Rot – braunschwarz   36

Leberdegeneration Hepatose
  Gelbe Schleimhäute, Leistungsminderung, Gewichtsverlust,
  Verdauungsstörungen   81
Leberegelbefall
  Chronisch: Entwicklungsstörungen, Leistungsminderung, Abmagerung.
  Akut: gelbe Schleimhäute, Fieber, Verdauungsstörungen   83

Luftsackentzündung
    Nasenausfluss, Schluckbeschwerden, gestreckte Kopfhaltung — 207
Lungenemphysem
    Atemnot, ausgeprägte Nüstern- und Bauchatmung, Leistungsabfall — 101
Lungenentzündung
    Fieber, Husten, Atembeschwerden, Nasenausfluss — 99
Lungenödem
    Extreme Atemnot, Schwäche — 103

Mauke
    Entzündliche Hautveränderungen im Bereich der Fesselbeugen — 235
Meningitis
    Fieber, Genickstarre, Koordinationsstörungen, Lähmungserscheinungen,
    Sensibilitätsstörungen, Verhaltensstörungen — 187
Muskelentzündung
    Lahmheit, gestörte Motorik, betroffene Muskelpartien:
    schmerzhaft, warm, geschwollen — 37

Nachgeburtsverhalten
    Nachgeburt: nicht abgegangen, Nachgeburtsteile hängen aus der Scheide — 159
Nierenentzündung
    Großer Durst, große Harnmengen oder verminderte Harnausscheidung,
    aufgekrümmter Rücken, Harn: trübe, flockig, erschwerter Harnabsatz — 143
Nierenversagen
    Verminderte Harnausscheidung und zunehmende Harnverhaltung,
    Magen- und Darmentzündungen, Durchfall — 145
Nymphomanie
    Dauerbrunst, übersteigerter Geschlechtstrieb — 221

Periodische Augenentzündung
    Lichtscheue, Tränenfluss, Fibrinausschwitzungen in der vorderen
    Augenkammer, schmerzhaftes Auge — 209
Pyodermie
    Eitrige Hautentzündung — 237

Quaddelausschlag
    Flüchtige, schubweise auftretende Hautquaddeln, Juckreiz — 122

Rachenentzündung
    Hustenreiz, Unterkieferlymphknoten: geschwollen — 107

Rachitis
  Abnorme Weichheit und Biegsamkeit der Knochen, Knochen-
  auftreibungen und Knochendeformationen, Lahmheit (Fohlen) — 38
Räude
  Entzündliche Hautveränderungen mit starkem Juckreiz — 238
Rehe
  Lahmheit, Huf: schmerzhaft, warm, Trachtenfußung — 245
Rhinitis
  Nasenausfluss — 106

Schleimbeutelentzündung
  Lahmheit, Schleimbeutel: geschwollen, schmerzhaft, warm — 39
Sehnenentzündung
  Lahmheit, Sehne: geschwollen, schmerzhaft, warm — 40
Sehnenscheidenentzündung
  Lahmheit, Sehnenscheide: geschwollen, schmerzhaft, warm — 42
Sehnenzerreißung
  Lahmheit, Instabilität der Gliedmaße — 43
Sinusitis
  Schleimig, eitriger Nasenausfluss — 105
Sommerekzem
  Hautentzündung mit Haarausfall, Juckreiz — 240
Spat
  Lahmheit, „läuft sich ein", Gelenkversteifung, verkürzter Schritt, Zehenfußung — 44
Spondylose
  Versteifung und Bewegungseinschränkung der Wirbelsäule — 46
Strahlbeinlahmheit
  Lahmheit — 247

Tetanus
  Fortschreitende Steifheit der Muskeln, Krämpfe, brettharte Muskulatur — 192

Verrenkung
  Lahmheit, Gelenk: Schmerzhaft, warm, geschwollen,
  Gelenkflächen: Verlagert — 47
Verstauchung
  Lahmheit, Gelenk: Schmerzhaft, warm, geschwollen — 48
Verstopfung
  Koliksymptome (siehe unter Kolik) — 73

Weißmuskelkrankheit
    Aufgekrümmter Rücken, klammer Gang, steife Haltung, Festliegen (Fohlen)   48

23.4 Rind

Krankheit   **Siehe Seite**
Leitsymptome

Arthritis
    Lahmheit, Gelenk: Schmerzhaft, warm, geschwollen   31

Arthrose
    Lahmheit, Anfangsschmerz – „geht sich ein",
    Gelenk: Steif, verdickt, kalt, schmerzhaft   32

Acetonämie
    Appetitlosigkeit, verminderte Milchleistung, Abmagerung,
    Verdauungsstörungen, zentralnervöse Störungen   78

Blasenentzündung
    Harnabsatz: Beschwerlich, schmerzhaft, in kleinen Portionen,
    Urin: Trübe, blutig, Blasenschwäche   138

Blutmelken
    Blutbeimengungen in der Milch   167

Bronchitis
    Husten, Nasenausfluss, Atembeschwerden   93

Dermatitis
    Entzündliche Hautveränderungen mit/ohne Juckreiz und Haarausfall   232

Durchfall
    Breiig, wässriger Kot   63

Eierstockszysten
    Unfruchtbarkeit, Nymphomanie, blockierter Sexualzyklus   155

Enzephalitis
    Fieber, zentralnervöse Symptome, Nackensteifigkeit, Krämpfe,
    Koordinationsstörungen, Sensibilitätsstörungen, Verhaltensstörungen   186

Enteritis
    Durchfall, beständiger Kotdrang, Blähung   66

Euterentzündung
    Akut: Fieber, Euter ist warm, schmerzhaft, geschwollen, verändertes
    Milchsekret Chronisch: Euterverhärtungen, verändertes Milchsekret   168

Euterödem
    Ausgeprägte Ödeme im Bereich Euter/Unterbauch   169

Gebärmutterschleimhautentzündung
    Unfruchtbarkeit, Scheidenausfluss, Fieber   157
Gebärmuttervorfall   160
Gehörgangsentzündung
    Kopfschütteln, Kopfschiefhalten, Juckreiz mit Reiben der Ohrmuschel   203
Grauer Star
    Linsentrübung   204

Harnverhaltung
    Kein Urinabsatz   142
Hautpilzinfektionen
    Runde, scharf begrenzte Herde mit Rötung, Schuppung,
    Haarausfall oder Haarbruch, asbestartige Beläge   234
Herzinsuffizienz
    Ödeme, Atemnot, Schwäche, rasche Ermüdbarkeit   115

Keratitis
    Milchige Eintrübung der Hornhaut, Tränenfluss, Lichtscheue   206
Knochenbruch
    Hochgradige Lahmheit, totale Entlastung und abnorme Beweglichkeit
    der Gliedmaße   35
Kolik
    Unruhe, Schwitzen, Scharren, unter den Bauch treten, Wälzen,
    Futterverweigerung, Auf- und Niedergehen   69
Konjunktivitis
    Augenausfluss, Bindehäute: gerötet, geschwollen   202
Leberdegeneration, Hepatose
    Gelbsucht, Leistungsminderung, Gewichtsverlust, Verdauungsstörungen   81
Leberegelbefall
    Chronisch: Entwicklungsstörungen, Leistungsminderung, Abmagerung
    Akut: Gelbsucht, Fieber, Verdauungsstörungen   83
Leukose
    Tumoren   131
Lungenentzündung
    Fieber, Husten, Atembeschwerden, Nasenausfluss   99
Lungenödem
    Extreme Atemnot, Schwäche   103

Meningitis
  Fieber, Genickstarre, Koordinationsstörungen, Lähmungserscheinungen,
  Sensibilitätsstörungen, Verhaltensstörungen 187
Milchfieber
  Festliegen – kurz vor, während oder nach der Geburt 188
Mittelohrentzündung
  Kopfschiefhalten, Kopfschütteln, Hörstörungen 208
Muskelentzündung
  Lahmheit, gestörte Motorik, betroffene Muskelpartien:
  schmerzhaft, warm, geschwollen 37

Nachgeburtsverhalten
  Nachgeburt: nicht abgegangen, Nachgeburtsteile hängen aus der Scheide 159
Nierenentzündung
  Großer Durst, große Harnmengen oder verminderte Harnausscheidung,
  aufgekrümmter Rücken, Harn: Trübe, flockig, erschwerter Harnabsatz 143
Nierenversagen
  Verminderte Harnausscheidung und zunehmende Harnverhaltung,
  Magen- und Darmentzündungen, Durchfall 145
Nymphomanie
  Dauerbrunst, übersteigerter Geschlechtstrieb 221

Pansensäuerung
  Durchfall, Koliksymptome, Verdauungsbeschwerden, Appetitmangel 71
Pyodermie
  Eitrige Hautentzündung 237

Quaddelausschlag
  Flüchtige, schubweise auftretende Hautquaddeln, Juckreiz 122

Rachitis
  Abnorme Weichheit und Biegsamkeit der Knochen, Knochen-
  auftreibungen und Knochendeformationen, Lahmheit (Kalb) 38
Räude
  Entzündliche Hautveränderungen mit starkem Juckreiz 238
Rhinitis
  Nasenausfluss, verkrustete Nasenlöcher, behinderte Nasenatmung 106

Schleimbeutelentzündung
  Lahmheit, Schleimbeutel: geschwollen, schmerzhaft, warm 39

Sehnenentzündung
  Lahmheit, Sehne: geschwollen, schmerzhaft, warm 40
Sehnenscheidenentzündung
  Lahmheit, Sehnenscheide: geschwollen, schmerzhaft, warm 42
Sehnenzerreißung
  Lahmheit, Instabilität der Gliedmaße 43

Tympanie
  Plötzliches, starkes Aufblähen, Koliksymptome, Unruhe, Atemnot 72

Verrenkung
  Lahmheit, Gelenk: schmerzhaft, warm, geschwollen, Gelenkflächen: Verlagert 47
Verstauchung
  Lahmheit, Gelenk: schmerzhaft, warm, geschwollen 48

Weide-/Transporttetanie
  Erregungszustände, erhöhte Krampfbereitschaft, Festliegen 191
Weißmuskelkrankheit
  Aufgekrümmter Rücken, klammer Gang, steife Haltung, Festliegen (Kalb) 48

Zitzenentzündung
  Zitze: geschwollen, warm, schmerzhaft 175

23.5　Schwein

Krankheit　　　　　　　　　　　　　　　　　　　　　　**Siehe Seite**
　Leitsymptome

Agalaktie
  Fehlende oder mangelnde Milchproduktion 173
Aktinobacillose
  Chronisch-eitrige Entzündung des Gesäuges mit Abszessbildung 167
Arthritis
  Lahmheit, Gelenk: schmerzhaft, warm, geschwollen 31

Demodikose
  Hautentzündung mit Rötung, Hautverdickung, Geschwüre, Knötchen,
  Kümmerer 229
Dermatitis
  Entzündliche Hautveränderungen mit/ohne Juckreiz 232

Durchfall
    Breiig, wässriger Kot   63

Eisenmangelanämie
    Blässe von Haut und Schleimhäuten, Müdigkeit, Schwäche,
    Wachstumsdepression   127

Eklampsie
    Weibliche Tiere kurz vor oder nach der Geburt:
    Krämpfe, Muskelzuckungen, steifer Gang   156

Enzephalitis
    Fieber, zentralnervöse Symptome, Nackensteifigkeit, Krämpfe,
    Koordinationsstörungen, Sensibilitätsstörungen, Verhaltensstörungen   186

Gebärmutterschleimhautentzündung
    Scheidenausfluss, Fieber, Appetitlosigkeit   157

Gebärmuttervorfall   160

Gesäugeentzündung
    Fieber, Gesäuge: warm, schmerzhaft, geschwollen   168

Hautpilzinfektionen
    Runde, scharf begrenzte Herde mit Rötung, Borkenbildung, Juckreiz   234

Herzinsuffizienz
    Ödeme, Atemnot, Schwäche, rasche Ermüdbarkeit, Husten   115

Knochenbruch
    Hochgradige Lahmheit, totale Entlastung und abnorme Beweglichkeit
    der Gliedmaße   35

Lungenentzündung
    Fieber, Husten, Atembeschwerden   99

Lungenödem
    Extreme Atemnot, Schwäche   103

Mastitis-Metritis-Agalaktie-Komplex (MMA)
    Milchmangel, Gesäugeentzündung, Gebärmutterentzündung   172

Maulbeerherzkrankheit   115

Meningitis
    Fieber, Genickstarre, Koordinationsstörungen, Lähmungserscheinungen,
    Sensibilitätsstörungen, Verhaltensstörungen   187

Mittelohrentzündung
    Kopfschiefhalten, Kopfschütteln, Hörstörungen   208

Muskelentzündung
  Lahmheit, gestörte Motorik, betroffene Muskelpartien:
  schmerzhaft, warm, geschwollen   37

Ödemkrankheit
  Ödeme an Augenlidern, Ohren, Nasenrücken, Stimmveränderungen,
  Durchfall, Bewegungsstörungen   121
Ohrhämatom
  Bluterguss im Bereich der Ohrmuschel   210

Plötzlicher Herztod   114

Rachitis
  Abnorme Weichheit und Biegsamkeit der Knochen,
  Knochenauftreibungen und Knochendeformationen, Lahmheit   38
Räude
  Entzündliche Hautveränderungen mit starkem Juckreiz und Unruhe   238
Rhinitis
  Niesen, Nasenausfluss, verkrustete Nasenlöcher, behinderte Nasenatmung   106

Verstauchung
  Lahmheit, Gelenk: schmerzhaft, warm, geschwollen   48
Verstopfung
  Beschwerden beim Kotabsatz, vergeblicher Kotdrang, Koliksymptome   73

Weißmuskelkrankheit
  Aufgekrümmter Rücken, klammer Gang, steife Haltung, Festliegen   48

Anhang: Physiologische Werte der Haustiere
Nach Geyer und Grabner 1995

Tab. 1 Physiologische Daten (erwachsene Tiere im Ruhezustand)

Tierart	Rektale Temperatur (in Grad Celsius)	Puls (Schläge pro Minute)	Atmung (Atemzüge pro Minute)
Pferd	37,0–38,0	28– 40	9–14
Rind	38,0–39,0	65– 80	15–35
Schwein	38,3–38,8	66– 72	13
Schaf und Ziege	38,5–39,5	70– 80	12–25
Hund	37,5–39,0	80–120	10–30
Katze	38,0–39,3	100–120	20–30
Kaninchen	38,5–39,5	120–150	50–60

Tab. 2 Brunst der Haustiere

Tierart	1. Brünstigkeit im Alter von	Brunstzyklus	Brunstdauer
Pferd	1–3 Jahren	alle 3–4 Wochen im Frühjahr und Herbst	8–10 Tage
Rind	8–10 Monaten	alle 20–22 Tage	1–2 Tage
Schwein	4–5 Monaten	alle 3–4 Wochen	2–5 Tage
Schaf	7–8 Monaten	alle 17 Tage	3 Tage
Ziege	7–9 Monaten	alle 17–21 Tage von Sept. bis Febr.	1–3 Tage
Hund	7–9 Monaten	2mal im Jahr, meistens im Frühjahr und Herbst	3 Wochen
Katze	10 Monaten	2- bis 3mal oder häufiger im Jahr	3–15 Tage
Kaninchen	3–4 Monaten	Befruchtungsbereitschaft während des ganzen Jahres	im Frühjahr und Sommer besonders ausgeprägt

Tab. 3 Hämatologische Werte (Richtwerte)

Parameter	Maßeinheit	Pferd	Rind	Hund	Katze
Leukozyten	$\times 10^3/\mu l$	5–10	4–10	6–12	5–11
Erythrozyten	$\times 10^6/\mu l$	6–10	5–8	5,5–8,5	5–10
Hämoglobin	g/dl	11–17	9–14	15–19	8–17
Hämatokrit	%	32–46	28–39	44–52	27–47
Thrombozyten	$\times 10^3 \mu l$	100–300	200–800	200–460	180–430
Blutkörperchensenkungsgeschw. in mm (Westergren senkrecht) nach 1 h		30–80		0–3	0–3
Blutkörperchensenkungsgeschw. in mm (Westergren senkrecht) nach 24 h		110–155		8–25	20–30
Differenzialblutbild (relative Werte in %)					
Granulozyten					
– neutrophile (segmentkernige)		55–78	20–50	55–75	53–79
– neutrophile (stabkernige)		bis 4	bis 2	bis 4	bis 4
– eosinophile		bis 4	1–10	bis 5	bis 6
– basophile		bis 1	bis 2	bis 1	bis 1
Lymphozyten		25–45	45–65	13–30	15–30
Monozyten		bis 4	2–6	bis 5	bis 4

Tab. 4 Wichtige Laborwerte des Blutes (Richtwerte)

Parameter	Maßeinheit	Pferd	Rind	Hund	Katze
Bilirubin (gesamt)	mg/dl	0,5–2,8	bis 0,5	bis 0,2	bis 0,2
Blutzucker	mg/dl	55–90	45–60	60–90	55–130
Harnstoff	mg/dl	20–40	25–35	20–50	20–65
Kreatinin	mg/dl	bis 2,0	bis 1,5	bis 1,6	bis 1,6
Gesamt-Eiweiß	g/dl	5,5–7,5	6–8	5,5–7,5	5,5–7,8
Lactat (Milchsäure)	mmol/l	bis 1	bis 1,3	bis 1	bis 1

Physiologische Werte der Haustiere

Tab. 5 Enzymaktivität im Blut (Richtwerte) in E/l (Einheiten/Liter)

Parameter	Pferd	Rind	Hund	Katze
GOT (AST) optim.	bis 240	bis 50	bis 40	bis 40
GPT (ALT) optim.		3–10	bis 50	bis 50
AP	bis 250 (350)	bis 200	bis 130 (190)	bis 70
GLDH	bis 8	bis 7	bis 6	bis 6
Gamma-GT	bis 20	bis 27	bis 6	
CK aktiv.	bis 55	bis 40	bis 50	bis 50
Cholinesterase	1500–3000		1500–3000	1500–3000

Tab. 6 Elektrolyte im Blut (Richtwerte)

Parameter	Maßeinheit	Pferd	Rind	Hund	Katze
Chlorid	mmol/l	95–105	90–110	96–113	110–130
Natrium	mmol/l	125–150	135–157	140–155	145–158
Kalium	mmol/l	2,8–4,5	3,5–4,5	3,5–5,2	3,0–4,8
Calcium	mmol/l	2,5–3,2	2,5–3,0	2,0–3,0	2,0–3,0
Phosphor (anorg.)	mg/dl	1,5–4,0	4,0–7,0	2,0–5,0	2,5–5,0
Magnesium	mmol/l	0,7–0,9	0,8–1,0	0,6–1,3	0,6–1,3

Glossar

Abort
Fehl- oder Frühgeburt, vorzeitiges Abstoßen der Frucht
Abszess
Eiteransammlung, die durch Einschmelzung von Gewebe entstanden ist
Acetonämie
Vermehrtes Auftreten von Ketonkörpern im Blut
Adipositas
Fettsucht
Ätiologie
Lehre von den Ursachen der Krankheiten
Afterzitzen
Überzählige Zitzen mit oder ohne Drüsengewebe
Agranulozytose
Starke Verminderung oder Fehlen von Granulozyten im Blut
Akanthose
Verdickung der Oberhaut
Akute Krankheiten
Akute Krankheiten sind gekennzeichnet durch einen plötzlichen, raschen Beginn, einen kurzen, schnellen Verlauf und heftige Symptome
Alopezie
Haarausfall
Anämie
Blutarmut, Verminderung der Erythrozytenzahl
Andrologie
Lehre von den männlichen Geschlechtsorganen
Aneurysma
Umschriebene Ausweitung einer Arterie infolge von Gefäßwandveränderungen
Ankylose
Gelenkversteifung
Anorexie
Appetitlosigkeit, Verweigerung der Nahrungsaufnahme
Anurie
Extrem verminderte Harnausscheidung
Apoplexie
Schlaganfall, Gehirnschlag
Arteriitis
Entzündung einer Arterie
Arteriosklerose
Krankhafte Veränderung der Arterienwand mit Verhärtung, Verdickung, Elastizitätsverlust und Einengung des Gefäßdurchmessers
Arthritis
Gelenkentzündung

Arthrose
Degenerative Gelenkerkrankung
Aspirationspneumonie
Eindringen flüssiger oder fester Stoffe (Futter, Mageninhalt, Fremdkörper) in die Atemwege während der Einatmung mit nachfolgender Lungenentzündung
Aszites
Bauchwassersucht
Ataxie
Störungen der Bewegungskoordination
Atrophie
Rückbildung von Zellen, Geweben und Organen. Bei der einfachen Atrophie bleibt die Zellzahl konstant, die Zellgröße nimmt ab. Bei der hypoplastischen Atrophie nimmt auch die Zellzahl ab
Autoimmunerkrankung
Erkrankung, bei der Antikörper gegen körpereigene Substanzen gebildet werden

Balanoposthitis
Entzündung der Penisschleimhaut (Balanitis) und der Vorhautschleimhaut (Posthitis)
Basophilie
Vermehrtes Auftreten von basophilen Granulozyten
Blepharitis
Lidrandentzündung
Bradykardie
Abnorm langsame Schlagfolge des Herzens
Bronchospasmolytika
Medikamente zur Lösung von Bronchialkrämpfen
Bronchospasmus
Krampfhafte Verengung der Bronchien (z.B. bei Asthma bronchiale)
Bursitis
Schleimbeutelentzündung
Cholangitis
Gallengangsentzündung
Cholelithiasis
Erkrankung durch Gallensteine
Cholezystitis
Gallenblasenentzündung
Chronische Krankheiten
Chronische Krankheiten sind gekennzeichnet durch einen schleichenden, langsamen Beginn, einen langwierigen Verlauf und meist weniger starke Symptome

COB
Chronisch obstruktive Bronchitis. Chronische Lungenerkrankung, die durch Verschluss der Bronchien mit zähem Sekret gekennzeichnet ist (COPD – chronic obstructive pulmonary disease)
Commotio cerebri
Gehirnerschütterung
Cystitis
Blasenentzündung

Dacryocystitis
Entzündung des Tränensackes
Dämpfigkeit
Siehe Lungenemphysem
Dermatitis
Hautentzündung
Dermatomykose
Hauterkrankung durch Pilze
Diarrhoe
Durchfall
Differentialblutbild
Differenzierung des weißen Blutbildes nach prozentualen Anteilen
Disposition
Angeborene oder erworbene Bereitschaft eines Organismus zu einer bestimmten Krankheit. Es besteht eine erhöhte Krankheitsanfälligkeit – die Krankheit selbst entsteht erst dann, wenn ein auslösender Faktor hinzukommt. Es gibt Alters-, Geschlechts-, Art- und Rassedispositionen. Für Tumorerkrankungen besteht beispielsweise sowohl beim Menschen als auch bei unseren Haustieren eine deutliche Beziehung zum höheren Alter. Der Dackel hat eine rassegebundene Anfälligkeit für Bandscheibenvorfälle. Hunde weisen eine artgebundene Disposition zu Geschwülsten der Brustdrüse auf
Distorsion
Verstauchung
Diurese
Harnausscheidung
Drüseneuter
Gegenstück zum Fleischeuter (siehe dort)
Dummkoller
Gehirnerkrankung beim Pferd
Dyspnoe
Atemnot, Atembeschwerden

Effloreszenzen
‚Hautblüten', krankhafte Hautveränderungen
Ektropium
Auswärtsdrehung meist des unteren Lidrandes
Ekzem
Hautentzündung mit Juckreiz
Embolie
Plötzliche Verlegung eines Gefäßes durch einen Embolus (Embolus ist ein im Blut unlösliches Gebilde, das eine Embolie verursacht – z.B. Fett, Blutgerinnsel, Luft, etc.)
Enzephalitis
Entzündung des Gehirns
Endokarditis
Entzündung des Endokards (Herzinnenhaut), meist sind die Herzklappen davon betroffen
Endometritis
Entzündung der Gebärmutterschleimhaut
Enteritis
Darmschleimhautentzündung
Entropium
Einwärtsstülpen/Einwärtsdrehung des Lidrandes
Eosinophilie
Vermehrtes Auftreten von eosinophilen Granulozyten
Epididymitis
Nebenhodenentzündung
Epulis
Wucherung des Zahnfleisches
Erythem
Entzündliche Rötung der Haut
Exanthem
Hautausschlag
Exkretorische Pankreasinsuffizienz
Mangel an Verdauungsenzymen
Expektoranzien
Medikamente zur Lösung von Schleim in den Atemwegen
Extrasystolen
Herzschläge, die außerhalb des regulären Grundrhythmus auftreten. (vorzeitig oder verspätet)

Fertilität
Fruchtbarkeit, geschlechtliche Vermehrungsfähigkeit
Fettleber
Lebererkrankung mit vermehrter Einlagerung von Neutralfetten in die Leberzellen, als Ausdruck einer Fettstoffwechselstörung oder schweren Leberzellschädigung
Fibrom
Gutartige Bindegewebsgeschwulst
Flatulenz
Abgang von Darmgasen
Fleischeuter
Das Drüsengewebe ist zugunsten von Stützgewebe vermindert. Es ist milcharm und hat eine relativ feste und derbe Konsistenz, auch nach dem Ausmelken
Fraktur
Knochenbruch
Furunkel
Eitrige Entzündung eines Haarfollikels

Glossar

Gangrän
Gangrän oder Brand ist eine Sonderform des Infarkts. Durch Verschluss eines arteriellen Gefäßes in den Extremitäten kommt es zum Absterben von Gewebe. Man unterscheidet einen feuchten von einem trockenen Brand. Beim feuchten Brand kommt es zur Nekrose mit Verflüssigung von Gewebe und braun-schwarzer Verfärbung unter Beteiligung von bakteriellen Fäulniserregern. Beim trockenen Brand stirbt das Gewebe ab, trocknet ein und schrumpft, ohne Beteiligung von Bakterien

Gastritis
Magenschleimhautentzündung

Gingivitis
Zahnfleischentzündung

Glomerulonephritis
Entzündung im Bereich der Nierenkörperchen

Gravidität
Trächtigkeit

Gynäkologie
Lehre von den weiblichen Geschlechtsorganen

Hämatokrit
Volumenanteil der Erythrozyten am Gesamtblut (%)

Hämatom
Bluterguss

Hämaturie
Auscheidung von Blut im Urin

Hämolyse
Abbau (Zerstörung) der Erythrozyten

Hämorrhagie
Blutung

Hämorrhagische Diathese
Verstärkte Blutungsbereitschaft

Hautemphysem
Luft/Gasansammlung im Unterhautgewebe

Hemiplegie
Vollständige Lähmung einer Körperhälfte

Hepatitis
Entzündung des Lebergewebes

Herzarrhythmie
Herzrhythmusstörungen, krankhaft veränderte Herzschlagfolge

Herzinsuffizienz
Unzureichende Funktion des Herzens

Hydrocephalus
Wasserkopf, Erweiterung der Liquorräume

Hypästhesie
Herabgesetzte Empfindung von Berührungsreizen

Hyperästhesie
Sensibilitätsstörung, Überempfindlichkeit für Berührungsreize

Hyperglykämie
Erhöhte Blutzuckerkonzentrationen

Hyperkeratose
Verdickung der Hornschicht der Haut

Hyperlipämie
Vermehrter Fettgehalt des Blutes

Hyperplasie
Vergrößerung von Geweben und Organen durch Zunahme der Zellzahl bei unveränderter Zellgröße. Ursache für eine Hyperplasie ist eine größere funktionelle Belastung

Hypersexualität
Übermäßiger Geschlechtstrieb

Hyperthelie
Überzählige Zitzenzahl

Hypertonie
Bluthochdruck

Hypertrophie
Vergrößerung von Geweben und Organen durch Zunahme des Zellvolumens bei gleicher Zellzahl. Die Hypertrophie ist eine Anpassung der Gewebe an eine länger andauernde Mehrbelastung. Wird die Leistungsanforderung normalisiert, bildet sich das Gewebe wieder zurück. Hypertrophierte Organe und Gewebe sind zu erhöhter Leistung fähig

Hypoplasie
Vermindertes Wachstum von Organanlagen und Geweben in der Entwicklungszeit. Dies führt zu Unterentwicklung, Minderwuchs und Missbildung. Die Organanlage oder das Gewebe ist vorhanden, aber nicht voll entwickelt

Hypotonie
Erniedrigter Blutdruck

Hypovolämie
Verminderung der zirkulierenden Blutmenge

Hysterektomie
Operative Entfernung der Gebärmutter

Ikterus
Gelbsucht. Gelbfärbung von Haut, Schleimhäuten und Geweben, als Folge eines erhöhten Bilirubinspiegels im Blut. Ikterusformen: **Prähepatischer** Ikterus (vermehrter Anfall von Bilirubin – z. B. durch Hämolyse), **Hepatischer** Ikterus (gestörte Leberzellfunktion), **Posthepatischer** Ikterus (Stauungsikterus)

Ileus
Darmverschluss

Impotentia coeundi
Unvermögen, die Begattung durchzuführen

Impotentia generandi
Fortpflanzungsunfähigkeit, ungenügendes oder fehlendes Befruchtungsvermögen (Spermaqualität)

Indigestion
Verdauungsstörung

Infarkt
Akuter Arterienverschluss mit Absterben der von

der verschlossenen Arterie versorgten, nachfolgenden Gewebebezirke
Infertilität
Unfruchtbarkeit
Inkretorische Pankreasinsuffizienz
Ungenügende Hormonproduktion (Diabetes mellitus)
Iridozyklitis
Entzündung von Iris und Ziliarkörper
Iritis
Entzündung der Iris

Kachexie
Auszehrung, Abmagerung
Kastration
Entfernung der Keimdrüsen (Hoden, Eierstöcke)
Kehlkopfpfeifen
Chronische Atemstörung beim Pferd, zumeist infolge einseitiger Kehlkopflähmung
Klappeninsuffizienz
Schließunfähigkeit von Klappen (Blut fließt zurück!)
Klappenstenose
Verengung von Herzklappen (Blutmenge kann nicht vollständig passieren − Blutstau vor der Klappe)
Kolik
Krampfartige Bauchschmerzen
Koma
Bewusstlosigkeit
Konstitution
Summe der ererbten und erworbenen, körperlichen und psychischen Eigenschaften. Konstitution ist nicht etwas Endgültiges. Sie wird geprägt und entwickelt sich stetig durch die Wechselwirkung zwischen ererbtem Potenzial und Umwelteinflüssen
Konvulsion
Schüttelkrämpfe (generalisierte Krämpfe)
Kreislaufinsuffizienz
Kreislaufschwäche
Kryptorchismus
Fehlender oder ausgebliebener Hodenabstieg, Hoden sind weder sichtbar noch tastbar
Kuhmilch
Durchschnittliche Zusammensetzung (Trockensubstanz 10−16%): Eiweiß 3,2−4%, Fett 2,8−4,5%, Milchzucker 3−5,5%, Salze (Ca, P, K, etc.) 0,7−0,8%

Laktationsperiode
Zeitraum der Milchproduktion, beim Rind festgesetzt auf 305 Tage
Leberinsuffizienz
Funktionelle Störungen, als Ausdruck schwerer Leberzellschäden. Bricht die gesamte Leberfunktion zusammen, spricht man von Leberkoma

Leberwerte
Spezifisches Enzymmuster im Blut. Bestimmung bestimmter Enzyme im Serum, die bei manchen Lebererkrankungen pathologisch erhöht sind (SGPT, SGOT, Gamma-GT, AP)
Leberzirrhose
Chronische Lebererkrankung, die durch narbigbindegewebige Umwandlung der Leber gekennzeichnet ist
Letalität
Zahl der Todesfälle bezogen auf die Anzahl der Erkrankten (%)
Leukopenie
Verminderte Leukozytenzahl
Leukozytose
Erhöhte Leukozytenzahl
Libido
Sexualtrieb, sexuelle Stimulierbarkeit
Liquor
Gehirn-Rückenmarksflüssigkeit
Luxation
Verrenkung
Lymphadenitis
Lymphknotenentzündung
Lymphangitis
Lymphgefäßentzündung
Lymphom
Sammelbezeichnung für Lymphknotenvergrößerungen unterschiedlicher Genese, gutartiger Tumor des lymphatischen Gewebes
Lymphopenie
Verminderte Lymphozytenzahl
Lymphosarkom
Malignes Lymphom, bösartiger Tumor des lymphatischen Gewebes
Lymphozytose
Erhöhte Lymphozytenzahl

Malabsorption
Störung der Resorption von Nahrungsstoffen aus dem Darm
Maldigestion
Unzureichende Verdauung von Nahrungsstoffen
Malnutrition
Fehl- oder Mangelernährung
Meningitis
Gehirnhautentzündung
Meteorismus
Blähsucht, Gasansammlung im Darm
Metritis
Entzündung der Gebärmutterwand
Miktion
Blasenentleerung, Harnlassen
Milzruptur
Milzriss, beim Hund häufig durch Unfälle bedingt (Innere Blutungen!!)

Miosis
Engstellung der Pupille
Morbidität
Zahl der erkrankten Individuen bezogen auf die Gesamtpopulation (%)
Mortalität
Zahl der Todesfälle bezogen auf die Gesamtpopulation (%)
Muskelatrophie
Muskelschwund
Mydriasis
Weitstellung der Pupille
Myelitis
Rückenmarksentzündung
Myokarditis
Herzmuskelentzündung
Myom
Gutartiger Tumor von Muskelgewebe
Myopathie
Muskelerkrankung
Myositis
Muskelentzündung

Nekrose
Zelltod durch irreversible Zellschädigung. Ursachen für eine Nekrose können Infektionen, Gifte, Strahlenschäden oder mangelhafte Sauerstoffversorgung der Gewebe sein
Nephritis
Nierenentzündung
Nephrolithiasis
Nierenbeckensteine
Nephrose
Nierenerkrankung, die durch degenerative Nierenveränderungen gekennzeichnet ist
Neuralgie
Nervenschmerz
Neurektomie
Nervenschnitt
Neuritis
Nervenentzündung
Neutrophilie
Vermehrtes Auftreten von neutrophilen Granulozyten
Noxe
Sammelbegriff für alle krankmachenden Einwirkungen
Nymphomanie
Hypersexualität beim weiblichen Tier (siehe Kap. 16 Hormonsystem)
Nystagmus
Augenzittern, unwillkürliche Augenbewegungen

Obstipation
Verstopfung
Ödem
Ansammlung wässriger Flüssigkeit im Gewebe

Oligurie
Verminderte Harnausscheidung
Opisthotonus
Spastisches Rückwärtsbeugen von Kopf, Hals und Rücken
Orchitis
Hodenentzündung
Osteochondrose
Knochen- und Knorpeldegeneration
Osteomalazie
Knochenerweichung
Osteomyelitis
Knochenmarkentzündung
Osteoporose
Knochenschwund
Osteosarkom
Bösartiger Knochentumor
Ostitis
Knochenentzündung
Otorrhoe
Ohrenfluss
Ovarialzyste
Eierstockszyste (Follikelzyste, Gelbkörperzyste)
Ovariektomie
Operative Entfernung der Eierstöcke

Pankreatitis
Bauchspeicheldrüsenentzündung
Parakeratose
Abnorme Verhornungsprozesse der Haut
Paralyse
Vollständige Lähmung
Parästhesie
Sensibilitätsstörung, Missempfindung
Parese
Unvollständige Lähmung
Pathogenese
Entstehung, Entwicklung und Verlauf von Krankheiten
Pathologie
Lehre von den Funktionsstörungen und krankhaften Veränderungen der Organe und Gewebe, sowie deren Ursachen
Perikarditis
Herzbeutelentzündung
Periostitis
Knochenhautentzündung
Peritonitis
Bauchfellentzündung
Petechien
Kleine, punktförmige Haut- und Schleimhautblutungen
Phimose
Zustand, der ein Zurückziehen der Vorhaut erschwert oder unmöglich macht, meist Verengung der Vorhautöffnung

Phlebitis
  Venenentzündung
Phlegmone
  Eitrige Unterhautentzündung
Plazenta
  Nachgeburt, Eihäute
Pleuritis
  Brustfellentzündung
Pneumonie
  Lungenentzündung, Entzündung des Lungengewebes
Pollakisurie
  Häufiger Harndrang mit nur geringer Harnmenge
Polyglobulie
  Erhöhte Anzahl von Erythrozyten
Polyurie
  Ausscheidung großer Harnmengen
Prostatahypertrophie
  Nicht entzündliche Vergrößerung der Prostatadrüse
Pruritus
  Juckreiz, Hautjucken
Pyelonephritis
  Entzündung des Nierenbeckens und Nierengewebes
Pyodermie
  Eitrige Hautentzündung
Pyometra
  Eitrige Gebärmutterentzündung bei geschlossener Cervix

Räude
  Hauterkrankung durch Milben
Reflex
  Unwillkürliche Reaktion auf einen Reiz
Regeneration
  Bei der physiologischen Regeneration werden die durch Verschleiß verlorengegangenen Zellen durch neue ersetzt (z. B. Erneuerung von Haut und Darmschleimhaut). Zugrundegegangenes Gewebe wird durch gleichwertiges ersetzt
Renale Clearance
  Maß für die Ausscheidungsfähigkeit der Niere
Reparation
  Die Reparation oder pathologische Regeneration ist gekennzeichnet durch Zellersatz nach krankhaftem Gewebeverlust. Größere Gewebeverluste werden in einem Heilungsprozess ersetzt. Kann der frühere Zustand vollständig wiederhergestellt werden, spricht man von „Restitutio ad integrum" – die nachgewachsenen Zellen gleichen in Struktur und Funktion den verlorengegangenen Zellen. Bei tiefergreifenden Zerstörungen wird der Zellverlust durch Zellen ausgeglichen, die den verlorengegangenen Zellen in Struktur und Funktion nicht entsprechen. Das Ersatzgewebe ist funktionell minderwertiger. Es bildet sich eine Narbe

Resistenz
  Sammelbegriff für sämtliche unspezifischen Abwehr- und Schutzmechanismen des Organismus gegen schädliche Einflüsse. Sogenannte natürliche Immunität
Retentio secundinarum
  Nachgeburtsverhaltung
Rezidiv
  Erneutes Auftreten einer Erkrankung nach vorausgegangener Abheilung
Rheuma
  Schmerzhafte Erkrankung des Bewegungsapparats (Gelenke, Muskulatur, Bindegewebe), entzündliche und degenerative Form
Ruktus
  Aufstoßen, Rülpsen

Salpingitis
  Eileiterentzündung
Scheinträchtigkeit
  Hormonelle Störung der Hündin (siehe Kapitel Milchdrüse)
Schock
  Akutes, fortschreitendes, generalisiertes Kreislaufversagen, das durch ein Missverhältnis zwischen Blut- und Gefäßvolumen bedingt ist. Ursächlich kommen Verletzungen, Blutungen, Allergien, Vergiftungen, Verbrennungen und Infektionen in Betracht. Jeder Schock bedeutet Lebensgefahr!!
Spasmus
  Krampf
Splenektomie
  Operative Entfernung der Milz
Splenomegalie
  Milzschwellung, Vergrößerung der Milz
Sterilität
  Zustand der Unfruchtbarkeit, Fortpflanzungsunfähigkeit
Stomatitis
  Mundschleimhautentzündung
Strabismus
  Schielen
Strangurie
  Harnzwang, Brennen und Schmerzen beim Wasserlassen

Tachykardie
  Abnorm beschleunigte Herzfrequenz
Tendinitis
  Sehnenentzündung
Tendovaginitis
  Sehnenscheidenentzündung
Tenesmus
  Beständiger, schmerzhafter Stuhldrang (Harndrang)

Tetanie
 Anfallartige Krämpfe aufgrund neuromuskulärer Übererregbarkeit
Thrombophlebitis
 Entzündung einer Venenwand, die mit einer Blutpfropfenbildung in diesem Bereich einhergeht
Thrombose
 Blutgerinnung im Gefäß, die zur Blutpfropfenbildung führt
Thrombozytopenie
 Thrombozytenmangel
Thrombozytose
 Vermehrte Thrombozytenzahl
Tic
 Muskelzuckung, meist automatisch, plötzlich einsetzend
Torsio uteri
 Drehung des trächtigen Uterus
Trauma
 Mechanische oder psychische Gewalteinwirkung, die zur Schädigung des Organismus führt
Tympanie
 Aufblähung (Magen, Darm)

Ulcus ventriculi
 Magengeschwür
Urämie
 Harnvergiftung, starke Erhöhung der harnpflichtigen Stoffe im Blut
Urolithiasis
 Harnsteine
Urtikaria
 Nesselsucht, Quaddelsucht

Vaginitis
 Scheidenentzündung
Vomitus
 Erbrechen

Literaturverzeichnis

Anatomie, Physiologie
König, Liebich: Anatomie der Haussäugetiere. Schattauer, Stuttgart 1999
Loeffler: Anatomie und Physiologie der Haustiere. Ulmer, Stuttgart 1994
Nickel, Schummer, Seiferle: Lehrbuch der Anatomie der Haustiere. Blackwell, Berlin 1995
Scheunert, Trautmann: Lehrbuch der Veterinär-Physiologie. Parey, Berlin 1976

Pathologie
Freudiger, Grünbaum, Schimke: Klinik der Hundekrankheiten. Enke, Stuttgart 1997
Dahme, Weiss: Grundriß der speziellen pathologischen Anatomie der Haustiere. Enke, Stuttgart 1978
Frei, W.: Allgemeine Pathologie. Parey Berlin - Hamburg 1972
Johnston, Bellinghausen: Kompendium der inneren Krankheiten des Pferdes. Enke, Stuttgart 1997
Merck Veterinary Manual, Sixth Edition, Rahway, N.J., USA, 1986
Rosenberger: Krankheiten des Rindes. Blackwell, Berlin 1994
Schmidt, Horzinek: Krankheiten der Katze. Enke, Stuttgart 1997
Ullrich, Jaksch, Glawischnig: Infektionskrankheiten der Haustiere. Enke, Stuttgart 1985
Wintzer, H.J.: Krankheiten des Pferdes. Parey, Berlin 1997

Homöopathie
Boericke: Homöopathische Mittel und ihre Wirkungen. Verlag Grundlagen und Praxis, Leer 1995
Macleod: Pferdekrankheiten homöopathisch behandelt. WBV Biologisch-Medizinische Verlagsgesellschaft MBH CO. KG, Schorndorf 1977
Rakow, B., Rakow, M.:Homöopathie in der Tiermedizin. Aude Sapere Fachbuch Verlag, Karlsbad 1995
Späth, Löw, Reinhart: Gesunde Tiere durch Homöopathie und Antihomotoxische Medizin. Aurelia Verlag, Baden Baden 1999
Tiefenthaler: Homöopathie und biologische Medizin für Haus- und Nutztiere. Haug, Heidelberg 1997
Wolter, H.: Klinische Homöopathie in der Veterinärmedizin. Haug, Heidelberg 1996
Wolter, H.: Kompendium der tierärztlichen Homöopathie. Enke, Stuttgart 1995
Wolff, H., G.: Unsere Hunde gesund durch Homöopathie. Sonntag, Stuttgart 1996

Phytotherapie
Heintze, W.: Phytotherapie für Tierärzte - persönliche Aufzeichnungen. Freudenstadt 1997, 1998, 1999
Karl, J.: Neue Therapiekonzepte. Pflaum Verlag, München 1995
Pahlow, M.: Das große Buch der Heilpflanzen. Gräfe und Unzer, München 1993
Weiss, Fintelmann: Lehrbuch der Phytotherapie. Hippokrates, Stuttgart 1997

Weitere Lehr- und Wörterbücher
Consilium Cedip Veterinaricum, Naturheilweisen am Tier, Cedip GmbH, München 1991
Halbmayr, E.: Dosierungsvorschläge für Arzneimittel bei Pferden. Schattauer, Stuttgart, 2004
Kraft, W.: Dosierungsvorschläge für Arzneimittel bei Hund und Katze. Schattauer, Stuttgart, 1999
Pschyrembel: Klinisches Wörterbuch. Walter de Gruyter, Berlin 1994
Rolle, Mayr: Mikrobiologie, Infektions- und Seuchenlehre. Enke, Stuttgart 1978
Geyer, Grabner: Die Tierarzthelferin. Schlütersche, Hannover 1995
Zrenner, Paintner: Arzneimittelrechtliche Vorschriften für Tierärzte. Deutscher Apotheker Verlag, Stuttgart 2001

Bild- und Tabellennachweis

Abb. 1–1
Übersicht über die tierische Zelle. Modifiziert aus Schäffler, Schmidt, Raichle (1996): Mensch, Körper, Krankheit.
G. Fischer, Stuttgart

Abb. 2–1
Skelett des Hundes und der Katze, Gesamtübersicht. Modifiziert aus König Liebich (1999): Anatomie der Haussäugetiere. Schattauer, Stuttgart

Abb. 2–2
Skelett des Pferdes, Gesamtübersicht. Modifiziert aus König, Liebich (1999): Anatomie der Haussäugetiere. Schattauer, Stuttgart

Abb. 2–3
Schematische Darstellung der Knochen des Schädels und des Unterkiefers beim Pferd. Nach Ellenberger und Baum, 1943 aus König, Liebich (1999): Anatomie der Haussäugetiere. Schattauer, Stuttgart

Abb. 2–4
Aufbau eines Wirbels (schematisch). Modifiziert aus Nickel, Schummer, Seiferle (1995): Lehrbuch der Anatomie der Haustiere. Blackwell, Berlin

Abb. 2–5
Vergleichende Darstellung des Vorderfußskeletts der Haustiere (schematisch). Nach Zietschmann, 1934 aus Nickel, Schummer, Seiferle (1995): Lehrbuch der Anatomie der Haustiere. Blackwell, Berlin

Abb. 2–6
Aufbau eines Gelenks (schematisch). Modifiziert aus Richter (1996): Lehrbuch für Heilpraktiker. Urban Schwarzenberg, München

Abb. 2–7
Schematische Darstellung wichtiger Gelenkformen. Aus König, Liebich (1999): Anatomie der Haussäugetiere. Schattauer, Stuttgart

Abb. 2–8
Muskeln des Kopfes – mimische Muskulatur des Gesichts und Kaumuskeln beim Pferd. Modifiziert nach Ghetie, 1954 aus König, Liebich (1999): Anatomie der Haussäugetiere. Schattauer, Stuttgart

Abb. 2–9
Schematische Darstellung der oberflächlichen Skelettmuskulatur des Hundes und der Katze. Modifiziert aus König, Liebich (1999): Anatomie der Haussäugetiere. Schattauer, Stuttgart

Abb. 2–10
Schematische Darstellung der oberflächlichen Skelettmuskulatur des Pferdes. Modifiziert aus König, Liebich (1999): Anatomie der Haussäugetiere. Schattauer, Stuttgart

Abb. 3–1
Schematische Darstellung des Magen-Darm-Trakts des Hundes. Modifiziert nach Dyce, Sack und Wensing, 1991 aus König, Liebich (1999): Anatomie der Haussäugetiere. Schattauer, Stuttgart

Abb. 3–2
Lagebeziehungen der Vormägen des Rindes (Ansicht von links). Nach Wilkens, 1955 aus Nickel, Schummer, Seiferle (1995): Lehrbuch der Anatomie der Haustiere. Blackwell, Berlin

Abb. 3–3
Mehrhöhliger Magen des Rindes (Ansicht von rechts). Nach Wilkens, 1955 aus Nickel, Schummer, Seiferle (1995): Lehrbuch der Anatomie der Haustiere. Blackwell, Berlin

Abb. 3–4
Vergleichende Darstellung des Darms von Hund (A) und Pferd (B), schematisch. Modifiziert nach Ghetie, 1958 aus König, Liebich (1999): Anatomie der Haussäugetiere. Schattauer, Stuttgart

Abb. 4–1
Schematische Darstellung der Leber des Hundes. Modifiziert aus Nickel, Schummer, Seiferle (1995): Lehrbuch der Anatomie der Haustiere. Blackwell, Berlin

Abb. 6–1
Übersicht über den Atmungsapparat des Pferdes (schematisch). Modifiziert aus Böhringer Ingelheim (1999): Broschüre - Diagnostik der Atemwegserkrankungen des Pferdes

Bild- und Tabellennachweis

Abb. 7–1
Schematischer Aufbau des Herzens. Modifiziert nach Ackerknecht aus Scheunert, Trautmann (1976): Lehrbuch der Veterinär-Physiologie. Parey, Berlin

Abb. 8–1
Schematische Darstellung der größeren Arterien beim Pferd. Modifiziert aus König, Liebich (1999): Anatomie der Haussäugetiere. Schattauer, Stuttgart

Abb. 10–1
Schematische Übersicht der Lymphknoten beim Pferd. Modifiziert nach Wilkens und Münster, 1972 aus Nickel, Schummer, Seiferle (1995): Lehrbuch der Anatomie der Haustiere. Blackwell, Berlin

Abb. 11–1
Längsschnitt durch die Niere (schematisch). Modifiziert aus Schäffler, Schmidt, Raichle (1996): Mensch, Körper, Krankheit. G. Fischer, Stuttgart

Abb. 11–2
Feinbau der Niere. Nephron in schematischer Darstellung. Modifiziert aus Schäffler, Schmidt, Raichle (1996): Mensch, Körper, Krankheit. G. Fischer, Stuttgart

Abb. 12–1
Schematische Darstellung der Geschlechtsorgane des Katers (A) und des Rüden (B). Modifiziert aus König, Liebich (1999): Anatomie der Haussäugetiere. Schattauer, Stuttgart

Abb. 12–2
Übersicht über die weiblichen Geschlechtsorgane der Hündin. Modifiziert aus König, Liebich (1999): Anatomie der Haussäugetiere. Schattauer, Stuttgart

Abb. 12–3
Weibliche Geschlechtsorgane des Pferdes. Modifiziert aus Nickel, Schummer, Seiferle (1995): Lehrbuch der Anatomie der Haustiere. Blackwell, Berlin

Abb. 13–1
Euter des Rindes (schematisch). Modifiziert aus Löffler (1994): Anatomie und Physiologie der Haustiere. Ulmer, Stuttgart

Abb. 13–2
Schematische Darstellung der Hohlraumsysteme der Milchdrüse bei Pferd (A), Rind (B) und Hund (C). Modifiziert aus Nickel, Schummer, Seiferle (1995): Lehrbuch der Anatomie der Haustiere. Blackwell, Berlin

Abb. 14–1
Schematischer Querschnitt durch das menschliche Gehirn. Modifiziert aus Schäffler, Schmidt, Raichle (1996): Mensch, Körper, Krankheit. G. Fischer, Stuttgart

Abb. 14–2
Schematische Darstellung des Rückenmarks. Modifiziert aus Schäffler, Schmidt, Raichle (1996): Mensch, Körper, Krankheit. G. Fischer, Stuttgart

Abb. 15–1
Schematische Darstellung von äußerem Gehörgang, Mittelohr und Innenohr. Modifiziert aus Schäffler, Schmidt, Raichle (1996): Mensch, Körper, Krankheit. G. Fischer, Stuttgart

Abb. 15–2
Horizontalschnitt durch das Auge. Modifiziert aus Schäffler, Schmidt, Raichle (1996): Mensch, Körper, Krankheit. G. Fischer, Stuttgart

Abb. 15–3
Schematische Darstellung des vorderen Augenabschnitts. Modifiziert aus Schäffler, Schmidt, Raichle (1996): Mensch, Körper, Krankheit. G. Fischer, Stuttgart

Abb. 17–1
Schematischer Querschnitt durch die Haut. Modifiziert aus Schäffler, Schmidt, Raichle (1996): Mensch, Körper, Krankheit. G. Fischer, Stuttgart

Abb. 18–1
Sagittalschnitt durch einen Pferdehuf. Modifiziert nach Ellenberger und Baum, 1943 aus Löffler (1994): Anatomie und Physiologie der Haustiere. Ulmer, Stuttgart

Abb. 18–2
Sohlenfläche eines Pferdehufs. Modifiziert nach Ellenberger und Baum, 1943 aus Löffler (1994): Anatomie und Physiologie der Haustiere. Ulmer, Stuttgart

Abb. 22–1
Lage- und Richtungsbezeichnungen am Tierkörper. Nach Dyce, Sack, Wensing, 1991 aus König, Liebich (1999): Anatomie der Haussäugetiere. Schattauer, Stuttgart

Tab. 2–1
Anzahl der Wirbel bei den Haustieren

Tab. 19–1
Umrechnung des Körpergewichts in metabolisches Körpergewicht

**Tab. 1–6
(Anhang)**
Physiologische Werte der Haustiere (Richtwerte). Aus Geyer, Grabner (1995): Die Tierarzthelferin. Schlütersche, Hannover

Sachregister

Die **fettgedruckten** Seitenangaben verweisen auf Hauptfundstellen.

A
Abosmasum siehe Labmagen
Abszess, Spritzen- 37
Abszessbehandlung 95
Acetabulum 18
Acetonämie,
  Symptome 78
– Therapie 79
– Ursache 78
Acetylcholin 5, 219
Achillessehne 19, 30
Adenosintriphosphat siehe ATP
Aderhaut siehe Chorioidea
ADH siehe Adiuretin
Adiuretin 178, **214**
Adrenalin 217
Afrikanische Pferdepest 250
After 61
Afterzehen 16
Agalaktie siehe Milchmangel
Aktinobacillose 167
– Erreger 167
– Symptome 167
– Therapie 167
Akzessorische Geschlechtsdrüsen 149
Aldosteron 217
Allergie, Behandlung 123
Alveolen 89
Alveolengänge 91
Alveolensäckchen 91
Analbeutel 61
Analbeutelentzündung, Symptome 62
– Therapie 62
Androgene 218
Ankylose siehe Gelenkversteifung
Ansteckende Blutarmut der Einhufer 250
– Metritis des Pferdes 250
antidiuretisches Hormon siehe Adiuretin
Antigenpräsentation 126
Anus siehe After
Aorta 113
Arachnoidea 181
Armgeflecht 182
Arterien 113, 118
– schematische Darstellung, Pferd 120
Arthritis, Peri- 31
– Poly- 31
– Symptome 31

– Therapie 31
Arthrose, Symptome 32
– Therapie 32
Atemnot 93f., 99f.
Atemwege 89
Atlas 12
Atmung, äußere 89
– innere 89
Atmungsapparat, Pferd 92
Atmungstrakt, Aufbau 89
– Aufgaben 89
ATP 1
Atrioventrikularklappe 113
Atrium 112
Auge 197
– Aufbau 198
– Hilfseinrichtungen 197
– schematische Darstellung 200
Augenhöhle 9
Augenlider 197
Augenmuskeln 198
Aujeszkysche Krankheit 250
Axis 12
Axon 5

B
Bandscheibe 11
Bandscheibenvorfall, Symptome 33
– Therapie 33
Bauchpresse 25
Bauchspeicheldrüse **85**, 216
– Aufbau 85
– Funktion 85
Becherzelle 60
Becken, Aufbau 17
– Funktion 17
Beckenband, breites 18
Beckenboden 18
Beckeneingang 18
Beckengliedmaße siehe Hintergliedmaße
Belegzellen 55
Biestmilch siehe Kolostralmilch
Bindehautentzündung, Symptome 202
– Therapie 202
Bindehaut siehe Konjunktiva
Binde- und Stützgewebe 4
BKF 250
BKS siehe Blutkörperchensenkungs-
  geschwindigkeit

Blähung, akute siehe Tympanie
Blasenatonie 142
Blasenentzündung, Symptome 138
– Therapie 138f.
– Ursache 138
Blasenlähmung siehe Blasenatonie
Blasenschwäche 139
– Therapie 140
– Ursache 139
Blättermagen 55, **57**
Blut 124
– Bestandteile 124
Bluteiweiße 124
Blutgefäße 118
– Aufbau 118
– Funktion 118
Blutgerinnung 126
Blut-Hirn-Schranke 181
Blutkörperchensenkungsgeschwindigkeit 127
Blutkreislauf 119
Blutmelken 167
– Therapie 168
– Ursache 167
Blutplasma 124
Blutplättchen siehe Thrombozyten
Blutserum 124
Blutstillung 127
Bogengänge 196
Borna, Symptome 185
– Therapie 185
Borna'sche Krankheit 250
Bovine Virusdiarrhoe 250
Bries siehe Thymusdrüse
Bronchialbaum 91
Bronchien 91
Bronchitis, Symptome 93
– Therapie 93
Brucellose, Rind 250
– Schaf 250
– Schwein 250
– Ziege 250
Bruch siehe Hernie
Brücke 178
Brustbein 14
Brustfell 92
Brustkorb 14
BSE 250
BSG siehe Blutkörperchensenkungsgeschwindigkeit
Buchmagen siehe Blättermagen
Buggelenk siehe Schultergelenk
Bursa Fabricii 131
Bursitis siehe Schleimbeutelentzündung
BVD 250

C
Caecum siehe Blinddarm
Calcitonin 215

Cardia 53, 55
Carpus siehe Vorderfußwurzel
Cauda equina 180
CEM 250
Cerebellum siehe Kleinhirn
Cerebrum siehe Großhirn
Cervix 154
Chemotaxis 125
Chorioidea 198
Cochlea siehe Schnecke
Colienterotoxämie siehe Ödemkrankheit
Colon siehe Grimmdarm
Cornea 198
Corpus luteum siehe Gelbkörper
Corticosteroide 217
Corti-Organ 196
Cowpersche Drüse 150
CPI siehe chronisches Pankreasversagen 87
Cushing-Syndrom, Symptome 220
– Therapie 220
– Ursache 220
Cystitis siehe Blasenentzündung

D
Darm, Aufbau 59
– Blind- 60
– Aufbau 60
– Funktion 60
– Darstellung
– Pferd 62
– Darstellung Hund 62
– Dick- 60
– Aufbau 60
– Funktion 60
– Dünndarm 59
– Aufbau 59
– Funktion 59
– Funktion 59
– Grimm- 61
– Mast- 61
Darmbein 18
Darmflora, Aufbau 75
– gestörte 65
– Regulierung 65
Darmschleimhaut, Stabilisierung 65, 122
Defäkation siehe Kotabsatz
Demodikose, Symptome 229
– Therapie 229f.
– Ursache 229
Dendrit 5
Dermatitis siehe Hautentzündung
Dermatomykosen siehe Hautpilzinfektionen
Descensus testis siehe Hodenabstieg
Diabetes mellitus, Symptome 86
– Therapie 86
Diapedese 125
Diaphragma siehe Zwerchfell

Sachregister

Diarrhoe siehe Durchfall
Diarthrose siehe Gelenk, echtes
Diastole   113
Diencephalon siehe Zwischenhirn
Dikrozöliose siehe Leberegelerkrankung
Distorsion siehe Verstauchung   48
Dreher siehe Axis
Drüse, endokrine   4
– exokrine   4
– muköse   52
– sero-muköse   52
– seröse   52
Druse   95
– Erreger   95
– Symptome   95
– Therapie   95
Ductus choledochus   77
– deferens siehe Samenleiter
– pancreaticus   85
– thoracicus siehe Milchbrustgang
Dünndarm   59
Duodenum   59
Dura mater   181
Durchfall   **63**, 66
– Impfungen   64
– Symptome   63
– Therapie   64
– Ursache   63
Dysbakterie, Symptome   65
– Therapie   66
– Ursache   65
Dysbiose siehe Dysbakterie

E

Eierstock   **152**, 218
Eierstockszysten   155
– Symptome   156
– Therapie   156
– Ursache   156
Eileiter   153
Eipthelkörperchen siehe Nebenschilddrüse
Eisenmangelanämie, Symptome   127
– Therapie   127
Eisprung   153
Eizelle   152
Eklampsie, Symptome   156
– Therapie   157
Ekzem   232
Elektrolyte   124
Elektrolytverlust   63
Ellbogenbeule   39
Ellbogengelenk   15, 21
Elle   15
Encephalon siehe Gehirn
Endokard   112
Endokarditis   116
Endometritis, Symptome   157
– Therapie   158

– Ursache   157
Endometrium   154
endoplasmatische Retikulum, glattes   1
– raues   1
Enophthalmus   202
Enteritis   66
Enthornen   9
Entzündung, akute   6
– chronische   6
– perakute   6
Enzephalitis siehe Gehirnentzündung
Epidermis   225
Epididymis siehe Nebenhoden
Epiglottis   91
Epikard   112
Epilepsie, Einteilung   185
– Symptome   185
– Therapie   186
Epiphyse   178, 215
Epithelgewebe, Drüsenepithel   4
– Oberflächen- und Deckepithel   4
– Sinnesepithel   4
Equine Virus-Arteriitis-Infektion   250
Erbrechen   67
– Therapie   67
Ergussresorption   31
Erythrozyten   125
Estrogen   **153**, **218**
Eustachische Röhre   53, **90**, 196
Euter siehe auch Milchdrüse, Rind (schematisch)   165
Euterentzündung   168
– akute   168
– chronische   168
– Symptome   168
– Therapie   169
– Ursache   168
Euterödem, Therapie   170
– Ursache   169
Euterpocken, Rind   250
Exophthalmus   202

F

Fasciolose siehe Leberegelerkrankung
Fasten   64
Felines urologisches Syndrom   141
Felsenbeinpyramide   9
Femur siehe Oberschenkelknochen
Fersenhöckerbeule   39
Fersenstrang siehe Achillessehne
Ferse siehe Hinterfußwurzelknochen
Fesselbein   16
Fesselgelenk   17, 22
Festliegen   188
Fibula siehe Wadenbein   19
Fimbrien   153
Flimmerepithel   89
Flohdermatitis, Symptome   230

Sachregister

– Therapie 231
– Ursache 230
Flohekzem siehe Flohdermatitis
Flotzmaul 51, **90**
Flügelbein 10
Follikelreifung 153
Follikelstimulierendes Hormon 153, 214
Follikelzelle 152
Follikulitis 237
Fortpflanzungsorgane 148
Fraktur siehe Knochenbruch
Frenulum siehe Zungenbändchen
FSH siehe Follikelstimulierendes Hormon
Futterloch 52
Fütterung, ballaststoffreiche 74

G

Galle 39, 42, 78
Gallenblase 76, 78
Gallengang 77
Gallenkapillaren 77
Gallenproduktion 78
Gaster siehe Magen
Gastritis, akute 67
– chronische 67
– Symptome 67
– Therapie 67
– Ursache 67
Gaumen 51
– harter 10, 51
– segel 51, 53
– staffeln 51
– weicher 51
Gaumenbein 10
Gebärmutter 154
Gebärmuttervorfall 158
– Therapie 159
– Ursache 159
Gebärmutterspülung 161
Gebärparese siehe Milchfieber
Geburt 18
Geflügelpest 250
Gehirn 177
– schematischer Querschnitt 179
Gehirnentzündung 186
– Symptome 186
– Therapie 187
Gehirnhautentzündung 187
– Symptome 188
– Therapie 188
Gehirnventrikel 180
Gehörgang, äußerer 195
Gehörgangsentzündung, Symptome 203
– Therapie 203f.
– Ursache 203
Gelbkörper 153
Gelbsucht 79, 81, 83

Gelenk, Aufbau 20
– Definition 19
– Dreh- oder Rad- 21
– echtes 19
– einfaches 21
– Einteilung 19
– Ei- oder Ellipsoid- 21
– inkongruentes 21
– Kreuzbein-Darmbein- 18
– Kugel- 21
– Sattel- 21
– Scharnier- 21
– Schrauben- 21
– straffes 21
– unechtes 19
– Walzen- 21
– zusammengesetztes 21
Gelenkformen 21f.
Gelenkkapsel 20
Gelenkknorpel 20
Gelenkmaus 32
Gelenkschmiere 20
Gelenkversteifung 30, 32, 45
Gen 2
Gerinnungshemmer 127
Geruchssinn 194
Gesäugeaktinomykose siehe Aktinobazillose
Gesäuge siehe Milchdrüse
Geschlechtshormone, männliche 218
– weibliche 218
Geschlechtsorgane, männliche 148
– schematische Darstellung, Kater/Rüde 150
– weibliche 151
– Hündin 152
– Pferd 154
Geschmackssinn 194
Geschwulst siehe Tumor
Gestagene 219
Gewebshormone 219
Giftstoffe, Bindung von 65, 81
– Neutralisation 72
Glaskörper 201
Glaukom siehe Grüner Star
Gleichbein siehe Sesambein
Gleichgewichtsorgan 196
Gliazelle 5
Glomerulum 134
Glucagon **216**
Glucocorticoide 217
Glukagon 86
Glycogen 86
Golgi-Apparat 1
Gonadotropine 214
Graafsche Follikel 153
Granulationsgewebe 7
Granulozyten 125
– basophile 125

– eosinophile 125
– neutrophile 125
Grasfressen 67
– Hund 51
– Katze 51
Grauer Star 204
– Therapie 205
Grenzstrang 183
Griffelbein 16
Großhirn 177
Grüner Star 205
– Therapie 205

H
Haare 226
– Aufbau 226
– Funktion 227
Haarwechsel 227
Hafte siehe Gelenk, unechtes
Halswirbel 12
Hämaturie 138
– extrarenale 138
– renale 138
Hämoglobin **125**
Hämoglobinurie 138
Hämostase siehe Blutgerinnung
Harnapparat 133
– Aufgaben 137
Harnausscheidung, Anregung der 146
Harnblase 136
Harnleiter 136
Harnretention siehe Harnverhaltung
Harnröhre 137
Harnsteine 140
– Futterumstellung bei 142
– Symptome 140
– Therapie 141f.
– Ursache 140
Harnträufeln 139
Harnvergiftung 145
Harnverhaltung, Therapie 143
– Ursache 142
Hartballenerkrankung 190
Haube siehe Netzmagen
Hauptzellen 55
Haut 225
– Aufbau 225
– Effloreszenzen 228
– Funktion 225
– schematischer Querschnitt 226
– Sinnesorgan 228
Hautdrüsen 227
Hautentzündung 232
– Symptome 232
– Therapie 232f.
– Ursache 232
Hautfaltenpyodermie 237

Hautpilzinfektionen, Symptome 234
– Therapie 234f.
– Ursache 234
H.c.c. siehe Hepatitis contagiosa canis
Hecheln 52, 89
Heiserkeit 97
Heißhunger 86f.
Hemisphären 177
Hepatitis 79
– contagiosa canis 81
– Impfung 81
– Symptome 79, 81
– Therapie 80
– Ursache 81
Hepatose, Symptome 81
– Therapie 82
– Ursache 81
Hernie 68
Herz 112
– Aufbau 112
– Erregungsbildung 113
– schematischer Aufbau 114
– Zyklusphasen 113
Herzarrhythmie siehe Herzrhythmusstörung
Herzbeutel 112
Herzinsuffizienz 115
– Linksherzinsuffizienz 115
– Rechtsherzinsuffizienz 115
– Symptome 115
– Therapie 116
– Ursache 115
Herzmuskeldegeneration 116
Herzmuskelschwäche siehe Herzinsuffizienz
Herzohren 112
Herzrhythmusstörung 116f.
Herztöne 114
Hiatus ösophagicus 53
Hinterfußwurzelknochen 19
Hintergliedmaße
– Funktion 17
– Skelett 17
Hinterhauptsbein 9
Hintermittelfußknochen 19
Hirnanhangsdrüse siehe Hypophyse
Hirnhäute siehe Meningen
Hirnnerven 182
Hirn-Rückenmarksflüssigkeit siehe Liquor
Histamin 122, **219**
Hoden **148**, 218
Hodenabstieg 151
Hodensack 151
Hohlvene, hintere 112
– vordere 112
Homöopathie 252
– Applikation 253
– Arzneiformen 253
– arzneimittelrechtliche Vorschriften 252

– Dosierung 253
– Potenzhöhe 253
– verschreibungspflichtige 252
Homöostase 124
Hormone 212
– Inhibiting- 213
– Releasing- 213
Hormonsystem 212
– Bedeutung 212
– Grundbegriffe 212
Hörner 244
Hornhautentzündung, Symptome 206
– Therapie 206f.
Hornhaut siehe Cornea
Hörorgan 196
Huf 243
– schematische Darstellung 244f.
Hufbein 16f.
Hufgelenk 17, 22
Hufmechanismus 243
Hufrolle siehe Strahlbeinapparat
Hüftbein 18
Hüftgelenk 18, 22
Hüftgelenksdysplasie, Symptome 34
– Therapie 35
Hüftpfanne siehe Acetabulum
Hufverschlag siehe Rehe
Humerus siehe Oberarmknochen
Hustenreiz 93f., 100
Hygrom 39
Hymenalring 155
Hypersexualität, Symptome 220
– Therapie 221
Hyperthyreose siehe Schilddrüsenüberfunktion 223
Hypocalcämie siehe Milchfieber
Hypophyse 178, 214
– Aufbau 214
– Funktion 214
– Hormone 214
Hypothalamus 178, 213

I
Ileum 60
Immunsystem, Stärkung 93
Impetigo 237
Incontinentia urinae siehe Blasenschwäche
Infektiöse Anämie der Einhufer, Erreger 128
– Symptome 128
Infundibulum 153
Inhalation 257
Insulin 86, **216**
Intertrigo siehe Hautfaltenpyodermie
Involutionsphase 155
Iris 199

J
Jejunum 60
Jochbein 10

K
Kapillaren 119
Kastanie 244
Katarakt siehe Grauer Star
Katarrhalfieber des Rindes, bösartiges 250
Kathepsin 55
Katzenschnupfenkomplex, Erreger 96
– Fütterung 96
– Impfung 97
– Symptome 96
– Therapie 96
Kehlkopf 91
Kehlkopfentzündung, Symptome 97
– Therapie 97
– Ursache 97
Keilbein 9
Keilbeinhöhle 9
Keratitis siehe Hornhautentzündung
Kernkörperchen 2
Ketonkörper 78
Ketose siehe Acetonämie
Kieferhöhle 10
Klauen 244
Klauenbein 16
Klauengelenk 17, 22
Kleinhirn 178
Kniegelenk 22
Kniescheibe 18
Knieschwamm 39
Knochenbruch 35
– Behandlung 36
– einfacher 35
– geschlossener 35
– komplizierter 35
– offener 35
– Symptome 35
Knochenfütterung, übermäßige 74
Kolik 69
– Blähungs- 69
– Krampf- 69
– Symptome 69
– Therapie 69
– Verstopfungs- 69
Kolostralmilch **166**
Konjunktiva 197
Konjunktivitis siehe Bindehautentzündung
Kopfräude, Katze 239
Kopfträger siehe Atlas
Körperkreislauf 119
Kotabsatz 61
Krallenbein 16
Krallengelenk 17, 22
Krankheiten der Katze 266ff.

– des Hundes   261ff.
– des Pferdes   270ff.
– des Rindes   274ff.
– des Schweines   277ff.
Krätze siehe Räude
Kreuzbänder   23
Kreuzbein   13
Kreuzverschlag, Symptome   36
– Therapie   36
Kronbein   16
Krongelenk   17, 22
Krummdarm siehe Ileum
Kryptorchismus   151
Kupffer'sche Sternzellen   76

L
Labferment   59
Labmagen   55, **57**
Labyrinth   196
Lactatio falsa siehe Scheinträchtigkeit
Lahmheit   30
– Hangbein-   30
– Stützbein-   30
Laktation   164
Laktopoese siehe Milchbildung   166
Langerhans'sche Inseln   85f., **216**
Laryngitis siehe Kehlkopfentzündung
Larynx siehe Kehlkopf
Leber, Aufbau   76
– schematische Darstellung   77
– Stoffwechselfunktionen   78
Leberdegeneration siehe Hepatose
Leberentzündung siehe Hepatitis
Leberegelerkrankung, Symptome   83
– Therapie   83
– Ursache   83
Leberpforte   76
Leberschonkost   80, 82
Leberschutztherapie   80, 82
Lebersinusoide   76
Lebertrias   77
Lederhaut   225
Leerdarm siehe Jejunum
Leistenring, äußerer   25
– innerer   25
Leistenspalt   25
Lendenkreuzgeflecht   182
Leptospirose   251
Leukämie siehe Leukose
Leukose   131f.
– Erreger   132
– Impfung   132
– Rind   250
– Symptome   132
– Therapie   132
Leukozyten   125
Leydigsche Zwischenzellen   149, 218
LH siehe Luteinisierendes Hormon

Liegebeule   39
Lien siehe Milz
Linea alba   25
Linse   201
Linsentrübung   86, **204**
Lippen   50
Liquor   180f.
Listeriose   251
Lochialfluss   155
Lufthygiene   93
Luftröhre   91
Luftsack   90, 196
Luftsackerkrankung, Symptome   207
– Therapie   207f.
– Ursache   207
Lunge   92
Lungenarterie   112
Lungenbläschen   91
Lungenemphysem, Symptome   101
– Therapie   101
– Ursache   101
Lungenentzündung, Symptome   99
– Therapie   99
– Ursache   99
Lungenfell   92
Lungenkreislauf   119
Lungenödem, Behandlung   103
– Entstehung   103
– Ursache   103
Lungenseuche, Rind   250
Luteinisierendes Hormon   153, 214
Luteolyse   153
Luxation siehe Verrenkung
Lymphatischer Rachenring   53
Lymphdrainage   102
Lymphe   129
Lymphgefäße   129
Lymphknoten   129
– Aufbau   129
– Funktion   129
– Organ-   129
– regionäre   129
– Übersicht, Pferd   130
– untersuchungstechnisch relevante   130
Lymphozyten   126
Lysosom   1
Lyssa   52

M
Magen   54
– Aufbaufunktion   55
– einhöhliger   54
– einfacher   54
– zusammengesetzter   54f.
– mehrhöhliger   55
– Ansicht von rechts   58
– zusammengesetzter   54

Sachregister

Magen-Darm-Trakt, schematische Darstellung, Hund 54
Magendrehung, Symptome 70
– Ursache 70
Mammarkomplex 164
Mammatumor 171
– Therapie 171
Mammogenese siehe Milchdrüsen-Entwicklung
Mandel 53
– Gaumen- 53
– Gaumensegel- 53
– Rachen- 53
– Zungen- 53
Mandelentzündung, Symptome 103
– Therapie 104
– Ursache 103
Massenstuhl 87
Mastitis siehe Euterentzündung
Mastitis-Metritis-Agalaktie-Komplex 172
– Symptome 172
– Therapie 172
Mauke, Symptome 235
– Therapie 236
– Ursache 235
Maulbeerherzkrankheit 115
Maul- und Klauenseuche 250
Mauser siehe Haarwechsel
MD 250
Mediastinum 92
Medulla oblongata siehe Verlängertes Mark
Melatonin 178, 215
Meningen 181
Meningitis siehe Gehirnhautentzündung
Meningoenzephalitis 186f.
Meniskus 20, 23
Mesencephalon siehe Mittelhirn 178
Metacarpus siehe Vorderfußwurzel
Metatarsus siehe Hintermittelfußknochen
Migration 125
Mikrosporie 234
Mikrotubuli 2
Miktion 136
Milben 238
Milchbildung 166
Milchbrustgang 129
Milchdrüse, Aufbau 164
– schematische Darstellung, Rind 166
– Hund 166
– Pferd 166
Milchdrüsenentwicklung 165
Milchfieber, Symptome 188
– Therapie 189
– Ursache 188
Milchmangel 172f.
– echter 173
– scheinbarer 173
– Therapie 173

– Ursache 173
Milchzisterne 164
Milz, Aufbau 131
– Funktion 131
Milzbrand 250
Milzpulpa, rote 131
– weiße 131
Mineralcorticoide 217
Mitochondrie 1
Mitralis 113
Mittelfellspalt 92
Mittelhirn 178
Mittelohrentzündung, Symptome 208
– Therapie 208
MKS 250
MMA siehe Mastitis-Metritis-Agalaktie-Komplex
Mondblindheit siehe Periodische Augenentzündung
Monozyten 126
motorische Endplatte 5
Mucosal Disease 250
Mundhöhle 50
Muschelbein 10
Musculus biceps brachii 27
– – femoris 29
– brachiocephalicus 27
– cremaster 151
– flexor digitalis profundus 28
– – superficialis 28
– glutaeus medialis 29
– – profundus 29
– – superficialis 29
– gracilis 29
– iliopsoas 29
– infraspinatus 27
– intercostalis internus 24
– intercostalis externus 24
– latissimus dorsi 27
– longissimus dorsi 24
– masseter 23
– obliquus abdominis internus 25
– – externus 25
– pectoralis profundus 27
– – superficialis 26f.
– quadriceps femoris 29
– rectus abdominis 25
– sartorius 29
– semimembranaceus 29
– semitendineus 29
– serratus ventralis 27
– subscapularis 27
– supraspinatus 27
– temporalis 23
– transversus abdominis 25
– trapezius 27
– triceps brachii 27
Muskelentzündung, Symptome 37
– Therapie 38

Sachregister

Muskulatur, Gesicht- und Kaumuskeln, Pferd   24
- glatte   4
- Herz-   5
- quergestreifte   5
- Skelett-   5, 23
- Hund, Katze   26
- Pferd   28
- Skelett- siehe quergestreifte
Muzin   52
Myoglobinurie   138
Myokard   112
Myositis siehe Muskelentzündung

N

Nachgeburt   155
Nachgeburtsverhaltung, Symptome   159
- Therapie   159f.
- Ursache   159
Nackenrückenband   13
Nase   90
Nasenbein   10
Nasengang, mittlerer   90
- oberer   90
- unterer   90
Nasenmuscheln   90
Nasennebenhöhlen   10
Nasennebenhöhlenentzündung, Symptome   105
- Therapie   105
- Ursache   105
Nasenschleimhautentzündung, Symptome   106
- Therapie   106
- Ursache   106
Nasenspiegel   **51**, 90
Nebenhoden   149
Nebenniere   217
Nebennierenmark   217
Nebennierenrinde   217
Nebenschilddrüse   216
Nebenzellen   55
Nephritis   143
- Glomerulo-   144
- Nierendiät   144
- Pyelo-   144
- Symptome   144
- Therapie   144
Nephron   134
- schematische Darstellung   135
Nephrotisches Syndrom   137
Nervenbahn, afferente   5, 181
- efferente   5, 181
- motorische   5, 181
- sensible   5, 181
- vegetative   181
Nervensystem   177
- intramurales   183
- peripheres   181
- unwillkürliches siehe Nervensystem, vegetatives
- vegetatives   183

- willkürliches   183
- Zentrales   177
Nervenzelle   5
Nervus abducens   182
- accessorius   182
- facialis   182
- glossopharyngeus   182
- hypoglossus   182
- oculomotorius   182
- olfactorius   182
- opticus   182
- trigeminus   182
- trochlearis   182
- vagus   182, 184
- vestibulocochlearis   182
Nesselfieber siehe Quaddelausschlag
Netz, großes   55
- kleines   55
Netzhaut   199
Netzmagen   55, **57**
Neurit   5
Neurohormone   212
Neuron   5
Newcastle-Krankheit   250
Nickhaut   197
Nidation   154
Niere   133
- Aufbau   133
- Längsschnitt   134
- tierartliche Besonderheiten   133
Nierenbecken   136
Nierenentzündung siehe Nephritis
Niereninsuffizienz siehe Nierenversagen
Nierenversagen   145
- Nierendiät   146
- Symptome   145f.
- Therapie   146
- Ursache   145
Noradrenalin   5, **217**
Nukleoli siehe Kernkörperchen
Nukleus siehe Zellkern
Nüstern   90
Nymphomanie, Symptome   221
- Therapie   221
- Ursache   221

O

Oberarmknochen   15
Oberflächenfaktor   91
Oberkieferbein   9
Oberschenkelknochen   18
Obstipation siehe Verstopfung
Ödemkrankheit, Prophylaxe   121
- Symptome   121
- Therapie   121
- Ursache   121
Ohr   195
- äußeres   195

Sachregister

- Innen- 196
- Mittel- 195
- schematische Darstellung 196

Ohrhämatom 210
- Therapie 211
- Ursache 210

Ohrräude, Hund 239
- Katze 239

Ohrtrompete siehe Eustachische Röhre
Olecranon 15
Omasum siehe Blättermagen
Orbita siehe Augenhöhle
Ornithose 251
Ösophagus siehe Speiseröhre
Osteosynthese 36
Othämatom siehe Ohrhämatom
Otitis externa siehe Gehörgangsentzündung
Otitis media siehe Mittelohrentzündung
Ovarialzysten siehe Eierstockszysten 155
Ovarium siehe Eierstock
Ovulation siehe Eisprung
Oxytocin 166, 178, **213**, 214

P

Pankreasinsuffizienz, chronische exokrine 87
Pankreas siehe Bauchspeicheldrüse
Pankreasversagen, chronisches, Symptome 87
- Therapie 87

Pansen 55f.
- Aufbau 56
- Funktion 56
- Verdauung 56

Pansenazidose siehe Pansensäuerung
Pansenflora 56
- gestörte 65
- Regulation 72

Pansensäuerung, Symptome 71
- Therapie 71

Papilla duodeni siehe Vatersche Papille
Paralytische Myoglobinurie siehe Kreuzverschlag
Parasympathikus 183f.
Parathormon 216
Parathyreoidea siehe Nebenschilddrüse
Paratuberkulose, Rind 251
Parenchym 4
Patella siehe Kniescheibe 18
Paukenhöhle 195
Pelvis siehe Becken
Penis 150
- fibroelastischer 151
- muskulokavernöser 151

Penisknochen 151
Pepsin **55**, 59
Perikard siehe Herzbeutel
Periodische Augenentzündung, Symptome 209
- Therapie 209f.

Peyer'sche Plaques 60

Pferdeenzephalomyelitis 250
Pflugscharbein 10
Pfortader 77
Pfortaderkreislauf 77, 119
Pförtner siehe Pylorus
Phagozyten 125
Phagozytose 125
Phalanx siehe Zehenknochen 19
Pharyngitis siehe Rachenentzündung
Pharynx siehe Rachen
Philtrum 51
Phytotherapie 254
- Dosierung 254
- Dosis-Wirkungsbeziehung 255
- lebensmittelrechtliche Vorschriften 254
- Nebenwirkungen 254
- Rückstandsproblematik 254
- standardisierte Qualität 254
- Verabreichungsformen 255
- Verschreibungspflicht 254
- Zubereitung 255

Pia mater 181
Piephacke 39
Plazenta siehe Nachgeburt
Pleura pulmonalis siehe Lungenfell
Plexus brachialis siehe Armgeflecht
- lumbosacralis siehe Lendenkreuzgeflecht

Plötzlicher Herztod, Prophylaxe 115
- Ursache 114

Pneumonie siehe Lungenentzündung
PNS siehe peripheres Nervensystem
Podotrochlose siehe Strahlbeinlahmheit
Pons siehe Brücke 178
porcine stress syndrome 115
Poschen 60
Präputialkatarrh siehe Vorhautkatarrh
Präputium 151
Primärfollikel 152
Primärharn 135
Progesteron 153, **219**
Prolaktin 214
Prolaps uteri siehe Gebärmuttervorfall
Pronation 16
Prostaglandine 219
Prostata 150
Prostatahypertrophie, Symptome 222
- Therapie 222

Proteinurie 137
Psalter siehe Blättermagen
Pseudogravidität siehe Scheinträchtigkeit
Psittakose 250
Ptyalin 50, 52
Puerperium **155**
Puls, Taststellen 120
Pupille 199
Pyelon siehe Nierenbecken
Pylorus 55

Pyodermie, Einteilung 237
- Symptome 237
- Therapie 237f.
- Ursache 237
Pyometra, Symptome 160
- Therapie 161
- Ursache 160

Q
Q-Fieber 251
Quaddelausschlag, Symptome 122
- Therapie 122
- Ursache 122

R
Rachen 53
- Atmungs- 53, 90
- Schling- 53, 90
Rachenentzündung, Symptome 107
- Therapie 108
- Ursache 107
Rachitis, Symptome 38
- Therapie 39
- Ursache 38
Radius siehe Speiche
Räude 238
- Chorioptes 238
- Erreger 238
- Psoroptes- 238
- Sarcoptes- 238
- Symptome 238
- Therapie 239f.
Rauschbrand 250
Rautenhirn 179
Reflexe 184
- bedingte 184
- Eigen- 184
- Fremd- 184
- unbedingte 184
Regurgitation 51, 54
Rehe, Symptome 245f.
- Therapie 246
- Ursache 245f.
Rektum siehe Mastdarm
Rektusscheide 25
Release-Inhibiting-Hormone 178
Releasing-Hormone 178
Renin 219
Retentio secundarum siehe Nachgeburts-
  verhaltung
Retikulum siehe Netzmagen
Retina siehe Netzhaut
Rhinitis siehe auch Nasenschleimhautentzündung
- atrophicans 251
Rhombencephalon siehe Rautenhirn
Ribosom 1
Rinderpest 250
Rippen, asternale siehe Rippen, falsche

- echte 14f.
- falsche 14f.
- Fleisch- 15
- freie 15
- sternale siehe Rippen, echte
Rippenbogen 14
Röhrbein 16
Rotz 250
Rückenmark 177
- schematische Darstellung 180
Rückenmarkshäute siehe Meningen
Ruktus 54, 56
Rumen siehe Pansen
Rumination siehe Wiederkauen
Rüsselbein 10
Rüsselscheibe 51, 90

S
Salmonellose der Rinder 250
Salpinx siehe Eileiter 153
Samenblasendrüse 150
Samenflüssigkeit siehe Sperma
Samenleiter 149
Samenstrang 149
Scabies siehe Räude
Scapula siehe Schulterblatt
Schädel 8
- Hirn- 8
- schematische Darstellung 9
Schambein 18
Schamlippen 155
Scheide 155
Scheinträchtigkeit, Symptome 174
- Therapie 174
Scheitelbein 9
Schienbein 18
Schilddrüse 215
Schilddrüsenüberfunktion, Symptome 223
- Therapie 223
Schläfenbein 9
Schleimbeutel 20, 23
Schleimbeutelentzündung 39
- akute 39
- chronische 39
- Therapie 40
Schleudermagen 56f.
Schluckakt 53
Schlundkopf siehe Rachen 53
Schlundrinne 57
Schlundrinnenreflex 57
Schmerzempfindung 194
Schnecke 196
Schulterblatt, Aufbau 15
- -gräte 15
- -knorpel 15
Schultergelenk 21
Schultergürtel 15
Schwarze Harnwinde siehe Kreuzverschlag

Schweinepest 250
Schweißdrüsen 227
– tierartliche Besonderheiten 228
Segment 179
Sehnenentzündung, Symptome 40
– Therapie 40
– Ursache 40
Sehnenruptur siehe Sehnenzerreißung
Sehnenscheide 23
Sehnenscheidenentzündung 42
– akute 42
– chronische 42
– Symptome 42
– Therapie 42
Sehnenzerreißung 43
– Einteilung 43
– Symptome 43
– Therapie 43
– Ursache 43
Selen, Mangel 49
Semilunarklappen 113
Serotonin 219
Sertoli-Zellen 148
Sesambein 17
– Sesama ungulae 17
– bina 17
Sexualzyklus 153
Siebbein 9
Siebbeinmuscheln 9, 90
Sinnesorgane 193
Sinushaare 227
Sinusitis siehe Nasennebenhöhlenentzündung
Sinusknoten 113
Sitzbein 18
Skelett, Achsen- 8
– Anhangs- 8
– Einteilung 8
– Funktionen 8
– Hund 11
– Katze 11
– Pferd 12
Sklera 198
Skrotum siehe Hodensack
Sommerekzem 240
– Symptome 240
– Therapie 241
– Ursache 240
Spat 44
– Symptome 44
– Therapie 45
– Ursache 44
Speiche 15
Speichel 50, **52**
Speicheldrüsen 52
– Ohr- 52
– Unterkiefer- 52
– Unterzungen- 52

Speiseröhre 53
Sperma 149
Spermatogenese 148
Spermium 149
Spinalnerven 179, **182**
Spondylose 46
– Symptome 46
– Therapie 46
– Ursache 46
Sporn 244
Sprunggelenk **19**, 23
Stalltetanie siehe Weidetetanie
Stammhirn 178
Staupe, Einteilung 189
– Symptome 190
– Therapie 190
Stenose 175
Sterilität 156f., 159
Sternum siehe Brustbein
Stimmbänder 91
Stirnbein 8
Stirnbeinhöhle 9
Stoffwechsel, Eiweiß- 78
– Fett- 78
– Kohlenhydrat- 78
Stomatitis papulose, Rind 251
– vesikularis 250
Strahlbeinapparat 243
Strahlbeinlahmheit, Symptome 247
– Therapie 247
– Ursache 247
Strichkanal 164
Subcutis siehe Unterhaut
Supination 16
Symbioselenkung siehe Darmflora, Aufbau
Sympathikus 183
Symphysen 19
Synapse 5
Synarthrose siehe Gelenk, unechtes
Synchondrosen 19
Syndesmosen 19
Synostosen 19
Synovia siehe Gelenkschmiere
Systole 113

T
Taenien 60
Talgdrüsen 227
Tarsus siehe Hinterfußwurzelknochen
Taschenklappen 113
Tastsinn 193
Temperaturempfindung 193
Tendinitis siehe Sehnenentzündung 40
Tendovaginitis siehe Sehnenscheidenentzündung
terminale Strombahn 118
Testis siehe Hoden
Testosteron 149, 217f.

Tetanus siehe Wundstarrkrampf
Thalamus 178
Thelitis siehe Zitzenentzündung
Thorax siehe Brustkorb
Thrombozyten 126
Thymus 131
Thymusdrüse 216
Thyreoidea siehe Schilddrüse
Thyroxin 215
Tibia siehe Schienbein
Tierkrankheiten, meldepflichtige 250
Tierseuchen 249
– anzeigenpflichtige 250
Tierseuchengesetz 249
Tollwut 250
Tonsille siehe Mandel
Tonsillitis siehe Mandelentzündung
Toxoplasmose 251
Trachea siehe Luftröhre
Tränenapparat 198
Tränenbein 10
Tränenflüssigkeit 198
Tränennasengang 10
Transmissible Spongiforme Enzephalopathie 250
Transmitter 5
Transporttetanie siehe Weidetetanie
Trepanation 105
Trichomonadenseuche, Rind 250
Trichophytie 234
Trijodthyronin 215
Trikuspidalis 113
Trochanter 18
Trockenstellen 167
Trommelfell 195
Tuberkulose, Rind 250
Tumor, benigner siehe Tumor, gutartiger
– bösartiger 5
– gutartiger 5
– maligner siehe Tumor, bösartiger
– semimaligner 5
Tympanie 72
– Gas- 72
– schaumige 72
– Symptome 72
– Therapie 73
– Ursache 72

U
Übertragersubstanz siehe Transmitter
Ulna siehe Elle
Unfruchtbarkeit siehe Sterilität
Unterhaut 226
Unterkiefer, schematische Darstellung 9
– Symphyse 10
Urämie siehe Harnvergiftung
Ureter siehe Harnleiter
Urethra siehe Harnröhre

Urolithiasis siehe Harnsteine
Urtikaria siehe Quaddelausschlag
Uterus siehe Gebärmutter

V
Vagina siehe Scheide
Vater'sche Papille 60, 85
Venen 113, 118
Ventriculus siehe Magen
Ventrikel 112
Verdauung, biologische **56**, 60
– Cellulose 56
– Zellulose- 60
Verdauungssystem, Aufbau 50
– Funktion 50
Verlängertes Mark 178
Verrenkung, Symptome 47
– Therapie 47
Verstauchung, Symptome 48
– Therapie 48
Verstopfung, Symptome 73
– Therapie 74
– Ursache 73
Vesikuläre Schweinekrankheit 250
Vibrionenseuche
– Rind 250
Vitamin-D-Mangel 38
– E-Mangel 49
Vorderfußwurzel 16
– tierartliche Besonderheiten 16
Vorderfußwurzelgelenk 21
Vordergliedmaße, Funktion 15
– Skelett 15
– tierartliche Besonderheiten 16
– vergleichende Darstellung des Vorderfußskeletts der Haustiere 17
Vorhaut 151
Vorhautkatarrh, Symptome 162
– Therapie 162
– Ursache 162
Vormagen 55
– Ansicht von links 58
Vulva siehe Schamlippen

W
Wadenbein 19
Waldeyer'scher Rachenring siehe Lymphatischer Rachenring
Wehen 155
Weidetetanie, Symptome 191
– Therapie 191
Weißmuskelkrankheit **48**, 115
– Symptome 48
– Therapie 48
– Ursache 48
Wiederkauen 56
Wirbel, Anzahl bei den Haustieren 14
– Aufbau 10, 13

Sachregister

- Brust- 13
- Kreuz- 13
- Lenden- 13
- Schwanz- 14

Wirbelkanal 11
Wirbelsäule 10
Wolfskralle 19
Wundheilung, primäre 7
- sekundäre 7
Wundstarrkrampf, Symptome 192
- Therapie 192
- Ursache 192

Z

Zehenbeuger, tiefe siehe Musculus flexor digitalis profundus
- oberflächliche siehe Musculus flexor digitalis superficialis 28
Zehenknochen 16, 19
Zelle, Aufbau 1
- Funktion 1
- Übersicht 2
Zellkern 2
Zellmembran 1
Zellstoffwechsel, anabol 3
- katabol 3
Zellteilung, Meiose 3

- Mitose 3

Zentriol 2
Ziliarkörper 199
Zirbeldrüse siehe Epiphyse
Zitze 164
Zitzenentzündung, Symptome 175
- Therapie 175
ZNS siehe Nervensystem, Zentrales
Zoonose 249
Zuckerkrankheit siehe Diabetes mellitus
Zunge 51
- Aufbau 51
- Funktion 51
Zungenbändchen 51
Zungenbein **10**, 51
Zungenwulst 52
Zwerchfell 25
Zwingerhusten, Symptome 109
- Therapie 109f.
- Ursache 109
Zwischenhirn 177
Zwischenkieferbein 10
Zwischenscheitelbein 9
Zwischenwirbelscheibe siehe Bandscheibe
Zwölffingerdarm siehe Duodenum
Zytoplasma 1